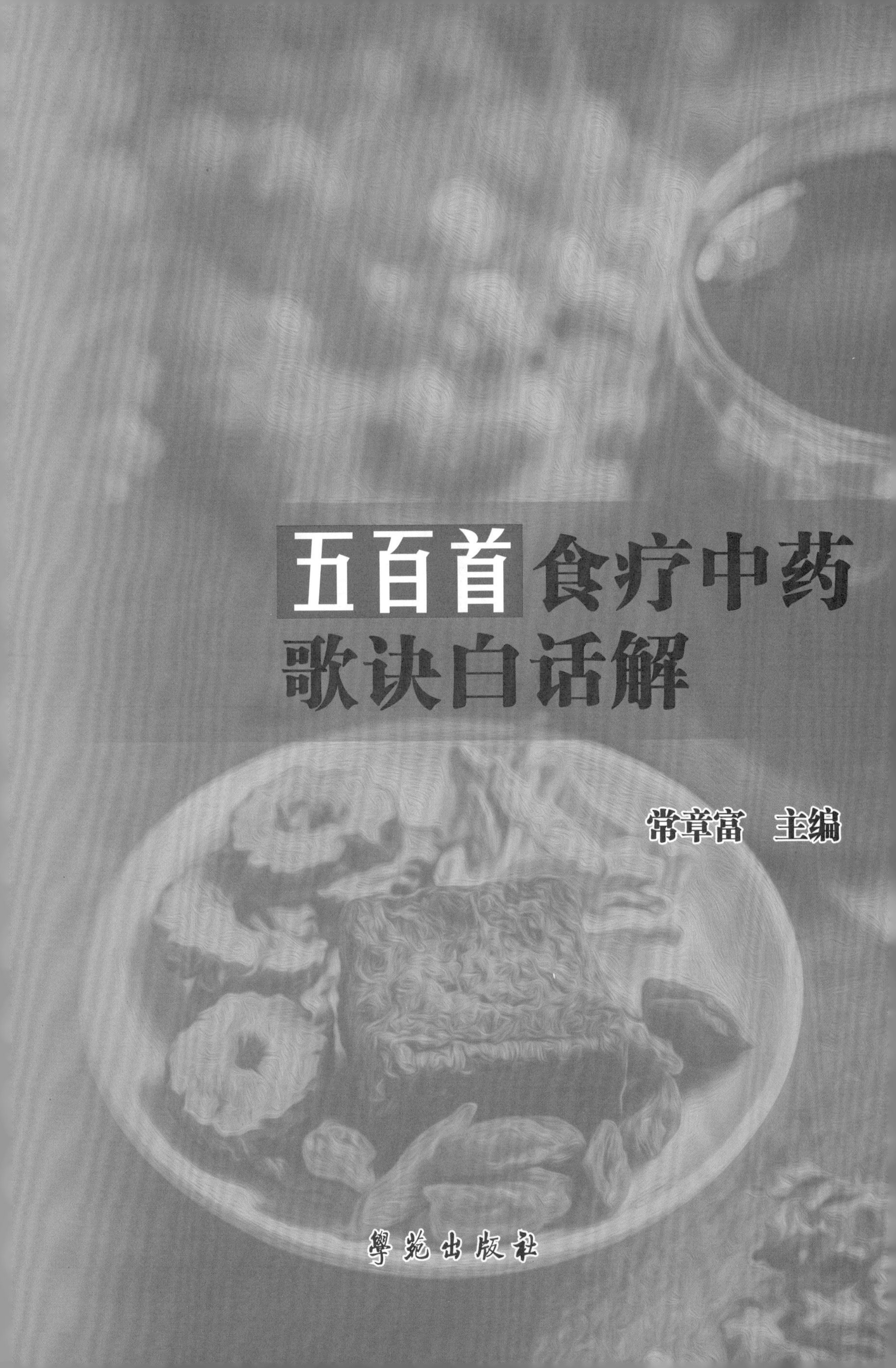

五百首食疗中药歌诀白话解

常章富　主编

學苑出版社

图书在版编目(CIP)数据

五百首食疗中药歌诀白话解/常章富主编. —北京：学苑出版社，2022.4
ISBN 978-7-5077-6418-5

Ⅰ.①五…　Ⅱ.①常…　Ⅲ.①食物疗法-方歌-汇编　Ⅳ.①R289.4

中国版本图书馆 CIP 数据核字(2022)第 068426 号

责任编辑：付国英
出版发行：学苑出版社
社　　址：北京市丰台区南方庄 2 号院 1 号楼
邮政编码：100079
网　　址：www.book001.com
电子信箱：xueyuanpress@163.com
电　　话：010-67603091(总编室)、010-67601101(销售部)
印 刷 厂：廊坊市都印印刷有限公司
开本尺寸：787×1092　1/16
印　　张：26
字　　数：412 千字
版　　次：2022 年 5 月第 1 版
印　　次：2022 年 5 月第 1 次印刷
定　　价：98.00 元

编委会名单

主　编

常章富

副主编

（以姓氏笔画为序）

周　驰　周澜华　高　琰　梁克玮

编　委

（以姓氏笔画为序）

王志华　毛　敏　祝希春　常秋红

绪　言

中医食疗法，即在中医药理论指导下，应用食物防治疾病的方法，属自然疗法的范畴，是人类防治疾病、保障健康不可缺少的主要手段之一。中医食疗法所用的武器主要是人类日常食品，兼及可食的部分常用中药，合称食疗中药。其既包括源于植物可食的粮食、蔬菜、水果、野菜等，又包括源于动物可食的肌肉、脏器等，还包括源于矿物的某些盐类，以及人工酿造的某些物品。我国地域辽阔，食疗中药的资源十分丰富，品种数以千计，分布在全国各地。从低等植物、动物到高等植、动物，从高山平川到河湖海洋，随处可见。细析食疗中药可分为三类：一是主作食品兼作药用，二是亦食亦药、食药兼用，三是主做药品兼作食用（或食品添加剂）。三者之间相互兼容，乃药食同源的真实写照。

食疗中药产生于人类的生活、生产和医疗实践，是人类认识应用自然的经验总结。它朴实自然，简便易行，疗效独特，毒副作用几无，为人类的健康生存和繁衍昌盛做出了巨大贡献，具有极高的研发价值，深受世人青睐。在我国，祖先应用食疗中药防病疗疾，可上溯至遥远的上古时期。在生产力非常低下的原始社会早期，人们为了生存，先是靠捕猎食用野生动物，而后逐渐学会了驯养与食用野生动物，此即家畜与家禽；有些则仍然是生长在野外的野兽。与此同时，人们除了以动物为食外，还经常采食野生植物的根、茎、花、果、叶等。随着生产力的发展，特别是农业的兴起，这些野生植物，有的已被引种栽培于田园，培植为人们生活中常食的蔬菜与食粮；有的则仍生长于荒野深山，只是在荒年或蔬菜淡季才被采食的野菜。至于源于矿物的食品，人们在食用蕴藏于自然环境的某些矿物的过程中，也逐渐学会了利用简单的方法和工具进行加工制作，如食盐等。在长期食用源于自然或人工栽培、驯养、简单加工的植物、动物、矿物类食品的过程中，人们逐渐发现这些日常生活的必需品，不但能保证自身的营养、生长，而且能防治疾病，这就是早期的原始食疗中药与中医食疗法。最初，由于没有文字，这些宝贵经验的保存与流传，只能靠口耳相传，世代沿袭，遂使传播受限。

从奴隶社会到封建社会的初始，随着社会与经济的不断发展，我们祖先的食物知识日益丰富，中医食疗法逐渐普及。从西周到春秋，已有许多食物被文献记载。在我国最早的诗集《诗经》所收载的305篇诗歌中，涉及植物187种，其中有不少果蔬、谷麦、野菜，有的至今仍为中医食疗的常用之品，如梅（梅实）、李、桃、杞（枸杞）、棘（酸枣）、麦（小麦、大麦）、葑（蔓菁）、芣苢（车前）、荇（荇菜）等。同时，在宫廷出现了专职食疗保健的“食医”，以“掌和王之六食、六饮、六膳、百羞、百酱、八珍之齐”，说明中医食疗法已具雏形。

战国至秦，中医食疗法已见诸文献，我国现存最早的方书《五十二病方》，除涉及草、木类药外，还涉及谷、果、菜、禽等食物类药，首载以食疗中药组成的治病方，如以榆皮合美桂（肉桂）等治龋齿；以茯苓为末，脂和为丸，外搽治干疥等。另有《神农黄帝食禁》，细析其名称，该书似是从饮食禁忌角度专论食用食物的注意事项，虽不能断定其为中医食疗专著，但可认定其是与中医食疗相关的最早著作。

汉代，我国第一部药学专著《神农本草经》问世，系统总结了汉代以前的中药学成就。书中既论四气五味、有毒无毒及配伍法度等用药基本原则，又述365种药（包括食疗中药）的性味、功效、主治等，既为临床中药学也为食疗中药学奠定了基础。

南北朝时期，陶弘景《本草经集注》既补充了用药基本原则，又将所论730种药按其自然属性分为七类，其中虫兽、果菜、米食类中即有许多是食疗中药。同时，与食疗关系密切的《食经》问世，丰富了食疗中药学。到了唐代，不但在《新修本草》《本草拾遗》等综合性本草中收载了不少食疗中药与中医食疗方，而且还有专论食疗中药与食疗法的《食疗本草》《食医心鉴》《食性本草》等专著，明证食疗中药学已初具规模。

自此以降，无论是历代综合性本草还是食疗中药专著，如宋代的《开宝本草》《嘉祐本草》《图经本草》《证类本草》《本草衍义》，元代的《汤液本草》《饮膳正要》《日用本草》《饮食须知》，明代的《救荒本草》《滇南本草》《本草品汇精要》《本草纲目》《野菜谱》《食鉴本草》《姚可成食物本草》，清代的《本草纲目拾遗》《植物名实图考》《随息居饮食谱》等，均详论食疗中药和中医食疗法，使食疗中药学日臻完善。

历代方书，如汉代的《伤寒论》《金匮要略》，南北朝的《肘后方》，唐代的《千金要方》《外台秘要》，宋代的《太平圣惠方》《圣济总录》《济生方》，元代的《世医得效方》《卫生宝鉴》，明代的《普济方》等，均收载了许多以食疗中药防治疾病的单验方，为研发食疗中药学提供了难得的珍贵资料。历代宫廷也沿用周代规制，专设“食医”，唐称“食医官”，元称“饮膳太医”，明清称“御膳太医”。此建制的设置，无疑对发展中医食疗法、完善食疗中药学起到了推动作用。

当代，综合性中药专著《中药大辞典》《中华本草》《中国中药资源志要》与法典性中药专著《中国药典》等均收载了大量的食疗中药；食疗专著时有新出，《食疗本草》《食疗本草学》《食疗中药学》等版本繁多，各具特色。所有这些，皆为本书的编撰奠定了厚实的基础。

由上可知，“食疗中药学”古称“食疗本草”，既是今之中药学学科的一个分支，又是“临床中药学”的重要组成，其研究的内容几乎等同于“临床中药学”。此次编撰，首先是遵守国家法规、依据生活常识等，确定入编的食疗中药品种，属国家法定的动植物保护品种则予以摒除；其次是虽符合入选条件，但未见论述其中医药效用文献者暂不收入；再次是仿照“临床中药学”各论，分撰各食疗中药的来源、药性、性能特点、功效应用、用法用量及使用注意等；最后，为方便读者熟记各食疗中药，特撰四言歌诀以总括其性能功效及应用等，并冠于论述之首。如是，歌诀是对各药论述的概括，而各药的论述又是对歌诀的白话解释，计500余首，故名之曰《五百首食疗中药歌诀白话解》。

经过数月的笔耕，先成初稿，再经数月的反复推敲、补充修订而定稿。全书汲取了古今本草名家特别是颜正华教授等的学术思想，借鉴了历代食疗名家及民间百姓的食疗经验，内容丰富，文句精练，科学实用。希冀它的出版能较好地适应中医药各专业的专科、本科、研究生，以及师带徒传承等研习之需要，对中医营养师研习食疗中药学能有所裨益，对喜爱食疗中药的广大读者能有所帮助，为推广普及食疗中药知识、提高食疗中药学的学术水平添砖加瓦！

在即将付梓之际，谨向指导我研习食疗中药学与临证悬壶的百岁恩师颜正华教授致以无限的感激和崇高的敬意！向鼎力协助我编写的诸位同道致以诚挚的谢意！向鼎力支持编辑出版的陈辉社长、傅国英编审致以诚挚的谢意！对北京广济中医院、京城医疗投资（北京）股份有限公司鼎力支持该书的刊行致以谢意！

笔者撰写此稿虽尽心竭力，多方求证，但因水平与资料所限，挂一漏万难免，恳望贤达斧正，不胜感激之至！

常章富

2021年2月于北京惠新里本草斋

编写说明

全书分歌诀白话解、附录、药名索引、主参要考书目四部分。

一、全书收载的食疗中药主要包括两大类：一为国家卫生行政监管部门颁发的既可药用又可食用的中药；二为既为食品又作药用的果、蔬、麦、豆、肉、蛋、鱼、调料及野菜。全书共19章，分论食疗中药504味。每章设章前概述，或分若干类。

（一）章前概述。一般按含义、药性特点、功效与主治病证、分类及各类的特点、使用注意等次第展开。分类的章，只在分类及各类的特点项论述各类食疗中药的药性特点、功效及主治病证。

（二）各食疗中药的论述。均按歌诀、来源、药性、性能特点、功效应用（包括功效、主治病证、配伍应用）、用法用量、使用注意等次第展开：

1. 歌诀。依据各食疗中药的性能、功效、主治等，编撰为四言歌诀。

2. 来源。源于植物、动物者，明言其源于何科及药用部位；源于矿物者，只明言其源于何类矿物；由加工而来者，则明言其源于何种加工品。部分列述常用或民间俗用名称。

3. 药性。依据中药药性理论，列述其味、性、有毒无毒、归经等。

4. 性能特点。依据中医药理论，概述其性能特点。

5. 功效应用。依据中药功效主治的表述方法，首列功效，次列主治病证及配伍应用。其中，若涉及古计量，属准量者均括号加注法换算为今之公制单位，属约量者原文照录。全书剂量均按照一斤等于十六两进行换算，为符合现代读者习惯，四两换算为125g，一两换算为30g。

6. 用法用量。按先内服后外用，简述其用法用量。所示剂量，多指成人的一日用量。

7. 使用注意。以性能特点为依据，明示其使用注意事项。

此外，在个别品种之后还设附注，补述正文未及而又必须说明的相关问题。

各章节食疗中药的排序，以中医治疗学和辨证学为纲，按药性或性能特点之同异次第排列，以利归纳记忆与鉴别应用。

二、附录为选定食疗中药所依据的国家法规性主要文件，以备查阅。

二、药名索引。将各药的正名、别名或俗名按笔画顺序排列，以备检阅。

四、主要参考书目，以备查检。

此外，若欲全面了解所涉中药药性理论之内容，敬请参阅由我编著、中国医药科技出版社出版的《临床中药学备要》之总论，此处不再赘述。

常章富

2020 年 10 月于北京惠新里本草斋

目　录

第一章　解表类食疗药

解表类食疗药即以发散表邪、解除表证为主要功效的食疗中药。

本类大多辛味发散，归肺与膀胱经，疏泄腠理、开发毛窍而发汗解表。主能发汗解表，或发表散寒，或疏散风热；兼能散寒或清热、宣肺平喘、利水、透疹、升阳。主治风寒表实证、风寒表虚证、风热表证、表证夹湿、暑湿表证及体虚外感证等，兼治风湿痹证、肺气不宣的咳喘、麻疹透发不畅、阳气下陷等。

本类药物常分二小类：

① 发散风寒类，味多辛，少数兼苦或甘，性多温或微温，主能发散风寒，发汗力强，兼除湿。主治风寒表证、气虚外感、阳虚外感，兼治风寒湿痹、咳喘、水肿兼表等。

② 发散风热类，味多辛，少数甘，性多寒凉，主能疏散风热，发汗力虽较缓和，但长于透解表热，兼升阳。主治风热表证、阴虚外感，兼治风热咳嗽、麻疹不透、目赤多泪等。

本类药多为辛香发散之品，入汤剂不宜久煎，一般以香气大发时饮之为佳。即煮沸 5～10 分钟即得，以免有效成分挥发过多而降低疗效。不可大量用发汗力较强的解表药，以免发散太过，耗气、伤津、伤阳，以遍身漐漐微似有汗者为佳；体虚多汗、疮疡日久及大出血患者，要慎用发汗力较强的解表药。因时因地增减用量，夏季腠理疏松用量宜轻，冬季腠理致密用量宜重；北方严寒地区用量宜重，南方炎热地区用量宜轻。

第一节　发散风寒类

紫　苏

【歌诀】 紫苏辛温，风寒表证，气滞鱼毒，胎动效神。

【来源】 唇形科植物紫苏 *Perilla frutescens* (L.) Britt. 的干燥茎、叶。

【药性】 辛，温。归肺、脾经。

【性能特点】 辛温行散。入肺经，散风寒而发表；入脾经，理气而宽中、安胎，兼解解鱼蟹毒。药食兼用，发汗不如麻黄、桂枝，长于理气、安胎、解毒。风寒感冒兼气滞，以及气滞胎动不安者用之最宜，亦作食品。

【功效应用】 发表散寒，理气宽中，安胎，解鱼蟹毒。治风寒表证，常用紫苏叶，或配荆芥、防风等各适量，水煎服。治表证兼气滞，常配陈皮、生香附等各适量，水煎服。治脾胃气滞，常用苏梗，并配香附、陈皮等各适量，水煎服。治气滞胎不安，常配陈皮、砂仁等各适量，水煎服。治食鱼蟹中毒，常单用大剂量，或再配生姜各适量，水煎频服。

【用法用量】 内服水煎5～10g，入汤剂不宜久煎，或入丸散。苏叶长于发表散寒，苏梗长于理气宽中、安胎。

【使用注意】 因其辛温耗气，故气虚和表虚者慎服。

荆　芥

【歌诀】 荆芥辛温，发表散风，炒炭止血，解痉透疹。

【来源】 唇形科植物荆芥 *Schizonepeta tenuifolia* Briq. 的干燥地上部分。花穗名荆芥穗。

【药性】 辛，微温。归肺、肝经。

【性能特点】 生用辛微温发散，入肺肝经。既善散肌表与血分风邪而解表、透疹、止痒、疗疮，又兼散息内风而止痉。药食兼用，力平和，散风发表通用，风寒、风热皆宜。炒炭微温涩敛，入肝经血分，收敛止血，治崩漏功良。

【功效应用】 生用：散风发表，透疹止痒，止痉；炒炭：止血。治风寒表证，常配防风、羌活等各适量，水煎服。治风热表证，常配金银花、连翘、菊花等各适量，水煎服。治头风头痛，属风寒者，常配白芷、川芎、防风等各适量，水煎服；属风热者，常配菊花、川芎、蔓荆子等各适量，水煎服。治麻疹不透（初期），常配蝉蜕、牛蒡子等各适量，水煎服。治风疹瘙痒，常用荆芥穗，或配防风、地肤子、蝉蜕等各适量，水煎服。治疮疡初起，常配蒲公英、金银花、连翘等各适量，水煎服。治产后发痉，古人单用，今常配蝉蜕、防风等各适量，水煎服。治崩漏下血，常炒炭配贯众炭、乌贼骨、三七等各适量，水煎服。

【用法用量】 内服3～10g，入汤剂不宜久煎，或入丸散。荆芥穗发汗力强。无汗生用，有汗炒用，止血炒炭。

【使用注意】 因其生用辛散微温，发汗力较强，故体虚多汗者慎服。

白芷

【歌诀】 白芷辛温，散湿祛风，排疮疡脓，止头面疼。

【来源】 伞形科植物白芷 *Angelica dahurica* (Fisch. ex Hoffm.) Benth. et Hook f. 等的干燥根。

【药性】 辛，温。芳香。归胃、大肠、肺经。

【性能特点】 辛散温燥，芳香开窍，主入阳明（胃、大肠）经，兼入太阴（肺）经。既善散风寒、除湿邪、通鼻与关节之窍；又善止痛、发表、止带，还能消散肿块、促进脓汁的排出。药力较强，风寒、风寒夹湿、寒湿所致病证皆宜，尤善治眉棱骨痛、阳明头痛、鼻渊头痛。治疮肿，初期兼表，既活血消散疮肿，又解表；中期脓未成可消，脓成未溃可溃，已溃脓多促排；后期脓尽生肌，宜渐减去。

【功效应用】 散风祛寒发表，通窍止痛，燥湿止带，消肿排脓。治风寒感冒之头痛鼻塞、流清涕，常配紫苏、辛夷、荆芥穗等各适量，水煎服。治表证夹湿，常配羌活、防风、川芎等各适量煎服，如《此事难知》九味羌活汤。治眉棱骨痛，古方单用为丸服，如《串雅内编》都梁丸；今常配荆芥穗、川芎、菊花等各适量煎服，如《中国药典》芎菊上清片。治头风头痛，属风寒者，常配防风、荆芥穗等各适量，水煎服；属风热者，常配蔓荆子、薄荷等各适量，水煎服。治牙痛，属风冷者，常配细辛等各适量水煎漱口；属风火者，常配生石膏等各适量，水煎服；属寒热错杂者，常配细辛、生石膏等各适量，水煎服。治鼻渊鼻塞，属风寒者，常配辛夷、炒苍耳子等各适量煎服，如《济生方》苍耳子散；属风热者，常配辛夷、炒苍耳子、黄芩、连翘等各适量，水煎服。治风寒湿痹，常配防风、羌活、独活、威灵仙等各适量，水煎服。治风湿瘙痒，常配炒苍耳子、防风、蛇床子等各适量，水煎服。治寒湿带下清稀，常配苍术、白术、茯苓、薏苡仁等各适量，水煎服。治乳痈，常配蒲公英、瓜蒌、金银花、赤芍等各适量，水煎服。治痈脓疮毒，初起未脓者，常配金银花、连翘、金银花等各适量煎服，如《校注妇人良方》仙方活命饮；脓成未溃者，常配天花粉、蒲公英、黄芩等；脓多不畅者，常配皂角刺、黄芪、当归等各适量煎服，如《外科正宗》托里消毒散。治寒湿腹痛，常配高良姜、木香、砂仁等各适量，水煎服。治经寒痛经，常配川芎、当归、小茴香等各适量，水煎服。

此外，用于美容，常配辛夷、玫瑰花、甘松等制成香囊佩戴；或研细末，再配珍珠粉、白及粉等，油脂调敷，亦可制成面膜。

【用法用量】 内服煎汤3～10g，或入丸散。外用适量，研末敷或装囊佩戴。

【使用注意】 因其辛香温燥，故阴虚火旺、疮疡脓净者慎服。

生　姜

【歌诀】 生姜微温，发表散寒，止呕开胃，痰咳可安。

【来源】 姜科植物姜 *Zingiber officinale* Rosc. 的当年新鲜根茎。

【药性】 辛，微温。归肺、脾、胃经。

【性能特点】 辛微温发散，食药兼用。入肺经，发表散寒、止咳；入脾胃经，温中、祛湿而止呕、开胃、调味、解药毒。食药兼用，走而不守，既散表寒，又散里寒。散风寒解表力缓，风寒感冒轻证多用。善温中止呕，有呕家圣药之美誉，胃寒呕吐者最宜。

【功效应用】 发汗解表，温中止呕，除湿开胃，温肺止咳，解半夏、南星毒。治风寒感冒轻证，单用或配紫苏叶等各适量，水煎服。治呕吐，属胃寒者，常配半夏、陈皮等各适量，水煎服；属风寒者，常配陈皮、生姜等各适量，水煎服；属气滞者，常配苏梗、沉香等各适量，水煎服；属胃热者，常配竹茹、黄连等各适量，水煎服；属胃虚者，常配太子参、清半夏等各适量，水煎服。治湿浊中阻之痞满呕吐，常配陈皮、半夏、茯苓等各适量，水煎服。治风寒咳嗽，常配杏仁、紫苏等各适量，水煎服。治虚劳咳嗽，以鲜品取汁，配人乳汁、白萝卜汁、蜂蜜等各适量服。误食生半夏或生天南星中毒，单用口嚼或煎汤服。调味、烹调常用之品，常配葱等。

此外，生姜配大枣，若再与桂枝、白芍、炙甘草同用，则能调和营卫，治风寒表虚证；若与补虚药同用，则能健脾开胃，增强补药的补力。

【用法用量】 内服 3～10 g，煎汤，或捣汁冲服，或入丸散。外用适量，捣敷，擦患处，或炒热熨。

【使用注意】 因其辛温，故阴虚劳嗽、疮疡红肿者慎服。

葱　白

【歌诀】 葱白辛温，发表通阳，活血解毒，调味最良。

【来源】 百合科植物葱 *Allium fistulosum* L. 近根部的鳞茎。

【药性】 辛，温。归肺、胃经。

【性能特点】 辛散温通走窜，入肺胃经。既散肌表寒邪而发汗解表，又温散胸中寒邪而通阳。外用能消肿散结。透达表里，温通阳气，食药兼用，内服外用皆宜。发汗力弱，感冒轻症每用。

【功效应用】 发汗解表，散寒通阳，消肿散结。治风寒感冒轻症，单用或配豆豉、胡荽、紫苏叶等各适量煎服，如《肘后方》葱豉汤。治格阳证、戴阳证，常配附子、干姜等各适量煎服，如《伤寒论》白通汤。治疮肿，单用或配他药各适量，捣敷患处。

【用法用量】 内服煎汤 3～10g，或生食。外用适量，捣敷。

【使用注意】 因其辛温发汗，故表虚多汗者慎服。

葱　叶

【歌诀】 葱叶辛温，风寒感冒，调味亦佳，疮肿能消。

【来源】 百合科植物葱 *Allium fistulosum* L. 的叶。

【药性】 辛，温。归肺经。

【性能特点】 辛散温通，质轻升浮，专入肺经，药食两可。既发汗解表，又解毒消肿。治风寒感冒、风水浮肿、疮痈肿痛、跌打伤肿，内服外用皆宜。

【功效应用】 发汗解表，解毒散肿。治风寒感冒，轻症者，民间常以其配香菜根、白菜根各适量，洗净，水煎服；或配荆芥穗适量，水煎服。治风水浮肿，症轻者可单用适量，水煎服；较重者，可配桔梗、浮萍、冬瓜皮各适量，水煎服。治痈肿疮毒，单用或配鲜蒲公英各适量，捣烂外敷患处。治跌打损伤出血、疼痛不止，鲜葱叶煨热，剥开敷患处，连续热敷。

【用法用量】 内服煎汤，6～15g，或煮粥。外用适量，捣敷，或煎汤熏洗。

【使用注意】 因其辛温发汗，故表虚多汗者慎服。

葱　须

【歌诀】 葱须平温，散寒祛风，解毒散瘀，切勿弃扔。

【来源】 百合科植物葱 *Allium fistulosum* L. 的须根。

【药性】 辛，平。归肺经。

【性能特点】 辛行散，平偏温，专入肺经，药食两可。既祛风、散寒，又解毒、散瘀。治感冒风寒头痛、喉疮、痔疮、冻疮。内服外用皆宜。

【功效应用】 祛风散寒，解毒，散瘀。治风寒感冒，民间常以其配香菜根、白菜根各适量，洗净，水煎服；或配荆芥穗各适量，水煎服。治伤寒头痛、寒热，配豆豉各适量，水煎服。治喉中疮肿，《医准》以葱须3g，阴干为末，胆矾3g，研匀，每取一字（编者注：字即药粉覆盖铜钱的一字量，一字约0.3g，四个字量约2g），入竹管中，吹病处。治痔肿，《圣济总录》

以葱根、桃叶各一握，切捣，以水三升，煮数沸，去滓，入盆内，趁热熏洗，日两三次。治冻伤，以其配茄根各120g，煎汤泡洗患处，日一次。

【用法用量】 内服煎汤6～10g，或研末。外用适量，研末吹，或煎汤熏洗。

细香葱

【歌诀】 香葱辛温，通阳发表，解毒消肿，亦食亦药。

【来源】 百合科植物细香葱 *Allium ascalacum* L. 的全草。

【药性】 辛，温。归肺、胃经。

【性能特点】 辛散温通香窜，入肺胃经，食药兼用。既散肌表寒邪而解表，又温散胸中寒邪而通阳。外用能消肿解毒。透达表里，温通阳气，内服外用皆宜。发表力弱，感冒轻症每用。

【功效应用】 解表散寒，通阳解毒。治风寒感冒鼻塞、流涕、咳嗽，单用或配豆豉、橘红、紫苏叶等各适量，水煎服。治小儿感冒风寒，常配生姜、荆芥等各适量，水煎服。治阴寒腹痛，单用或配生姜各适量，水煎服。治小便不通，可单用鲜品捣烂外敷神阙与关元穴。治无名肿毒，以细香葱头90g，蜂蜜适量，共捣绒外敷。治关节炎、跌打肿痛，以细香葱头120g、老姜90g，共捣烂外敷患处，红肿者再用酒炒后敷，夏日不炒。

【用法用量】 内服煎汤5～10g，或生食。外用适量，捣敷，或炒熨。

【使用注意】 因其辛温发汗，故表虚多汗者慎服。

胡　荽

【歌诀】 胡荽辛温，透疹发表，气味芳香，熏洗最好。

【来源】 伞形科植物胡荽 *Coriandrum sativum* L. 的干燥或新鲜全草。俗名**香菜**、**芫荽**。

【药性】 辛，温。芳香。归肺、胃经。

【性能特点】 辛香温散。入肺经，散风寒而发汗、透疹；入胃经，消食下气、调味。力较缓，风寒感冒轻症及麻疹初起未透者宜用。食药兼用，内服外用皆可。

【功效应用】 发表透疹。治风寒感冒轻证，单用或配葱白、荆芥穗等各适量，水煎服。治麻疹初起透发不畅，单用煎汤熏洗、蘸擦，或内服。

此外，能消食下气开胃，用于烹调、调味。

【用法用量】 内服3～6g，煎汤。外用适量，局部熏洗或沾擦。

【使用注意】 因其辛温发散，故麻疹已透，或虽未透而属热毒内壅者忌服。

香　薷

【歌诀】 香薷微温，化湿和中，发汗解表，利水退肿。

【来源】 唇形科植物石香薷 *Mosla chinensis* Maxim. 等的干燥地上部分。

【药性】 辛，微温。芳香。归肺、胃、脾经。

【性能特点】 辛微温发散，芳香化湿。入肺经，既发汗而解表，又宣肺、通调水道而利水；入脾胃经，化湿而和中。发汗不伤阳，化湿不伤阴。外能发汗解表，内能化湿和中，夏日多用，故又称“夏月麻黄”。可代替麻黄以发表宣肺利水而消肿。

【功效应用】 发汗解表，化湿和中，利水消肿。治阴寒闭暑，症轻者，单用适量开水泡服；症重者，常配厚朴、扁豆等各适量煎服，如《太平惠民和剂局方》三物香薷饮、香薷散；化热者，常配黄连、厚朴、扁豆等各适量，水煎服。治寒湿霍乱吐泻，常配生姜、木香、厚朴等各适量，水煎服。治水肿，兼表证者，常配茯苓、猪苓、车前子等各适量，水煎服；不兼表证者，常配白术等为丸服，如《深师方》薷术丸。治脚气浮肿，常配苍术、防己、土茯苓、牛膝等各适量，水煎服。

【用法用量】 内服煎汤3～10g，或入丸散。发汗解暑宜水煎凉服，利水退肿需浓煎或为丸服。服用本品易引发呕吐，预防的方法有三：将药液放凉后服；将药液浓缩制成丸服；煎药时加降逆止呕之品。

【使用注意】 因其发汗力较强，故表虚有汗者忌服。

第二节　疏散风热类

薄　荷

【歌诀】 薄荷辛凉，宣散风热，透疹辟秽，解郁莫缺。

【来源】 唇形科植物薄荷 *Mentha haplocalyx* Briq. 的干燥或新鲜地上部分。

【药性】 辛，凉。芳香。归肺、肝经。

【性能特点】 辛疏散，香辟秽，凉能清。入肺肝经，既疏散风热而清利头目与咽喉、透疹，又疏肝解郁、辟秽。药食兼用，发汗力较强，尤善清利头目，风热袭表或上攻者最宜

【功效应用】 疏散风热，清利头目，利咽透疹，疏肝，辟秽。治风热表证，常配金银花、连翘、牛蒡子等各适量煎服，如《温病条辨》银翘散。治温病初起，常配金银花、大青叶、板蓝根等各适量，水煎服。治头痛目赤，常配菊花、蔓荆子等各适量，水煎服。治咽喉肿痛，常配桔梗、黄芩、板蓝根等各适量，水煎服。治麻疹不透，常配蝉蜕、牛蒡子、金银花等各适量，水煎服。治风疹瘙痒，常配荆芥穗、地肤子、防风等各适量，水煎服。治肝郁气滞，常配柴胡、香附、赤芍等各适量为丸服。治暑热感冒，常配滑石与生甘草（6∶1）等。治暑湿泄泻，常配滑石、藿香、佩兰等各适量煎服。治口臭，单用或配决明子、佩兰等各适量，沸水泡后含漱。

【用法用量】 内服煎汤，2～10g，或入丸散；不宜久煎，入汤剂当后下，或沸水泡服。外用适量，鲜品捣敷。也可煎汤含漱。叶长于发汗，梗偏于疏理。

【使用注意】 因其发汗耗气，故体虚多汗者慎用。

豆　豉

【歌诀】 豆豉辛凉，发汗最稳，善解表邪，又除烦闷。

【来源】 豆科植物大豆 *Glycine max* (L.) Merr. 成熟种子的发酵加工品。

【药性】 青蒿桑叶水制者：辛，凉。归肺、胃经。

【性能特点】 辛凉宣散，入肺胃经。药食兼用，透散表邪而解表，宣散郁热而除烦，力平稳而不伤阴。

【功效应用】 疏散表邪，宣散郁热除烦。治风热感冒，常配菊花、桑叶、连翘等各适量，水煎服。治热病初起或后期胸中烦闷，常配栀子等各适量煎服，如《伤寒论》栀子豉汤。

【用法用量】 内服煎汤 10～15g，或入丸散。

大豆黄卷

【歌诀】 豆卷甘平，水湿利分，清热透表，药力平稳。

【来源】 豆科植物大豆 *Glycine max* (L.) Merr. 成熟种子发芽后晒干而成。

【药性】 甘，平。归脾、胃、肺经。

【性能特点】 甘渗利，平偏凉，芽生发，质轻浮，入脾胃肺经。食药兼用，既清热透表，又分利水湿，或兼通血脉，力平稳而不伤阴。

【功效应用】 清热透表，分利水湿，兼通血脉。治暑湿外感，常配藿香、佩兰等各适量，水煎服。治湿温内蕴，常配滑石、通草等各适量，水煎服。治湿痹拘挛、骨节疼痛，可配薏苡仁、蚕沙、秦艽等各适量，水煎服。治水肿胀满，常配陈皮、大腹皮、冬瓜皮等各适量，水煎服。

【用法用量】 内服煎汤 10～15g，或入丸散。

桑　叶

【歌诀】 桑叶苦寒，疏风泄热，清肺平肝，明目凉血。

【来源】 桑科植物桑 *Morus alba* L. 的干燥叶。

【药性】 苦、甘，寒。归肺、肝经。

【性能特点】 苦泄寒清，甘能益润，质轻疏扬。入肺经，轻扬清疏、清泄益润而疏散风热、清肺润燥；入肝经，清泄略兼益阴而平肝明目；入血分，清泄血分之热而凉血止血。主疏散、清泄，兼益润。生用质轻苦多甘少，疏散清泄力较强；秋末经霜后肃杀清泄之性可增；蜜制后苦甘相当，而清润力较好。

【功效应用】 疏散风热，润肺止咳，平肝明目，凉血止血。治风热感冒，常配菊花、荆芥穗、连翘等各适量煎服，如《温病条辨》桑菊饮。治温病初起，常配菊花、金银花、连翘等各适量，水煎服。治肺燥干咳或痰少而黏，常配苦杏仁、川贝母、南沙参等各适量，水煎服。治阴虚咳痰带血，常配南沙参、川贝母、麦冬等各适量，水煎服。治目赤肿痛，属风热者，常配菊花、谷精草、木贼等各适量，水煎服；属肝火者，常配菊花、夏枯草、黄芩等各适量，水煎服。治肝阳上亢，常配夏枯草、钩藤、生白芍、生牡蛎等各适量，水煎服。治肝肾亏虚之目眼昏花，常配黑芝麻、枸杞、楮实等各适量水煎或为丸服。治血热出血，属咳血，单用或配黄芩、桑白皮、石韦等各适量，水煎服；属衄血，单用或配黄芩、紫珠、白茅根等各适量，水煎服；属吐血，单用或配黄芩、白及、仙鹤草等各适量，水煎服。

此外，治夜汗不止，取大量研末和粳米粥服。

【用法用量】 内服煎汤3～10g，或入丸散。外用适量，煎汤熏洗。润肺止咳宜蜜炙，凉血止血宜生用。

【使用注意】 因其苦泄寒清，故脾胃虚寒者慎服。

菊　花

【歌诀】 菊花微寒，风热疏散，清解热毒，明目平肝。

【来源】 菊科植物菊 *Chrysanthemum morifolium* Ramat. 的干燥头状花序。

【药性】 甘、苦，微寒。芳香。归肝、肺经。

【性能特点】 甘能益润，香疏苦泄，微寒而清，入肝肺经。药食兼用，主疏散清解，兼益润平降。既清散风热，又兼益阴平肝而明目，并清泄热邪而解毒。黄者名杭菊花，白者名滁菊花。

【功效应用】 疏散风热，平肝明目，清热解毒。治风热感冒，常配桑叶、荆芥穗、连翘等各适量煎服，如《温病条辨》桑菊饮。治温病初起，常配桑叶、金银花、连翘等各适量，水煎服。治目赤肿痛，属风热者，常配桑叶、谷精草、木贼等各适量，水煎服；属肝火者，常配桑叶、夏枯草、黄芩等各适量，水煎服。治肝肾亏虚目眼昏花，常配枸杞、熟地等各适量为丸服，如《医级》杞菊地黄丸。治肝阳上亢眩晕，常配川芎、钩藤、生白芍、生牡蛎等各适量，水煎服。治痈肿疮毒，常配蒲公英、金银花、连翘等各适量，水煎服。

此外，又能降血压，治高血压病属肝阳上亢，常配决明子、石决明、罗布麻叶等各适量，水煎服。

【用法用量】 内服煎汤，3～10 g，或开水泡，或浸酒，或入丸散。入汤剂不宜久煎。杭菊花（黄）长于疏散风热；滁菊花（白）长于平肝明目。

【使用注意】 因其微寒，故脾胃虚寒者慎服。

牛蒡子

【歌诀】 牛蒡子寒，透疹利咽，散风清热，宣肺祛痰。

【来源】 菊科植物牛蒡 *Arctium lappa* L. 的干燥成熟果实。

【药性】 辛、苦，寒。归肺、胃经。

【性能特点】 辛散苦泄，寒清滑利，入肺胃经。既清散风热而解表、透疹，又宣肺祛痰而利咽、止咳；还滑利二便，导热（疹）毒排出而清解消疮肿。凡风热、热毒、肺热、痰热所致病证皆宜，兼二便不利者尤佳。

【功效应用】 散风清热，宣肺祛痰，透疹解毒，利咽消肿。治风热表证，常配金银花、连翘、荆芥穗等各适量水煎服，如《温病条辨》银翘散。治温病初期（卫分），常配银花、连翘等各适量，水煎服。治咳嗽，属风热者，常配桑叶、桔梗、菊花、芦根等各适量，水煎服；属肺热者，常配桑白皮、黄芩、生石膏等各适量煎服；属痰热者，常配桔梗、瓜蒌、浙贝母、竹茹等各适量煎服；属肺阴虚有热之咳嗽少痰者，常配南沙参、川贝母等各适量煎服。治麻疹，初期者常配荆芥穗、蝉蜕等各适量，水煎服；中期者常配金银花、大青叶等各适量，水煎服。治风疹瘙痒，常配荆芥穗、地肤子、蝉蜕等各适量，水煎服。治咽喉肿痛，常配桔梗、生甘草、赤芍、板蓝根等各适量，水煎服。治痈肿疮毒，常配金银花、连翘、紫花地丁等各适量，水煎服。治乳痈肿痛，常配蒲公英、瓜蒌、漏芦、夏枯草等各适量，水煎服。

【用法用量】 内服煎汤3～10g，或入散剂。入煎剂宜打碎。炒用寒性减。

【用法用量】 因其寒清滑利，故脾虚便溏者不宜服。

牛蒡根

【歌诀】 牛蒡根凉，散风清热，消解毒肿，兼行积血。

【来源】 菊科植物牛蒡 *Arctium lappa* L. 的根。俗称黑萝卜。

【药性】 苦、微甘，凉。归肺、心经。

【性能特点】 苦能泄散，微甘凉清，入心胃经。善散风热、消毒肿，兼行积血，治风热感冒、头痛、咳嗽、热毒面肿、咽喉肿痛、齿龈肿痛、热痹肿痛、癥瘕积块、痈疖恶疮、痔疮肿痛。药食兼用，简廉效佳。

【功效应用】 散风热，消毒肿，兼行积血。治风热感冒、头痛，症轻者单用适量煎服；症重者可配金银花、连翘、荆芥穗等各适量水煎服。治风热咳嗽，可配桔梗、生甘草、桑叶、苦杏仁等各适量煎服。治热毒风内功头面忽肿，或手足头面赤肿、触着痛，可配升麻、黄芩、赤芍、板蓝根等各适量煎服；《斗门方》以牛蒡根适量酒煎成膏，外贴患处。治咽喉肿痛，症轻者单用适量水煎服；症重者可配板蓝根、桔梗、金银花、生甘草各适量煎服。治齿龈肿痛，症轻者单用适量煎服；症重者可配金银花、生甘草、黄芩、赤芍、川牛膝等各适量煎服。治热痹肿痛，可配忍冬藤、丹参、络石藤、桑枝等各适量煎服。治癥瘕积块，可配丹参、三棱、凌霄花等各适量煎服。治项下瘿疾，《救急方》用牛蒡根一升、水三升，煮取一升半，分三服；或研末，和蜜为丸，常服之。治痈疖疮肿，可配蒲公英、紫花地丁、野菊花、赤芍等各适量煎服。治反花恶疮，《千金要方》以牛蒡根适量熟捣，和腊月猪脂敷贴疮上至愈。治宫颈癌，《抗癌本草》以牛蒡根、楮实子各等份，共为细末，每服6g，日2次。治痔疮肿痛，可配生地榆、槐角、赤芍、黄芩、炒枳壳虎杖等各适量煎服。

【用法用量】 内服煎汤6～15g，或捣汁，或研末，或浸酒，或入丸散。外用适量，捣敷，或煎汤洗，或熬膏涂。

【用法用量】 因其苦泄凉清，故脾虚便溏者慎服。

升　麻

【歌诀】 升麻微寒，清解透散，发表散风，升阳举陷。

【来源】 毛茛科植物大三叶升麻 *Cimicifuga heracleifolia* Kom. 等的干燥根茎。

【药性】 辛、微甘，微寒。归肺、脾、胃、大肠经。

【性能特点】 辛散轻浮上行，微甘微寒清解，散升清泄，入肺脾胃大肠经。生用既散肌表与阳明经邪气而发表，又清泄热毒而解毒、透疹，最善治阳明头痛及疹痘斑透发不畅。炙用升举脾胃清阳之气，治中气下陷证每用。

【功效应用】 发表透疹，清热解毒，升阳举陷。治外感风热阳明头痛，常配白芷、生石膏、蔓荆子等各适量，水煎服。治疹痘斑透发不畅，常配葛根、柴胡等各适量煎服，如《阎氏小儿方论》升麻葛根汤。治咽喉肿痛，常配玄参、牛蒡子、桔梗等各适量，水煎服。治疮疡肿毒（初期），常配金银花、连翘、菊花等各适量，水煎服。治牙痛，属风火者，常配白芷、生石膏、大青叶等各适量，水煎服；属胃火者，常配黄连、生石膏、黄芩等各适量，水煎服；属虚火者，常配熟地、生石膏、知母、牛膝等咖喱，水煎服。治中气下陷，常配黄芪、白术、柴胡等各适量，水煎服。

此外，还治外感风邪之雷头风，症见头面起核肿痛，或憎寒壮热，或头痛，头中如雷鸣，常配苍术、荷叶，如《素问病机气宜保命集》清震散。

【用法用量】 内服煎汤3～9g，或入丸散。升阳举陷蜜炙用，余皆宜生用。

【使用注意】 因其辛散轻浮上行，故阴虚阳浮、肝阳上亢、气逆不降及麻疹已透者忌服。

葛　根

【歌诀】 辛甘野葛，解肌退热，止泻升阳，生津止渴。

【来源】 豆科植物野葛 *Pueraria lobata* (Willd.) Ohwi 等的干燥根。

【药性】 甘、辛，平。归脾、胃经。

【性能特点】 甘辛轻扬升散，平而偏凉能清，入脾胃经。既透解肌表风热、解肌退热而发表、透发疹斑，又鼓舞脾胃清阳上升而生津止渴、升阳止泻。治项背强痛与阳明头痛最宜，无论寒热虚实、有汗无汗皆可。生用升散清透并生津，煨用长于升举而少清透。

【功效应用】 解肌退热（发表解肌），透发斑疹，生津止渴，升阳止泻。治感冒头痛项强，属表寒无汗者，常配麻黄、桂枝等各适量煎服，如《伤寒论》葛根汤；属表虚有汗者，常配桂枝、白芍等各适量煎服，如，《伤寒论》桂枝加葛根汤；属表热有汗者，常配柴胡、黄芩等各适量煎服，如《伤寒六书》柴葛解肌汤。治麻疹不透，常配柴胡、升麻等各适量煎服，如《阎氏小儿方论》升麻葛根汤。治高热斑疹紫黑，常配水牛角、大青叶、紫草等各适量，水煎服。治热病烦渴，常配生地、知母、天花粉等各适量，水煎服。治内热消渴，常配天花粉、生黄芪、麦冬等各适量，水煎服。治湿热泻痢初期常生用并配黄芩、黄连各适量煎服，如《伤寒论》葛根芩连汤。治脾虚泄泻常煨用并配白术、木香、人参等各适量煎服，如《小儿药证直诀》七味白术散。

【用法用量】 内服煎汤10～20 g，或入丸散。升阳止泻宜煨用，解肌退热生津宜生用。

木 贼

【歌诀】 木贼性平，发汗解热，退翳散风，利尿止血。

【来源】 木贼科木贼 *Equisetum hiemale* L. 的干燥地上部分。

【药性】 甘、微苦，平。归肺、肝、胆经。

【性能特点】 质轻升浮，微苦泄散，甘渗利，平而凉。入肺经，疏散肌表风热而解表；入肝胆经，疏散肝经风热而明目、退翳；入血分，凉散血分热而止血；并兼利尿而消肿。

【功效应用】 疏散风热，明目退翳，止血利尿。治风热感冒、目赤流泪，可配菊花、金银花等各适量，水煎服。治目赤翳障流泪，属风热者，可配谷精草、桑叶等各适量，水煎服；属肝热者，可配夏枯草、青葙子等各适量，水煎服。治血热便血，常配黄芩、马齿苋、槐角等各适量，水煎服。治崩漏、经多，常配生地炭、荆芥炭、藕节炭等各适量，水煎服。治脚气浮肿，可配土茯苓、防己等各适量，水煎服。治水肿，常配茯苓皮、冬瓜皮、车前子等各适量，水煎服。

【用法用量】 内服煎汤3～10g，或入丸、散。外用适量，研末撒。

【使用注意】 因其疏散清泄渗利，有耗气伤血之弊，故气血亏虚者慎服。

茶　叶

【歌诀】 茶凉苦甘，清头除烦，利尿解毒，消食化痰。

【来源】 山茶科植物茶 *Camellia sinensis* (L.) O. Kuntze 的嫩叶或嫩芽。

【药性】 苦、甘，凉。归心、肺、胃、肾经。

【性能特点】 苦泄甘益，凉清质轻，可升可降，食药兼用，上入心肺经，中入胃经，下入肾经。既清头目、除烦渴，治头痛、目昏目赤、多睡善寐、感冒、心烦口渴；又消食化痰，治食积、口臭、痰喘、癫痫；还利尿解毒，治喉肿、疮疡疖肿、水火烫伤等。

【功效应用】 清头目，除烦渴，消食，化痰，利尿，解毒。治风火上攻之头痛、目昏、目赤、多睡善寐，或头风热痛不可忍，《赤水玄珠》茶调散，以茶叶配荆芥穗、薄荷、川芎等各适量，水煎服。治痰厥头痛，可单用适量浓煎催吐。治肝热目赤肿痛，常配桑叶、菊花、决明子等各适量，水煎服。治昏睡多眠，轻者单用适量沸水泡服；属痰浊蒙蔽者，常配石菖蒲、郁金、佩兰等各适量，水煎服。治感冒，属风热者，常配金银花、菊花等各适量煎服；属风寒夹热者，常配荆芥穗、生姜等各适量煎服。治心烦口渴，症轻者单用适量沸水泡服；症重属内火扰心灼津者，常配竹叶、麦冬、石膏等各适量煎服；属暑热伤津者，常配滑石、生甘草等各适量煎服。治消渴，常配海参等各适量煎汤食。治食积、口臭、喜食油腻肉类，可单用适量沸水泡服；食积明显者，可配炒莱菔子、炒麦芽、焦山楂等各适量煎服。治食葱姜蒜口中有异味者，可口嚼茶叶，或以浓茶水漱口。治痰热咳喘，可配炙麻黄、苦杏仁、生甘草、鱼腥草等各适量，水煎服。治痰热癫痫，常配郁金、白矾、丹参等各适量，水煎服。治小便不利，可配车前草、白茅根等各适量，水煎服；属湿热下注膀胱者，常配车前子、萹蓄、淡竹叶等各适量，水煎服；属心火移热于小肠者，常配竹叶、栀子等各适量，水煎服。治湿热泻痢，症轻者单用，症重者可配黄连、木香、白头翁等各适量煎服。治喉肿，常配桔梗、金银花、黄芩、生甘草等各适量，水煎服。治疮疡疖肿、水火烫伤，轻者单用，重者可配虎杖、黄芩等，浓煎涂搽或研末调涂。治煤气中毒轻者，用浓茶、醋各 1 杯，混合后服，日 3 次。

【用法用量】 内服煎汤 3～10 g，或沸水泡服。外用适量，干撒或调敷，或鲜品捣敷。

【使用注意】 因其苦泄甘益寒清，故脾胃虚寒者慎服；失眠、习惯性便秘不宜服。忌与人参、土茯苓、使君子及含铁的中成药同用。

向日葵子

【歌诀】 葵子性平，散风透疹，解毒止痢，补润兼能。

【来源】 菊科植物向日葵 *Helianthus annus* L. 的果实。又名**葵花子**。

【药性】 辛、甘，平。归肺、大肠经。

【性能特点】 辛发散，甘润解，平偏凉，质轻浮，食药兼用，入肺大肠经。生用既散风透疹，又补虚润肠，兼解热毒而止痢，体虚兼风或热者宜用。炒用平偏温，体虚肠燥宜用。

【功效应用】 散风透疹，解毒止痢，兼补虚润肠。治虚弱头风，《贵州草药》以去壳黑色葵花子 30 g，蒸猪脑髓吃。治小儿麻疹不透，《浙江药用植物志》以向日葵种子 1 小酒杯，捣碎，开水冲服。治血痢，《福建民间草药》以向日葵子 30 g，冲开水炖一小时，加冰糖服。治体虚肠燥便秘，取向日葵子适量，去壳食。治慢性骨髓炎，《浙江药用植物志》以向日葵子生熟各半，研粉，蜂蜜调涂患处。

【用法用量】 内服捣碎冲服 15～30 g，或炖服。

第二章　清热类食疗药

清热类食疗药即药性寒凉，以清除里热为主要功效的食疗中药。

本类性多寒凉，味多苦，兼咸、辛、甘等。主能清热、泻火、凉血、解热毒、退虚热，兼能燥湿、活血、滋阴、利尿等。主治外感热病，诸郁火热毒导致的各种内痈、乳痈、痈肿疮毒、丹毒、咽喉肿痛（重者名喉痹）、口舌生疮、痄腮、烂喉丹痧（猩红热），诸湿热证及湿疹、湿疮，诸脏腑火热证及阴虚发热等。

本类药物常分为四类：

① 清热泻火类，味多苦或甘，或兼辛；性多寒凉，个别平而偏凉。功主清泄实热郁火，兼解热毒。主治外感热病气分高热证，以及肺热、胃火、肝火、心火等脏腑火热证。

② 清热凉血类，味多苦、甘，或兼咸；性均寒凉，多入心肝经。功主清热凉血，兼以滋润、活血。主治外感热病热入营血之高热神昏谵语，以及火热内生之血热妄行诸证。

③ 清热解毒类，味多苦，或辛或甘；性多寒凉，个别平而偏凉。功主清解热毒或清解暑热，主治外感或内生实热火毒或暑热诸证，如痈疮肿毒、丹毒、痄腮、咽喉肿痛、肺痈、肠痈、热毒泻痢、水火烫伤、蛇虫咬伤，以及暑热烦渴等。

④ 清虚热类，味多苦、咸、甘，或兼辛；性多寒凉，多入肝肾经。功主退虚热、除疳热，兼凉血、益阴、透表。主治热病后期之阴伤发热、久病伤阴之骨蒸潮热，以及小儿疳热。

本类药物使用注意：多苦寒易伤胃气，脾胃虚寒者禁用或慎用，胃弱者当辅以健胃消食之品；甘寒助湿伤阳，故湿热证慎用，寒湿证忌用。真寒假热者，不可妄投清热药；兼表证者，当先解表后清里热，或表里双解。大便秘结内有积滞者，当先通便攻下，或双管齐下；适当选择本类药，酌配他类药。

第一节 清热泻火类

知 母

【歌诀】 知母苦寒，泻火除烦，滋阴润燥，润肠通便。

【来源】 百合科植物知母 *Anemarrhena asphodeloides* Bge. 的干燥根茎。

【药性】 苦、甘，寒。归肺、胃、肾、大肠经。

【性能特点】 苦泄寒清，甘润滋滑，既入肺胃经，又入肾与大肠经。但清降，不透散，并滋阴。上清肺热而泻火，中清胃热而除烦渴，下滋肾阴而润燥滑肠、退虚热。清热泻火虽不及石膏，但长于滋阴润燥，驱邪扶正两相兼。实火、虚热皆宜，高热或燥热津伤及阴虚发热者用之尤佳。

【功效应用】 清热泻火，滋阴润燥，润肠通便。治热病烦渴，属气分高热，常配生石膏、生甘草、粳米等各适量煎服，如《伤寒论》白虎汤；属气血两燔，常配水牛角、地黄、生石膏等适量，水煎服。治内热消渴，上中下三消皆宜，常配天花粉、生地黄等各适量，水煎服。治肺热燥咳，属肺热咳嗽而痰黄稠者，常配黄芩、浙贝母等各适量，水煎服；属燥热咳嗽无痰或痰少而黏者，常配川贝母、百部等各适量，水煎服。治阴虚劳嗽，常配川贝母、天冬、麦冬等各适量，水煎服。治潮热骨蒸，常配黄柏、鳖甲、青蒿等各适量，水煎服。治阴虚津枯之肠燥便秘，常配生地、玄参、麦冬等各适量，水煎服。

此外，治癃闭，证属下焦湿热、郁久伤阴，症见小便不利、点滴不通，常配黄柏、肉桂等各适量，水煎服。治心烦不眠，常配酸枣仁、茯苓、川芎、甘草等各适量，水煎服。

【用法用量】 内服煎汤6～12g，或丸散。清泻实火宜生用，滋阴降火宜盐水炒用。

【使用注意】 因其苦泄甘寒滋滑，有恋邪腻膈滑肠之弊，故湿浊停滞、脾胃虚寒、大便溏泻者忌用。

芦　根

【歌诀】 芦根甘寒，津伤渴烦，呕逆淋痛，肺痈疹麻。

【来源】 禾本科植物芦苇 *Phragmites communis* Trin. 的新鲜或干燥根茎。

【药性】 甘，寒。归肺、胃经。

【性能特点】 甘寒质轻，清泄透利，入肺胃经。既清肺胃之热而生津、除烦、止呕，又透肌表热邪而透解疹毒，还清利湿热而利尿。清利与透散并具，以清利为主，兼以透散，药力平和。不滋腻恋邪伤胃，味甘不苦易服。最宜治小儿肺热咳喘、风热感冒及防治小儿麻疹。清热不如石膏，生津不如知母，长于透散利水。

【功效应用】 清热生津，除烦止呕，利尿，透疹。治热病津伤烦渴，属卫分证，常配金银花、连翘等各适量，水煎服；属气分证，常配生石膏、知母等各适量，水煎服；属营分证，常配牡丹皮、黄芩等各适量，水煎服；属血分证，常配水牛角、地黄等各适量，水煎服；属后期热退津伤，常配麦冬、南沙参等各适量，水煎服。治胃热呕哕，常配竹茹、黄芩、枇杷叶等各适量，水煎服。治肺热咳嗽，常配黄芩、浙贝母、前胡等各适量，水煎服。治肺痈吐脓，常配生薏苡仁、冬瓜仁、鱼腥草等各适量，水煎服。治热淋涩痛，常配车前草、白茅根、淡竹叶等各适量，水煎服。用于小儿麻疹，未病可防，单用或配紫草、绿豆等各适量煎服；已病可治，初期常配荆芥穗、蝉蜕等以促透，中期常配金银花、紫草等以解疹毒，后期单用或配青蒿、知母等以清养。

此外，解河豚鱼或蟹中毒，单用大量即可。可溶解胆结石，单用或入复方。

【用法用量】 内服煎汤 10～30g，鲜品酌加。鲜用或捣汁饮清热生津力尤佳。

【使用注意】 因其甘寒，故脾胃虚寒者慎用。

竹　叶

【歌诀】 竹叶辛寒，清心除烦，兼可利尿，轻扬凉散。

【来源】 禾本科植物淡竹 *Phyllostachys nigra* (Lodd.) Munro var. *henonis* (Mitf.) Stapf ex Rendle 的干燥或新鲜叶。

【药性】 辛、甘，寒。归心、肺经。

【性能特点】 甘寒清利，辛散轻扬，入心肺经，清利兼透。既清心除烦、利尿，又凉散上焦风热。与淡竹叶相比，清心除烦力强，兼生津，热病心烦多用；又兼辛味，能凉散上焦风热，治风热表证及温病初期常用。其嫩心药力最强，又名**竹叶卷心**，善清心包之火，多用治温病热入心包之神昏谵语。

【功效应用】 清心除烦，利尿，凉散风热。治心火上炎之口舌生疮，常配木通、生甘草等各适量煎服，如《小儿药证直诀》导赤散。治热病心烦口渴，常配黄连、生地黄、石膏、知母等各适量，水煎服。治热入心包之神昏谵语，常取竹叶卷心配连翘、麦冬等各适量煎服，如《温病条辨》清宫汤。治热淋尿赤涩痛，常配栀子、连翘、瞿麦、石韦等各适量，水煎服。治风热表证或温病初期，常配金银花、连翘等各适量煎服，如《温病条辨》银翘散。

【用法用量】 内服煎汤 6～15 g，或入丸散。

【使用注意】 因其甘寒清利，故脾胃虚寒及阴虚火旺者慎用。

淡竹笋

【歌诀】 淡竹笋寒，定惊消痰，不苦易食，清热除烦。

【来源】 禾本科植物淡竹 *Phyllstostachys nigra* (Ledd. ex Lindl.) Munro var. *henonis* (Mitf.) Stapf H. ex Rendle 的嫩苗。

【药性】 甘，寒。归肺、胃、肝经。

【性能特点】 苦泄寒清，食药兼用，甘美可口，既入肺胃经，又入心肝经。善清热除烦、消痰定惊，治热病烦渴、头风头痛、心胸烦闷、惊痫、小儿惊风。集清热、消痰、定惊于一身，凡内热、痰热皆可酌选。

【功效应用】 清热除烦，消痰定惊。治热病烦渴，症轻者可单用或配粳米适量煎服；症重者可配生石膏、知母、金银花、粳米等各适量煎服。治头风头痛，可配川芎、菊花等各适量，水煎服。治心胸烦闷，属肝郁化火者，可配丹皮、栀子、柴胡、赤芍等各适量水煎服；属痰热内壅者，可配竹茹、淡竹叶各适量，水煎服。治惊痫属痰热者，可配天竺黄、蝉衣、生磁石等各适量，水煎服。治小儿惊风，症轻者可单用适量水煎服；症重者可配蝉衣、灯芯草、地龙、冰糖等各适量，水煎服。

此外，治痰热咳嗽，可配浙贝母、竹茹或竹沥、桔梗、鱼腥草、生甘草、芦根等各适量煎服。

【用法用量】 内服煎汤 30～60g，也可鲜品煮食。

【使用注意】 因其性寒，故脾虚便溏者慎服。

淡竹叶

【歌诀】 淡竹叶寒，清热除烦，利尿力强，烦渴淋安。

【来源】 禾本科植物淡竹叶 *Lophatherum gracile* Brongn. 的干燥茎叶。

【药性】 甘，寒。归心、小肠、膀胱经。

【性能特点】 甘寒清利，入心小肠膀胱经，能清心除烦、利尿通淋。与竹叶相比，唯以清利，不兼透散；又入膀胱经，利尿通淋力较强，热淋涩痛多用；兼入小肠经，治心火移热于小肠宜用。

【功效应用】 清心除烦，利尿。治心火上炎之口舌生疮，常配栀子、生甘草、金银花等各适量，水煎服。治热病心烦口渴，常配石膏、知母、黄芩、连翘等各适量，水煎服。治心火移热于小肠，常配栀子、木通、生地等各适量，水煎服。治热淋尿赤涩痛，常配木通、瞿麦、车前子等各适量，水煎服。

【用法用量】 内服煎汤 10～15g，或入丸散。

【使用注意】 因其甘寒清利，故脾胃虚寒及阴虚火旺者慎用。

栀　子

【歌诀】 栀子苦寒，利尿退黄，凉血除烦，解毒疗疮。

【来源】 茜草科植物栀子 *Gardenia jasminoides* Ellis 的干燥成熟果实。

【药性】 苦，寒。归心、肺、三焦经。

【性能特点】 苦寒清利，屈曲下降，入心肺三焦经。既清心肺三焦之火而泻火除烦解毒、凉血止血，又清利膀胱湿热与清泻滑利大肠，导湿热火毒外出，利小便、缓通便、退黄疸。捣烂外敷能散瘀血而消肿止痛。药力较缓，虽味苦而不燥湿，但能缓泻。既走气分，能清泻气分热；又走血分，能清泄血分热。清热泻火不如石膏，长于凉血解毒、退黄、止血、滑利二便。

【功效应用】 泻火除烦，清热利湿，凉血解毒，消肿止痛。治热病心烦，初期心烦懊侬，常配豆豉各适量煎服，如《伤寒论》栀子豉汤；中期高热烦渴，常配石膏、知母等各适量煎服；后期，热未尽而阴伤或复感外邪郁胸，常配豆豉等各适量煎服。治心火移热于小肠，常配生地、木通、生甘草、竹叶等各适量，水煎服。治脏腑三焦火热证，常配连翘、黄芩、黄连、黄柏等各适量，水煎服。治淋证涩痛，属热淋者，可配萹蓄、木通、车前草等各适量煎服，如《太平惠民和剂局方》八正散；属血淋者，可配白茅根、石韦、海金沙等各适量，水煎服。治湿热黄疸，常配大黄、茵陈蒿、黄柏等各适量煎服，如《伤寒论》茵陈蒿汤、栀子柏皮汤。治血热出血，常配黄芩、白茅根、小蓟、槐花等各适量，水煎服。治痈肿疮毒，常配金银花、黄连、大黄等各适量为丸服，如《中国药典》栀子金花丸。治跌打肿痛，单用生品适量，捣烂外敷。

【用法用量】 内服煎汤 3～10 g，或入丸散。外用适量，研末调敷，或鲜品捣敷。生栀子长于清热泻火，姜汁拌炒治烦呕，焦栀子及栀子炭常用于止血，栀子仁（用种子）功善清心除烦，栀子皮（用果皮）兼清表热。

【使用注意】 因其苦寒滑肠，故脾虚便溏食少者忌用。

苦竹笋

【歌诀】 苦竹笋寒，口渴心烦，小便不利，湿热黄疸。

【来源】 禾本科植物苦竹 *Pleioblasts amalus* (Keng) Keng f. 的嫩苗。

【药性】 苦，寒。归心、肝、膀胱经。

【性能特点】 苦泄寒清滑利，既入心肝经，又入膀胱经。亦食亦药，善清热除烦、利湿退黄，治热病心烦、消渴、湿热黄疸、小便不利、脚气浮肿。

【功效应用】 清热除烦，利湿退黄。治热病心烦，症轻者可单用或配粳米适量煎服；症重者可配生石膏、知母、金银花、粳米等各适量煎服。治消渴，症轻者可单用适量煮食；症重者可配天花粉、生白芍、荔枝核等各适量，水煎服。治湿热黄疸，常配茵陈、栀子、熊胆草等各适量，水煎服。治小便不利，可配冬瓜、芦根等各适量煎服。治脚气浮肿，可配土茯苓、生薏苡仁、车前子等各适量煎服。

此外，还解酒，治饮酒过量，可单用或配枳椇子、葛花等各适量，水煎代茶饮。

【用法用量】 内服煎汤 60～90g，鲜品加倍。

【使用注意】 因其苦寒，故脾胃虚寒者慎服，不宜过量食。

芦　笋

【歌诀】 甘寒芦笋，清热生津，解鱼肉毒，利尿通淋。

【来源】 禾本科植物芦苇 *Phragmites communis* Trin. 的嫩苗。

【药性】 甘，寒。归肺、胃经。

【性能特点】 甘益寒清渗利，入肺胃经，药食兼用。既清泄肺胃之热而生津，肺胃之热而生津，治热病津伤烦渴、肺痈、肺热咳嗽；又清利湿热而利尿通淋，治热淋涩痛、小便不利；还解因食鱼、蟹中毒。味不苦易食，单用或入复方皆宜。

【功效应用】 清热生津，利尿通淋。治热病津伤烦渴，属卫分证，常配金银花、连翘等各适量，水煎服；属气分证，常配生石膏、知母等各适量，水煎服；属营分证，常配牡丹皮、黄芩等各适量，水煎服；属血分证，常配水牛角粉、地黄等各适量，水煎服；属后期热退津伤，常配麦冬、南沙参等各适量，水煎服。治肺热咳嗽，常配黄芩、鱼腥草、前胡等各适量，水煎服。治肺热出血，单用鲜芦笋500 g捣取汁，加糖服。治肺痈吐脓，常配生薏苡仁、冬瓜仁、鱼腥草等各适量，水煎服。治热淋涩痛，症轻者，可单用适量水煎服；症重者，常配车前草、白茅根、淡竹叶等各适量，水煎服。

此外，解河豚鱼或蟹中毒，单用大量煎服即可。

【用法用量】 内服煎汤30～60 g，或鲜品捣汁饮。

【使用注意】 因其甘寒，故脾胃虚寒者慎服。

莲子心

【歌诀】 莲子心寒，清心功专，神昏谵语，温邪内陷。

【来源】 睡莲科植物莲 *Nelumbo nucifera* Gaertn. 的成熟种子的干燥胚芽。

【药性】 苦，寒，归心经。

【性能特点】 苦寒清泄，专入心经。善清心火而除烦，心火内盛者宜用。

【功效应用】 清心除烦。治热病心烦、神昏谵语，常配水牛角、连翘、竹叶等各适量，水煎服。治心火上炎之口疮牙痛，常配金银花、黄芩、栀子等各适量，水煎服。

【用法用量】 内服煎汤1～3 g，或沸水泡。

【使用注意】 因其苦寒清泄，故脾胃虚寒者忌服。

藕

【歌诀】 藕甘脆爽，生寒熟凉，化瘀凉血，生津擅长。

【来源】 睡莲科植物莲 *Nelumbo nucifera* Gaertn. 的肥大根茎。

【药性】 甘，寒。归心、肝、脾、胃经。

【性能特点】 生熟用性能相异，入心肝脾胃经。生用甘益寒清多汁，善清热生津、凉血散瘀而止血，治热病伤津之烦渴及血热兼瘀之出血；凉血生津而不留瘀，活血而不动血。熟用甘补平凉味美，善健脾益血，凡脾虚、血虚皆宜常食，兼血瘀有热者尤宜。食药两兼，内服外用皆可。

【功效应用】 清热生津，凉血，散瘀，止血。治热病津伤之烦渴，轻者《圣惠方》以鲜藕捣汁和蜜服；重者《温病条辨》五汁饮以藕汁配梨汁、荸荠汁、鲜芦根汁、鲜麦冬汁服；若呕吐不止兼口渴者，《圣济总录》姜藕饮，以鲜藕加生姜少许，捣汁服。治消渴病，轻者单用水焯食，重者可配天花粉煎汤服。治血热吐、衄、下血，轻者单用捣汁服或水焯凉拌食；重者常配凉血止血药以增药力，如《圣惠方》治吐血，以藕汁配生地汁、大蓟汁，与蜂蜜和服；治血淋可配白茅根、小蓟、血余炭等水煎服；《千金要方》治产后下血不尽、烦闷腹痛，单用藕汁温服。治脾虚或血虚，单用本品煮熟常食，或加入菜肴中食。

【用法用量】 内服适量，生食、捣汁或煮熟食。外用适量，捣敷。

黄　瓜

【歌诀】 黄瓜甘凉，汗斑痱疮，热病口渴，水肿烫伤。

【来源】 葫芦科植物黄瓜 *Cucumis savus* L. 的果实。

【药性】 甘、淡，凉。归肺、脾、胃经。

【性能特点】 甘益淡渗凉清，入肺脾胃经，食药两兼。既清肺脾胃三经之热而生津，治热病烦渴、津伤口渴；又利水解毒，治水肿尿少、汗斑、痱疮。

【功效应用】 清热，利水，解毒。治热病口渴，轻者单用适量，洗净生食或凉拌食；重者可配他药，如《太平圣惠方》治风热气盛、烦躁如狂，以熟黄瓜 1 枚，水五合，捩取汁，配竹沥三合、朴硝二两（60g）、蜜一合，混匀，不计时候，温服二合；治骨蒸劳热、皮肤干燥、心神烦热、口干尿赤，以熟黄瓜 1 枚，头上取破口，去瓤，纳黄连末二两（60g），用纸封口，大麦面包裹，文火上烤，令面黄熟为度，去面研为丸，如梧桐子大，每于食后温服二十丸。治小便短赤，轻者单用生食，重者可配淡竹叶、车前草等。治水肿尿少，轻者单用黄瓜 1 枚，纵破两片，不去子，一半醋煮，一半水煮，俱烂，顿服；重者常配茯苓、冬瓜皮、车前子等。治小儿热痢，单用嫩黄瓜适量，蘸蜜吃。治水火烫伤，《伤科汇纂》方，以老黄瓜不拘多少，入瓷瓶内收藏，自烂为水备用，届时涂伤处，立时痛止，即不起泡。治汗斑，取鲜黄瓜切片，蘸硼砂拭之，取汗为度。治痱疮，取鲜黄瓜，1枚，切段，擦拭患处，或榨汁外涂。

【用法用量】 内服适量，煮熟食，或生啖，或绞汁服。外用适量，生切片擦或捣汁涂。

【使用注意】 因其甘凉，故中寒吐泻忌服，脾虚便溏者慎服。

越　瓜

【歌诀】 越瓜甘寒，口渴热烦，水肿尿涩，疮毒能蠲。

【来源】 葫芦科植物菜瓜 *Cucumis melo* L. vra. *conomuon* (Thunb.) Makino 的果实。

【药性】 甘，寒。归胃、小肠经。

【性能特点】 甘益淡渗寒清，入胃与小肠经，食药两兼。既清胃与小肠之热而生津，治烦热口渴；又利尿、解毒，治水肿、小便不利、口疮。

【功效应用】 清热生津，利尿解毒。治烦热口渴，轻者单用适量，洗净生食或凉拌食；重者可生食越瓜，并配竹叶、麦冬等各适量，水煎服。治水肿、小便不利，症轻者可生食越瓜；症重者可在生食越瓜的同时，再以冬瓜皮、白茅根、车前草等各适量，水煎服。治口吻疮，《圣惠方》以越瓜烧灰，敷之。治甲沟炎，《福建药物志》以盐渍越瓜敷患处，敷前洗净患处。

【用法用量】 内服适量，煮熟食，或生啖，或绞汁服。外用适量，烧灰存性研末调敷。

【使用注意】 因其甘寒，故生食过量易损脾胃，脾虚便溏者忌服。

甘　蔗

【歌诀】 甘蔗甘寒，热病渴烦，呕哕反胃，热嗽疮痊。

【来源】 禾本科植物甘蔗 *Saccharum sinensis* Roxb. 的茎秆。

【药性】 甘，寒。归肺、脾、胃经。

【性能特点】 甘益寒清，甜美可口，食药两兼，入肺脾胃经。既清肺脾胃三经之热而生津除烦，治热病烦渴、津伤口渴；又润燥和中、解毒，治呕哕反胃、虚热咳嗽、肠燥便秘及疮痈。

【功效应用】 清热生津，润燥和中，解毒。治热病烦渴，轻者单用适量，削皮生食或榨汁饮；重者可配鲜生地、鲜黄瓜等榨汁服。治消渴，轻者单用榨汁服，重者可配天花粉、生葛根等水煎服。治内热津伤口渴，轻者单用榨汁服，重者可配鲜石斛等各适量煎服。治呕哕反胃，甘蔗汁配生姜汁各适量，相合后再分服。治虚热咳嗽，甘蔗汁配青粱米，煮粥食。治肠热燥结，可配炒决明子、炒枳壳各适量，水煎服。治痈疽疮肿，生用捣烂外敷。

【用法用量】 内服煎汤 30～90 g，或榨汁饮。外用适量，生捣汁敷。

【使用注意】 因其甘寒，故脾胃虚寒者慎服，糖尿病患者不宜服，不宜过量久食。

无花果

【歌诀】 无花果凉，咽痛声嘶，乳少泻痢，痔疮便秘。

【来源】 桑科植物无花果 *Ficus carica* L. 的果实。

【药性】 甘，凉。归肺、胃、大肠经。

【性能特点】 甘益凉清，甜美可口，食药两用，入肺胃大肠经。善清热生津、健脾开胃、解毒消肿，治咽喉肿痛、燥咳声嘶、乳汁稀少、肠热便秘、食欲不振、消化不良、泄泻、痢疾、痈肿、癣疾。

【功效应用】 清热生津，健脾开胃，解毒消肿。治咽喉肿痛，《山东中草药手册》以无花果 1 枚，金银花 15g，水煎服。治肺热声嘶，《福建中草药》以无花果干果 15g 水煎，加冰糖适量服。治干咳久咳，《新疆中草药手册》以无花果 9g、葡萄干 15g、生甘草 6g，水煎服。治乳汁稀少，可配王不留行、通草、猪蹄等各适量，水煎服。治肠热便秘，《安徽中草药》以鲜无花果适量，口嚼食；或以干果适量捣碎煎汤，加蜂蜜适量，空腹时温服。治消化不良性腹泻，《安徽中草药》以炒无花果、炒山楂、炒鸡内金各9g，厚朴4.5g，水煎服。治久泻不止，《湖南药物志》以无花果5～7枚，水煎服。治慢性痢疾，《安徽中草药》以炒无花果15g、石榴皮9g，水煎服。治痔疮出血，《湖南药物志》以无花果11～21枚，水煎睡前服。治疮肿疼痛，《安徽中草药》以鲜无花果捣烂加热，涂布上敷患处。治脚气（癣），《青岛中草药手册》以成熟无花果汁，局部涂擦。

此外，治筋骨疼痛，《新疆中草药手册》以无花果（或根）15g，煮鸡蛋吃。治阳痿，《山西中草药》以鲜无花果10个、瘦猪肉250g，共煮，吃肉喝汤。治胃癌、肠癌，《抗癌本草》引《中医药研究资料》方，每日餐后生食5枚鲜无花果，或用干无花果20g水煎服。治食管癌，《抗癌本草》引《草药手册》方，以鲜无花果500g、瘦肉100g，炖30分钟，喝汤吃肉。治膀胱癌，《抗癌本草》引《中医肿瘤的防治》方，以无花果30g、木通15g，水煎服，每日一剂。

【用法用量】 内服煎汤9～15g，大剂量可用至30～60g，或生食鲜果1～2枚。外用适量，煎水洗，研末调敷或吹喉。

【使用注意】 因其甘凉，故脾胃虚寒者慎服，糖尿病患者不宜服。

茭　白

【歌诀】 茭白甘寒，清热除烦，解毒下乳，滑利二便。

【来源】 禾本科植物菰的嫩茎秆被菰黑粉菌 *Yenia esculenta*（P. Hetnn.) Liou. 刺激而形成的纺锤形肥大部分。

【药性】 甘、淡，寒。归脾、肺、大肠经。

【性能特点】 甘益淡渗，滑利凉清，入脾肺肝经，食药两兼。既清解热毒而除烦渴，治热病烦渴、消渴、目赤、疮毒；又滑利二便，治二便不利、痢疾、黄疸、热淋，还通下乳汁，治乳汁不下。

【功效应用】 解热毒，除烦渴，利二便，通乳。治热病烦渴，可配竹叶、金银花、知母等各适量，水煎服。治消渴，常配知母、天花粉、麦冬等各适量，水煎服。治二便不通，可配蒲公英、丝瓜、黑木耳等各适量，水煎服。治湿热黄疸，常配茵陈、菊苣、栀子等各适量，水煎服。治湿热痢疾，可配地锦草、铁苋菜、马齿苋等各适量，水煎服。治热淋，可配车前草、白茅根、蒲公英等各适量，水煎服。治目赤肿痛，可配菊花、车前子、桑叶等各适量，水煎服。治疮毒，可配蒲公英、紫花地丁、金银花等各适量，水煎服。治便秘，心胸烦热，高血压，以鲜品60g，芹菜30g，水煎服。治乳汁不下，以茭白30g，通草6g，猪蹄适量，煮熟烂，食蹄吃肉喝汤。

此外，治酒皶鼻，以生茭白捣烂敷患处，次日除去；同时以生茭白60g，煎汤服。治小儿赤游丹，以茭白烧灰撒布患处，或以麻油调涂。

【用法用量】 内服煎汤30～60g，或做菜食。

【使用注意】 因其寒凉，故脾虚便溏者慎服。

猕猴桃

【歌诀】 猕猴桃寒，清热生津，止渴健胃，利尿通淋。

【来源】 猕猴桃科植物猕猴桃 *Actinidu chineinsis* P. Lanch. 的果实。

【药性】 酸、甘，寒。归胃、肝、肾经。

【性能特点】 酸甘益健，甘寒清利，入胃肝肾经，食药两兼。既解热生津而除烦止渴，治津伤口渴、消渴；又健胃而助消化、利尿而通淋，治消化不良、湿热黄疸、石淋、痔疮等。酸甜可口，清凉怡人。

【功效应用】 解热生津，止渴，健胃，利尿通淋。治烦热津伤口渴，单用适量，水煎服即可。治消渴，以猕猴桃60g、天花粉30g，水煎服。治肺热干咳，症轻者单用适量，水煎服；症重者配麦冬、川贝母等各适量，水煎服。治消化不良、食欲不振，单用干果60g，或取猕猴桃、炒山楂各15g，水煎服。治湿热黄疸，常配茵陈、蒲公英、栀子等各适量，水煎服。治尿路结石，单用或配猫须草、蒲公英、车前草、乌药等各适量，水煎服。治肝硬化腹水，以之配半边莲各30g、大腹皮15g，水煎服。治痔疮，轻者平日单用食之，以预防；重者可配入复方水煎服。

【用法用量】 内服煎汤，30～60g，或生食，或榨汁服。

【使用注意】 因其酸寒，故脾虚便溏或胃酸过多者慎服。

香蕉

【歌诀】 香蕉甘寒，热病渴烦，肺燥咳嗽，痔疮秘便。

【来源】 芭蕉科植物香蕉 *Musa nana* Lour. 或大蕉 *Musa sapientam* L. 的果实。

【药性】 甘，寒。归肺、胃、大肠经。

【性能特点】 甘益质润寒清，甘美可口，食药两兼，入肺胃大肠经。既清热、润肺，又滑肠、解毒，治热病烦渴、燥热咳嗽、肠燥便秘、痔疮。

【功效应用】 清热，润肺，滑肠，解毒。治热病烦渴，单用适量生吃即可，也可配黄瓜、甜瓜等同食。治燥热咳嗽日久，香蕉1～2只，与冰糖适量炖服，每日1～2次，连服数日。治老年肠燥便秘，每日取香蕉1～2只，去皮食。治痔疮及便后出血，《岭南采药录》以香蕉2只，不去皮，炖熟，连皮食之。治高血压血管硬化、大便秘结、手指麻木，每日吃香蕉3～5只，去皮食。治扁桃体炎或痢疾，未成熟香蕉2个，切片，加冰糖适量、水炖服。治婴幼腹泻，将香蕉去皮直接喂食。

此外，生食还能解酒毒。

【用法用量】 内服生食1～4枚，或炖熟食。

【使用注意】 因其甘益滑润，故脾虚便溏者慎服。

椰子浆

【歌诀】 椰子甘凉，口干烦渴，甜美可口，水肿吐血。

【来源】 棕榈科植物椰子 *Cocos nucifera* L. 胚乳中的浆液。又名**椰子汁**。

【药性】 甘，凉。归肺、胃经。

【性能特点】 甘益多汁凉清，甜美可口，食药两兼，入肺胃经。善生津、利尿、止血，治口干烦渴、水肿、吐血。

【功效应用】 生津，利尿，止血。治口干烦渴，单用适量服即可，也可配黄瓜汁、荸荠汁各适量服。治水肿，症轻者单用口服以辅助之。治吐血，单用可辅助止血，或配鲜白茅根汁适量服。

【用法用量】 内服75～100g，直接饮用。

【使用注意】 因其甘凉，《海药本草》云“多食动气”，故不宜过量服。

菠 萝

【歌诀】 菠萝甘酸，止渴除烦，清热生津，兼助消化。

【来源】 凤梨科植物凤梨 *Ananas comosus* (L.) Merr. 果实中的花序轴。

【药性】 甘、微酸，平。归肺、胃经。

【性能特点】 甘而微酸，清脆多汁，平而偏凉，甜美可口，食药两兼，入肺胃经。善清热生津、除烦止渴，兼助消化，治胃阴不足、口干烦渴、消化不良。

【功效应用】 清热生津、除烦止渴，兼助消化。治伤暑或热病烦渴，可用菠萝汁对凉白开适量服。治胃阴不足、口干烦渴，症轻者单用适量服即可；症重者以鲜北沙参、知母、鲜石斛各适量煎汤服同时，再食用适量菠萝。治消化不良，症轻者可在进食后食用适量，症重者与健脾开胃中药同时服，以辅助之。

【用法用量】 内服煎汤60～100g，或生食，或绞汁。

【使用注意】 对本品过敏者忌服。

青钱柳叶

【歌诀】 青钱柳平，烦渴津伤，眩晕疮肿，疥癣瘙痒。

【来源】 胡桃科植物青钱柳 *Cyclocarya paliurus* (Batal.) Iljin. 的叶。

【药性】 甘、辛、微苦，平。归脾、肺、心经。

【性能特点】 甘甜滋润，辛散微苦，平而偏凉，入脾肺心经。善清热生津、祛风平肝、杀虫止痒、消肿止痛，治热病烦渴、暑热伤津、肝阳眩晕、疥癣瘙痒、疮疡肿痛等。亦药亦食，外用内服，民间多用。

【功效应用】 清热生津，祛风平肝，杀虫止痒，消肿止痛。治热病烦渴，民间单用青钱柳嫩叶或配金银花、鲜地黄、竹叶各适量，水煎服。治暑热伤津，症轻者民间常单用适量，沸水泡服；症重者可配滑石、生甘草、西瓜皮等各适量，水煎服。治肝阳眩晕，可配夏枯草、钩藤、天麻、罗布麻叶等各适量，水煎服。治疥癣瘙痒，《全国中草药汇编》以青钱柳嫩叶适量，捣烂外擦患处。治疮疡肿痛，可配金银花、连翘、蒲公英等各适量煎服；或各取鲜品适量，捣烂外敷患处。

【用法用量】 内服煎汤6～10g，或沸水泡。外用适量，鲜品捣烂取汁涂搽。

夏枯草

【歌诀】 夏枯草寒，明目清肝，散结消肿，降压可选。

【来源】 唇形科植物夏枯草 *Prunella vulgaris* L. 的干燥果穗。

【药性】 辛、苦，寒。归肝经。

【性能特点】 辛散苦泄寒清，清散兼养，专入肝经，主清肝火、散郁结，兼养血平肝，凡肝火、阳亢及痰核郁结诸疾可选。清肝明目要药，尤善治血虚肝热之目珠夜痛。

【功效应用】 清肝明目，散结消肿。治肝火上炎，常配龙胆草、黄芩、栀子等各适量，水煎服。治肝阳上亢，常配钩藤、天麻、生牡蛎等各适量，水煎服。治目赤肿痛，常配菊花、桑叶、青葙子等各适量，水煎服。治血虚肝热之目珠夜痛，常配枸杞、菊花、决明子等各适量，水煎服。治瘰疬，单用熬膏服，或配玄参、猫爪草等各适量，水煎服。治瘿瘤，常配柴胡、昆布、黄药子、浙贝母等各适量，水煎服。治痄腮，常配板蓝根、牛蒡子、连翘、金银花等各适量，水煎服。治乳痈，常配蒲公英、瓜蒌、牛蒡子、漏芦等各适量，水煎服。

此外，能降血压，治高血压属肝火上炎或肝阳上亢者，常配钩藤、龙胆草、天麻、车前子等各适量，水煎服。能抗肿瘤，治癌肿，常配仙鹤草、半枝莲、半边莲等各适量，水煎服。

【用法用量】 内服煎汤10～15g，单用可酌加剂量，或入丸散或熬膏。

外用适量，煎水洗，熬膏外敷，或鲜品捣敷。

【使用注意】 因其苦寒伤阳败胃，故脾胃虚寒者慎服。

决明子

【歌诀】 决明微寒，益阴清肝，明目降脂，润肠通便。

【来源】 豆科植物决明 *Cassia obtusifolia* L. 等的干燥成熟种子。

【药性】 甘、苦，微寒。归肝、肾、大肠经。

【性能特点】 苦微寒清泄，甘补润滑。入肝肾经，清肝热、益肾阴而明目；入大肠经，清邪热、润肠燥而通大便。善清肝益阴润肠，为治肝热或肝肾亏虚目疾之佳品，兼便秘者尤宜。

【功效应用】 清肝明目，润肠通便。治目赤肿痛，属风热者，常配菊花、桑叶、谷精草等各适量，水煎服；属肝火者，常配夏枯草、菊花、黄芩等各适量，水煎服。治肝肾虚之目暗不明，常配枸杞、菟丝子、楮实等各适量，水煎服。治热结肠燥便秘，轻者单用，重者配枳实或枳壳、麦冬等各适量，水煎服。

此外，能降脂，治高脂血症（兼便秘尤宜），大量单用或配茵陈、生山楂、虎杖等各适量，水煎服。治口臭，大量单用或配泽兰适量，水煎服。

【用法用量】 内服10～15g，打碎先煎；研末每次3～6g。降血脂可用至30g。生用清肝明目、润肠通便力较强，炒用则药力略减。

【使用注意】 因其微寒泄降，故脾虚泄泻或低血压者忌服。

青葙子

【歌诀】 青葙微寒，明目清肝，能降血压，瞳孔扩散。

【来源】 苋科植物青葙 *Celosia argentea* L. 的干燥成熟种子。

【药性】 苦，微寒。归肝经。

【性能特点】 苦能泄降，微寒能清，专入肝经。善清肝火明目、退翳，兼降血压，为治目疾要药，属肝火上炎者最宜。

【功效应用】 清肝明目退翳，降血压。治目赤肿痛、多眵多泪、羞明翳障，属肝火者，常配夏枯草、秦皮、龙胆草等各适量，水煎服；属风热者，常配菊花、谷精草、蔓荆子等各适量，水煎服；兼血虚者，常配桑叶、密蒙花、夏枯草等各适量，水煎服。治肝肾虚视物昏暗，常配楮实、枸杞、覆盆子等各适量，水煎服。治高血压病属肝阳上亢者，常配菊花、车前子、夏枯草、天麻等各适量，水煎服。

【用法用量】 内服煎汤6～15g，或入丸散，亦可煎汤外洗。

【使用注意】 因其苦而微寒，有扩瞳作用，故脾胃虚寒、青光眼及瞳孔散大患者不宜服。

密蒙花

【歌诀】 蒙花微寒，清热养肝，明目退翳，目疾尤善。

【来源】 马钱科植物密蒙花 *Buddleja officinalis* Maxim. 的干燥花蕾。

【药性】 甘，微寒。归肝、胆经。

【性能特点】 甘而微寒，清泄兼补，入肝胆经。主以祛邪，兼以扶正。既清肝热又养肝血，为治目疾要药，属肝火上炎或肝虚有热者均宜。

【功效应用】 清热养肝，明目退翳。治目赤肿痛、多眵多泪、羞明翳障，属肝热者，常配夏枯草、秦皮、龙胆草等各适量，水煎服；兼血虚者，常配桑叶、夏枯草、谷精草等各适量，水煎服；属风热者，常配菊花、谷精草、蔓荆子等各适量，水煎服。治肝肾虚视物昏暗，常配楮实、枸杞、菟丝子等各适量，水煎服。

此外，取其清肝养肝明目之功，治视神经萎缩（内盲）属肝肾亏虚兼热者，常配地黄、枸杞、女贞子、楮实、车前子等各适量，水煎服。

【用法用量】 内服煎汤6～10g，或入丸散，亦可煎汤外洗。

葛仙米

【歌诀】 葛仙米凉，目赤夜盲，葛洪喜用，久痢脱肛。

【来源】 念珠藻科植物念珠藻 *Nostoc commune* Vauch. 或沼泽念珠藻 *Nostoc paludosum* Kütz. 以及其他同属植物的藻体。又名**地木耳**、**地软**。

【药性】 甘、淡，凉。归肝、大肠经。

【性能特点】 甘益凉清，质润味淡易食，食药兼用，入肝与大肠经。既清热益肝而明目，治目赤红肿、夜盲症，属肝火上炎或肝虚有热者尤宜；又收敛益气，治久痢脱肛，兼体虚者尤佳。

【功效应用】 清热明目，收敛益气。治目赤肿痛，《四川中药志》（1982年版）以地木耳、野菊花、光明草、青葙子各9g，水煎服。治夜盲症，《陕西中草药》以地软60g，当菜常食。治烫火伤，《陕西中草药》以地软15g，焙干研粉，菜油调敷患处；或加白糖9g，香油调敷患处。治久痢脱肛，《全国中草药汇编》以鲜葛仙米250g，洗净后用白糖浸泡，取汁内服。

【用法用量】 内服煎汤30～60g。外用适量，焙干研末调敷。

【使用注意】 因其甘益凉清，故不宜多食，虚寒便溏者慎服。

第二节　清热解毒类

金银花

【歌诀】 银花甘寒，清解热毒，兼可透散，力强易服。

【来源】 忍冬科植物忍冬 *Lonicera japonica* Thunb.、华南忍冬 *Lonicera conufusa* (Sweet) DC.、菰腺忍冬 *Lonicera hypogilauca* Miq.、黄褐毛忍冬 *Lonicera fulvotomentosa* Hsu et S. C. Cheng 及灰毡毛忍冬 *Lonicera macranthoides* Hand.-Mazz. 的干燥花蕾或带初开的花。后四种即《中国药典》定的山银花。

【药性】 甘，寒。归肺、胃、大肠经。

【性能特点】 甘寒清泄，轻扬疏透，清解疏散，入肺胃大肠经。既善清解热毒，又善疏散风。药力颇强而不苦泄，为解散热毒之良药，且味不苦易服。以清为主，清中兼透，凡热毒、风热皆可投用。温病各个阶段皆宜，并常配连翘，在卫分能透表，气分能清解，营分能透营转气，血分能清解血分热毒。

【功效应用】 清热解毒，疏散风热。治风热感冒（热毒重），常配连翘等各适量煎服，如《温病条辨》银翘散。治温病各期，常配连翘，卫分证再配竹叶等，气分证再配生石膏等，营分证再配黄芩、连翘等，血分证再配生地、丹皮等，各用适量，水煎服。治痈肿热毒，常配连翘，初期兼表、中期热毒盛皆宜。治乳痈，常配连翘、蒲公英、赤芍、夏枯草等各适量，水煎服。治肺痈，常配连翘、金荞麦、鱼腥草、芦根等各适量，水煎服。治肝痈，常配连翘、败酱草、蒲公英、蚤休等各适量，水煎服。治肠痈，常配连翘、红藤、败酱草、地锦草等各适量，水煎服。治热毒血痢，大量单用，或配马齿苋、木香、黄连等各适量，水煎服。

此外，加水蒸馏取蒸馏液即银花露，药力较弱而善上行，除治头面部热毒诸疾外，又能清解暑热，治暑热烦渴、痱子，单用或配滑石、生甘草等各适量，水煎服。

【用法用量】 内服煎汤10～15 g，或入丸散。外用适量，捣烂或研末调敷。

【使用注意】 因其性寒，有伤阳败胃之虞，故脾胃虚寒及气虚疮疡脓清者不宜服。

野菊花

【歌诀】 野菊微寒，清解平肝，疮肿可消，风热能散。

【来源】 菊科植物野菊 *Chrysanthemum indicum* L. 的干燥头状花序。

【药性】 苦、辛、微甘，微寒。芳香。归肝、肺经。

【性能特点】 苦能泄降，辛香疏散，微甘益养，微寒能清，入肝肺经。既清泄热邪而解热毒，又清散风热，还略兼益阴而平肝明目。主清解疏散，兼益润平降。集清解、疏散、平降于一体。性效与菊花相似，苦多甘少兼辛，主入肝经，兼入肺经，清解力强。

【功效应用】 清热解毒，疏风平肝。治疗疮肿毒，常配紫花地丁、金银花、连翘等各适量，水煎服。治风热感冒，常配荆芥穗、桑叶、连翘等各适量，水煎服。治目赤肿痛，属风热者，常配桑叶、谷精草、木贼等各适量，水煎服；属肝火者，常配桑叶、夏枯草、黄芩等各适量，水煎服。治咽喉肿痛，常配板蓝根、射干、桔梗等各适量，水煎服。治肝阳上亢之头痛眩晕，常配川芎、钩藤、生白芍、生牡蛎等各适量，水煎服。

此外，有降压作用，治高血压病属肝阳上亢，常配夏枯草、石决明、钩藤、天麻、生磁石等各适量，水煎服。

【用法用量】 内服煎汤 6～15 g，或入丸散。外用适量，捣敷或煎汤洗。

【使用注意】 因其苦而微寒，故脾胃虚寒者慎服。

马　勃

【歌诀】 马勃味辛，散热清金，咽痛咳嗽，吐衄失音。

【来源】 灰包科真菌脱皮马勃 *Lasiosphaera fenzlii* Reich. 等的干燥子实体。

【药性】 辛，平。归肺经。

【性能特点】 辛能透散，质轻上浮，平而偏凉，专入肺经，药力平和。既清热解毒，又疏散风热，善消肿、利咽，凡咽喉肿痛无论肺热还是风热所致者均宜。兼止血，凡出血无论内热还是外伤均可。鲜嫩时可食。

【功效应用】 清热解毒，消肿利咽，止血。治咽喉肿痛、咳嗽失音，属肺热者，常配桔梗、金银花、黄芩、牛蒡子等各适量，水煎服；属风热者，常配桔梗、生甘草、蝉蜕、牛蒡子等各适量，水煎服。治血热出血，常配栀子、黄芩、白茅根、紫珠等各适量，水煎服。治外伤出血，轻者单用外敷，重者可配三七、煅石膏等各适量研末外敷。

【用法用量】 内服煎汤 3～6 g，宜布包，或入丸散。外用适量，研末调敷，或作吹药。

余甘子

【歌诀】 余甘凉酸，清热利咽，生津止渴，润肺化痰。

【来源】 源于大戟科植物余甘子 *Phyllanthus emblica* L. 的干燥成熟果实。又名**菴摩勒**、**喉甘子**。

【药性】 苦、甘、酸，凉。归肺、脾、胃、肝经。

【性能特点】 苦凉清泄，甘酸生津，清解润化兼透邪，既入肺胃经，又入脾肝经。既善清解化痰而利咽喉，又能润肺化痰而止嗽，还酸甘生津而止渴，且兼透散肺经风热。治感冒、咽痛发热无论风热、热毒者均宜，治咳嗽无论风热、燥热、肺热者均可。

【功效应用】 清热利咽，润肺化痰，生津止渴。治感冒发热，常配金银花、连翘、荆芥穗、芦根等各适量，水煎服。治咽痛属疏风热上攻者，常配金银花、牛蒡子、薄荷、胖大海等各适量，水煎服；属热毒上攻者，常配板蓝根、桔梗、黄芩等各适量，水煎服；属阴虚火炎者，常配玄参、生石膏、牛膝等各适量，水煎服。治咳嗽，属风热袭肺者，常配桑叶、菊花、苦杏仁、桔梗等各适量，水煎服；属燥热伤肺咳嗽痰黏者，常配桑叶、南沙参、瓜蒌仁等各适量，水煎服；属邪热闭肺者，常配黄芩、桑白皮、生石膏等各适量，水煎服；属痰热壅肺者，常配浙贝母、瓜蒌、竹茹等各适量，水煎服。治烦热口渴，轻者单味水煎服或鲜果嚼食；重者常配知母、麦冬、天花粉、北沙参等各适量，水煎服。

此外，治高血压病，单用鲜果5～8枚生嚼食，日2次。

【用量用法】 内服：煎汤10～15g，或鲜品捣汁饮。

【使用注意】 因其苦凉甘酸，故脾胃虚寒者慎服。

青　果

【歌诀】 青果甘酸，平而偏寒，清解热毒，化痰利咽。

【来源】 橄榄科植物橄榄 *Canarium album* Raeusch. 的果实。又名**橄榄**。

【药性】 甘、酸，平。归肺、胃经。

【性能特点】 平而偏寒，酸甘清解，入肺胃经，药食兼用，清解利化。善清解热毒、化痰而利咽，治咽喉肿痛，无论肺热、痰热者均宜，治咳嗽，属肺热夹痰者尤佳。此外，还醒酒毒，治过量饮酒中毒等。

【功效应用】 清热解毒，利咽化痰。治咽喉肿痛，属热毒上攻者，常配黄芩、桔梗、板蓝根、金银花等各适量，水煎服；属热毒夹痰者，常配桔梗、浙贝母、连翘、胖大海等各适量，水煎服。治咳嗽，症轻者单用；症重属肺热者，常配黄芩、桑白皮、桔梗、生石膏等各适量，水煎服；症重属肺热夹痰者，常配桔梗、浙贝母、竹茹、黄芩等各适量，水煎服。治热毒痢疾，单用鲜品连核100g水煎服；或配黄连、马齿苋等各适量，水煎服。治牙龈溃烂诸药不效，单用连皮带核，火煅存性，研细，冰片少许和匀，外涂患处。

此外，解毒菌，鲜品捣泥食；醒酒解酒毒、鱼鳖中毒及治鱼骨鲠喉，单用鲜果榨汁或干果适量水煎取汁频服。

【用量用法】 内服：煎汤6～15g，鲜品尤佳，可用至30～50g。外用适量，研末用。

阳　桃

【歌诀】 阳桃酸寒，散风清热，利尿解毒，生津解渴。

【来源】 酢浆草科植物阳桃 *Averrhuoa carambola* L. 的果实。

【药性】 酸、甘、微辛，寒。归肺、胃、小肠经。

【性能特点】 酸甘生津，质轻能散，寒可清解，食药两兼，入肺胃小肠经。既清热、生津，又利尿、解毒，还兼散风，善治风热咳嗽、咽痛、烦渴、石淋、口糜、疟母、酒毒。

【功效应用】 清热，生津，利尿，解毒。治风热咳嗽，《福建药物志》以鲜阳桃94～125g，捣烂绞汁，酌加冰糖炖服；或每日食鲜阳桃2～3次，每次食1～2枚。治咽喉肿痛，《全国中草药汇编》以阳桃生食，每次1～2个，每日2～3次。治烦渴，症轻者《本草求原》单食鲜阳桃适量捣汁服；症重者可配鲜藕汁、甘蔗汁等口服。治石淋，《泉州本草》以阳桃3～5枚，和蜜煎汤服。治小儿口烂，《岭南采药录》以鲜阳桃捣烂取汁涂患处。治中耳炎，《广西本草选编》以鲜阳桃绞汁滴耳。治疟母痞块，《福建民间草药》以阳桃5～8个，捣烂绞汁，每次1小杯，每日2次。治骨节风痛、小便热涩、热毒、痔肿出血，《食物中药与便方》以鲜阳桃切开捣烂，凉开水冲服，每次1～2个，每日2～3次。

此外，《广西中药志》云其能解酒毒，单用鲜品生吃或捣汁服。

【用法用量】 内服煎汤30～60g，或鲜果生食，或捣汁饮。外用适量，绞汁滴耳。

【使用注意】 因其酸寒，故脾胃虚寒或胃酸过多者慎服。

鸡子白

【歌诀】 鸡子白凉，润肺利咽，清热解毒，取用不难。

【来源】 雉科动物家鸡 *Gallus gallus domesticus* Brisson 的蛋清。

【药性】 甘，凉。归肺、脾经。

【性能特点】 甘补质润，凉能清泄，美味可口，食药兼用，入肺脾经。善润肺利咽、清热解毒，治伏热咽痛、失音、目赤、烦满咳逆、下痢、黄疸、疮痈肿毒、烧烫伤。

【功效应用】 润肺利咽，清热解毒。治伏热咽痛、失音，《伤寒论》苦酒汤，以鸡子白、半夏、苦酒（食醋）各适量，将半夏纳鸡子白于醋中，蛋壳内煮沸服之。治目暴赤热痛，《必效方》以蕤仁一分（0.3g）捣成膏、吴黄连一分（0.3g）、鸡子白 1 枚，将蕤仁膏与吴黄连棉裹，纳鸡子白中，渍一宿，涂眼四五度，厚则洗之。治烦满咳逆，症轻者可单用沸水冲服。治下痢，可配马齿苋煎汤，拌蒜泥服。治黄疸，可取茵陈适量煎汤，冲鸡子白服。治面生疮疖，《肘后方》以鲜鸡子浸泡醋中三昼夜，取其蛋清涂患处。治烧烫伤，《海上方》以鸡蛋清配好酒淋洗之。

【用法用量】 内服煮食 1～3 枚，或生服或药汁冲服。外用适量，涂敷或调涂。

【使用注意】 因其甘补，多食则滞，故不宜多食。

蒲公英

【歌诀】 蒲公英寒，乳痈最宜，疔疮淋痛，食毒可医。

【来源】 菊科植物蒲公英 *Taraxacum mongolicum* Hand. -Mazz. 或同属数种的干燥全草。

【药性】 苦、甘，寒。归肝、胃经。

【功效应用】 苦寒清泄，甘淡渗利，入肝胃经。既善清热解毒，又兼疏肝通乳、散结消痈，还能利尿、缓通大便，导湿热、热毒从二便出。力强效佳而味不甚苦，为治疮肿良药。虽内、外痈皆宜，但以外痈为主，乳痈尤佳，内服外用皆有效。药食兼用，亦可作蔬食。

【功效应用】 清热解毒，散结消痈，利尿通淋。治乳痈肿痛，大量单用或配金银花、漏芦、瓜蒌等各适量，水煎服；或鲜品捣烂外敷。治痈肿疮毒，常配紫花地丁、野菊花、连翘、夏枯草等各适量，水煎服。治肠痈腹痛，常配牡丹皮、大黄、红藤、虎杖等各适量，水煎服。治肺痈，常配鱼腥草、芦根、冬瓜仁、桃仁、金荞麦等各适量，水煎服。治肝痈，常配败酱、柴胡、赤芍等各适量，水煎服。治湿热淋痛，常配瞿麦、萹蓄、木通等各适量，水煎服。治湿热黄疸，常配茵陈、溪黄草、栀子、大黄等各适量，水煎服。

此外，还治消化道溃疡，常据情配入复方中。治目赤肿痛。可配菊花、决明子、木贼等各适量，水煎服。能解食物毒，治食物中毒轻症单用或配甘草等。

【用法用量】 内服煎汤 10～20 g，鲜品酌加，或入丸散。外用适量，鲜品捣敷。

【使用注意】 因其用量过大，可致缓泻，故脾虚便溏者不宜过量服。

紫花地丁

【歌诀】 紫花地丁，凉血消肿，痈疽疔疮，丹毒勿恐。

【来源】 堇菜科植物紫花地丁 *Viola yedoensis* Makino 的干燥全草。

【药性】 苦、辛，寒。归心、肝经。

【性能特点】 苦泄辛散寒清，入心肝经。力强于蒲公英，善清解血分热毒而凉血消肿，治火毒炽盛之痈肿疔毒，尤宜疔毒走黄，兼治斑疸疹毒。虽内、外痈皆可，但以外痈为主。亦可作野菜食。

【功效应用】 清热解毒，凉血消肿。治痈肿疔毒，常配金银花、野菊花、蒲公英等各适量，水煎服。治疔疮走黄，常配金银花、水牛角、赤芍、大青叶等各适量，水煎服。治斑疸疹毒，常配紫草、牛蒡子、金银花、水牛角等各适量，水煎服。

此外，还治丹毒，常配赤芍、生地、大青叶、金银花等各适量，水煎服。

【用法用量】 内服煎汤10～20g，或入丸散。外用适量，鲜品捣敷。

【使用注意】 因其苦寒，故脾胃虚寒及阴证疮疡者慎服。

土茯苓

【歌诀】 土茯苓平，梅疮效殊，长于利湿，又擅解毒。

【来源】 百合科植物光叶菝葜 *Smilax glabra* Roxb. 的干燥根茎。

【药性】 甘、淡，平。归肝、胃经。

【性能特点】 甘淡渗利，平而偏凉，入肝胃经。利湿有余而清热力甚弱，兼利关节，善治疮疹湿痒、湿痹。兼解梅疮之毒与汞毒，为治梅毒之专药。凡湿毒、梅毒、汞毒所致病证皆宜。力缓，用量宜大。味不苦，易服。民间用其酿酒。

【功效应用】 利湿解毒，兼利关节。治梅毒或梅毒久服汞剂中毒者，大量单用或配金银花、苦参、木通等各适量煎服。治湿热疮疡，常配防己、苦参、白鲜皮、黄柏等各适量，水煎服。治湿热疹痒，常配苍耳子、地肤子、苦参等各适量，水煎服。治湿热淋浊，可配黄柏、苍术、萆薢等各适量，水煎服。治阴痒带下黄臭，可配黄柏、苍术、龙胆草等各适量，水煎服。治湿痹重痛麻木，可配萆薢、木瓜、薏苡仁等各适量，水煎服。治脚气肿痛，可配木瓜、防己、薏苡仁、牛膝等各适量，水煎服。治痛风、关节红肿疼痛，可配忍冬藤、汉防己、络石藤、川牛膝、赤芍等各适量，水煎服。

此外，还治银屑病，可配紫草、槐花等各适量，水煎服。治钩端螺旋体病，大剂量单用或配地榆、青蒿、白茅根等各适量，水煎服。

【用法用量】 内服煎汤15～60g，或入丸散。也可煎汤含漱。外用适量，研末调敷。

【使用注意】 因其甘淡渗利，有伤阴之虞，故阴虚者慎服。《本草纲目》云：忌饮茶；《医暇卮言》云：与茶同服，必致耳聋；故服药期间忌饮茶叶水。

穿心莲

【歌诀】 穿心莲苦，清热解毒，兼可透散，湿邪燥除。

【来源】 爵床科植物穿心莲 *Andrographis paniculata* (Burm. f.) Nees 的干燥地上部分。

【药性】 苦，寒。归肺、胃、大肠、小肠经。

【性能特点】 苦燥泄，寒清解，质轻浮散，既入肺胃经，又入大肠小肠经。善清解热毒、燥除湿邪，并兼透散，凡热毒或湿热毒所致病证，无论在上在下、在里在表均可选用。

【功效应用】 清热解毒，燥湿，兼透散。治温病初期，症轻者单用，重者配金银花、连翘等各适量，水煎服。治肺热咳嗽，常配黄芩、桑白皮、地骨皮等各适量，水煎服。治肺痈吐脓，常配芦根、冬瓜仁、鱼腥草、桔梗等各适量，水煎服。治咽喉肿痛，常配桔梗、板蓝根、牛蒡子等各适量，水煎服。治疮痈肿毒，常配连翘、蒲公英、野菊花、拳参等各适量，水煎服。治鼻渊头痛，单用叶研末吸入或鲜品榨汁滴入鼻孔。治湿热泻痢，单用或配马齿苋、金银花、地锦草等各适量，水煎服。治热淋涩痛，常配车前子、瞿麦、萹蓄等各适量，水煎服。治湿疹湿疮，常配白鲜皮、苦参、土茯苓等各适量，水煎服。治蛇咬伤，常配半边莲、蚤休、白花蛇舌草等各适量，水煎服。

此外，还治钩端螺旋体病，单用片剂或入复方。治阴道炎，单用胶囊塞入阴道；或入复方煎汤待温坐浴。

【用法用量】 内服煎汤 6～15g；或制成片剂、丸散剂、胶囊剂，用量可酌减。外用适量，鲜品捣敷，研末调涂。

【使用注意】 因其苦寒，易伤胃气，故不宜多服久服，脾胃虚寒者不宜服。

鱼腥草

【歌诀】 蕺菜微寒，肺痈效著，清热排脓，利尿解毒。

【来源】 三白草科植物蕺菜 *Houttuynia cordata* Thunb. 的新鲜或干燥地

上部分。

【药性】 辛，微寒。芳香。归肺、膀胱经。

【性能特点】 辛香宣散，微寒能清，入肺膀胱经。既善清解热毒、消痈排脓、利尿通淋，又兼透。集清解、排脓、利尿、透表于一体。凡痈肿疮毒无论内外均治，最善治肺痈、咽肿、热咳、热淋，兼表邪者尤佳。药食兼用，味不苦易服。

【功效应用】 清热解毒，消痈排脓，利尿通淋。治肺痈吐脓，常配桔梗、芦根、金荞麦、金银花等各适量，水煎服。治肺热咳喘，常配麻黄、苦杏仁、生甘草、黄芩等各适量，水煎服。治咽喉肿痛，常配桔梗、生甘草、板蓝根、射干等各适量，水煎服。治痈肿疮毒，常配蒲公英、连翘、拳参等各适量，水煎服。治湿热泻痢，常配黄连、马齿苋、木香、地锦草等各适量，水煎服。治热淋涩痛，常配车前子、瞿麦、穿心莲等各适量，水煎服。治水肿兼热，可配车前子、冬瓜皮、茯苓等各适量，水煎服。治风热感冒，可配金银花、连翘、薄荷、荆芥穗等各适量，水煎服。

此外，治肾炎尿蛋白不退，属湿热者，配石韦、车前草、玉米须、桔梗等各适量，水煎服；属气阴两虚者，配生黄芪、山药、知母等各适量，水煎服；兼瘀者，加丹参、益母草等各适量，水煎服；兼膀胱气化不力者，加乌药、萆薢等各适量，水煎服。

【用法用量】 内服煎汤 15～30 g，鲜品用量加倍，不宜久煎，入汤剂应后下。外用适量，鲜品捣敷或煎汤熏洗患处。

金荞麦

【歌诀】 金荞麦平，清肺疗痈，化痰解毒，消食调中。

【来源】 蓼科植物金荞麦 *Fagopyrum dibotrys* (D. Don) Hara 的干燥根茎和块根。

【药性】 苦，平。归肺、脾、肝经。

【性能特点】 苦泄降，平偏凉，入肺脾胃经。善清解热毒、化痰止咳，兼健脾消食，内外痈均治，最善治肺痈，兼脾虚食积者尤佳。

【功效应用】 清热解毒，化痰止咳，健脾消食。治肺痈吐脓，大量单用或配鱼腥草、芦根、桔梗等各适量，水煎服。治肺热咳嗽，常配黄芩、浙贝母、桑白皮等各适量，水煎服。治咽喉肿痛，常配桔梗、牛蒡子、金银花等各适量，水煎服。治痈疮肿毒，常配蒲公英、野菊花、连翘等各适量，水煎服。治瘰疬肿结，常配夏枯草、连翘、猫爪草等各适量，水煎服。治毒蛇咬伤，常配半边莲、徐长卿、白花蛇舌草等各适量，水煎服。治脾虚消化不良，常配党参、陈皮、茯苓、甘草等各适量，水煎服。治疳积消瘦，与瘦猪肉炖服；或配当参、使君子等各适量，水煎服。

此外，治热毒食积泻痢，可配马齿苋、白头翁、野苋菜等各适量，水煎服。

【用法用量】 内服煎汤15～30g，或入丸散。外用适量，鲜品捣敷或绞汁涂。

【使用注意】 因其平偏凉，兼缓通便，故脾虚便溏者慎服。

甜瓜子

【歌诀】 甜瓜子寒，甘润苦泄，清肺润肠，消瘀散结。

【来源】 葫芦科植物甜瓜 *Cucumis melo* L. 的种子。

【药性】 甘、苦，寒。归肺、胃、大肠经。

【性能特点】 甘润苦泄寒清，入肺胃大肠经，亦药亦食。既清肺、润肠，又散结、消瘀，治肺痈、肠痈、大便燥结、肺热咳嗽、口渴。食药兼用，服用方便，尤善治内痈及伤肿。

【功效应用】 清肺，润肠，散结，消瘀。治气管炎属肺热咳嗽者，症轻者单用研末，每次6g，开水送服，每日2次；症重者入复方配伍他药各适量，水煎服。治肺水肿、渗出性胸膜炎，《施今墨药对》以甜瓜子、冬瓜子各120g，共打碎，煮汤代茶饮。治心烦口渴，以甜瓜子9g，天花粉、麦冬各12g，水煎服。治肠痈、肺痈，以甜瓜子30g，加白糖适量，捣烂研细，开水冲服。治肠痈腹痛，可配大血藤、败酱草、薏苡仁、蒲公英等各适量，水煎服。治燥热便秘，可配炒决明子、瓜蒌子、炒枳壳、虎杖等各适量，水煎服。治无故腰腿疼痛难忍，《卫生易简方》以甜瓜子三两（90g），酒浸十日，曝干炒为末，每服三钱（9g），空心温酒调下，日三服。治打扑损伤疼痛，《圣惠方》以甜瓜子、橘子仁各等分，微炒，共捣罗为末，每服以暖酒调下二钱（6g），日三服。

【用法用量】 内服煎汤 10～15 g，或研末 6～9 g。

【使用注意】 因其甘润苦泄寒清，故脾胃虚寒便溏者慎服，不宜过量食。

马齿苋

【歌诀】 马齿苋寒，热痢最善，凉血解毒，滑利二便。

【来源】 马齿苋科植物马齿苋 *Portulaca oleracea* L. 的新鲜或干燥地上部分。

【药性】 酸，寒。归肝、大肠经。

【性能特点】 酸寒清解质滑，入肝大肠经。既清解热毒、凉血，使热毒从内解；又滑肠，促使湿热或热毒尽快从大便排出；还利湿热而通淋，导热毒从小便出。善治热痢与血痢。药食兼用，味不苦易食，亦可作为减肥保健食品。

【功效应用】 清热解毒，凉血止痢，利湿通淋。治热毒泻痢，单用鲜品适量捣汁或干品适量煎服，或配大蒜等。治肠痈腹痛，常配蒲公英、大血藤、牡丹皮、败酱草等各适量，水煎服。治痈肿疮毒，服配蒲公英、连翘等各适量，水煎；敷配青黛、石灰等各适量捣烂。治丹毒，常配板蓝根、大青叶、赤芍、紫草等各适量，水煎服。治血热崩漏，鲜品捣汁服或取干品配荆芥炭等各适量煎服。治便血痔血，常配地榆、槐角、黄芩、地锦草等各适量，水煎服。治外伤出血，单用鲜品适量捣汁外涂，或干品适量研末外敷。治湿热淋痛，单用鲜品适量捣汁，或配车前子、木通等各适量煎服。

此外，治钩虫病，单用煎汤，加糖服。治扁平疣，取本品 60 g、紫草、败酱草、大青叶各 15 g，煎服。

【用法用量】 内服煎汤 9～15 g，鲜品 30～60 g，或鲜品捣汁服。外用适量，捣敷患处。止血宜用鲜品捣汁服。

【使用注意】 因其寒滑，故脾虚便溏或泄泻者不宜服。

地肤苗

【歌诀】 地肤苗寒，清热解毒，利尿通淋，外用内服。

【来源】 藜科植物地肤 *Kochia scoparia* (L.) Schrad. 的嫩茎叶。俗称扫帚苗。

【药性】 苦、微甘，寒。归肝、脾、大肠经。

【性能特点】 苦泄降，微甘利，寒清泄，药食兼用，入肝、脾、大肠、膀胱经。内服既清肝脾大肠经之热毒，治湿热痢疾、泄泻、目赤涩痛；又清利膀胱经湿热而利尿通淋，治湿热淋痛；兼散风，治风湿痹痛。此外，小儿疳积；外洗治目赤涩痛、雀目。既为野菜，又可药用，药力平和而不伤正。

【功效应用】 清热解毒，利尿通淋，兼散风。治湿热痢疾，《名医别录》以鲜品适量，洗净绞汁服。治湿热泄泻，可配马齿苋、铁苋等各适量，水煎服。治湿热淋痛，《外台秘要》引范王方，单用地肤苗二七把，水二升煎服，亦可常服。治妊娠子淋、小便数，或热疼酸肿、足肿，《外台秘要》引《经心录》地肤饮，以地肤苗三两（90 g），加水四升，煮取二升半，分三服，日三夜一。治眼为物伤或肉胬，《圣惠方》以鲜地肤苗五两（150 g），洗净，捣绞取汁，瓷盒中盛，用铜箸频点目中；冬月用干者煮汁点之。治风湿关节痛、尿少，《沙漠地区药用植物志》以地肤苗 12 g，水煎服。

此外，治小儿疳积，《湖南药物志》以地肤全草 9 g，水煎服。治头疼，可配川芎、白芷等适量，水煎服。

【用法用量】 内服煎汤 30～90 g，或绞汁。外用适量，煎汤洗，或捣汁涂，或点眼。

【使用注意】 因其苦寒泄降，故脾胃虚寒者慎服。

越橘果

【歌诀】 越橘果酸，痢疾肠炎，平而小毒，津伤口干。

【来源】 杜鹃花科植物越橘 *Vaccinium vitis-idaea* L. 的成熟果实。

【药性】 酸、甘，平。有小毒。归大肠、脾经。

【性能特点】 酸益甘解，平而偏凉，小毒力较强。入大肠与脾经，善解热毒、止泻痢、生津液，治热毒泻痢、津伤口干等。药食兼用，服用方便。

【功效应用】 解热毒，止泻痢，生津液。治肠炎、痢疾属热毒所致者，《新疆中草药》以越橘果6g、土木香9g，水煎服。治津伤口干，可单用鲜果适量口嚼食，或配乌梅等各适量煎服。

【用法用量】 内服煎汤3～9g。

【使用注意】 因其有小毒，故不宜过量服。

金花茶叶

【歌诀】 金花茶叶，清解热毒，亦食亦药，止痢效著。

【来源】 山茶科植物金花茶 *Camellia chrysantha* (Hu) Tuyama 的叶。

【药性】 微苦、涩，平。归胃、大肠经。

【性能特点】 微苦燥泄，涩敛平凉。入胃与大肠经，善清热解毒、止痢，治热毒泻痢、疮疡等。药食兼用，服用方便。

【功效应用】 清热解毒，止痢。治热毒泻痢，可单用适量煎服；或配马齿苋、苋菜等各适量，水煎服。治疮疡，单用鲜品适量捣敷，或配鲜蒲公英等各适量捣烂敷患处。

【用法用量】 内服煎汤9～15g，或开水泡服。外用适量，鲜品捣敷。

苋　菜

【歌诀】 苋菜微寒，食药两兼，清热解毒，通利二便。

【来源】 苋科植物苋 *Amaranthus tricolor* L. 的茎叶。

【药性】 甘，微寒。归大肠、小肠经。

【性能特点】 甘能解利，微寒清泄，食药兼用，入大肠、小肠经。善清热解毒、通利二便，治热毒痢疾、二便不通、蛇虫咬伤、疮毒。内服外用皆可，既为食菜，又可药用，药力平和而不伤正。

【功效应用】 清热解毒，通利二便。治热毒痢疾，可配马齿苋、铁苋、金银花等各适量，水煎服。治产前后赤白痢，《普济方》紫苋粥，以紫苋菜叶（细切）一握，粳米三合，加水先煎苋菜去滓取汁，再下米煮粥，空心食之。治马汗入疮、遍身毒气攻，《圣济总录》以苋菜适量，水煮熟，取汁淋洗疮上。治漆疮瘙痒，《本草纲目》以苋菜煎汤洗之。治脑漏（鼻窦炎），《急救方》以老少年（苋菜）适量，煎汤热熏鼻内，然后将汤服两三口，大妙，冬月用根。治对口疮，江西《草药手册》以苋菜、鲫鱼各适量，捣烂敷疮上。治走马牙疳（坏死性银口炎），江西《草药手册》以苋菜茎叶适量、红枣1个，共烧灰存性研细，用竹管吹于牙龈患处。治黄水疮、痔疮，《秦岭巴山天然药物志》以苋菜梗适量，煅存性，研末，加冰片少许，撒敷患处。治蛇、蜂、蜈蚣螫，《随息居饮食谱》以鲜苋菜适量捣汁服，渣敷患处。

此外，《广西民族药简编》治贫血、身体虚弱、产后虚弱，将苋菜酒浸，或配瘦猪肉蒸服。

【用法用量】 内服煎汤30～60g，或绞汁、或煮粥。外用适量，捣敷，或煎汤熏洗，或捣汁涂，或烧灰存性研末敷。

【使用注意】 因其甘微寒，故脾虚便溏者慎服。

野苋菜

【歌诀】 野苋微寒，通利小便，清热解毒，宜采价廉。

【来源】 苋科植物凹头苋 *Amaranthus lividus* L.、反枝苋 *Amaranthus retroflexus* L. 的全草或根。

【药性】 甘，微寒。归大肠、小肠经。

【性能特点】 甘能解利，微寒清泄，入大肠、小肠经。善清热解毒、利尿，治痢疾、泄泻、疔疮肿毒、毒蛇咬伤、小便不利、水肿。内服外用皆可，既为野菜，又可药用，药力平和而不伤正。

【功效应用】 清热解毒，利尿。治表热身痛、头疼目赤、尿黄不利，《吉林中草药》以鲜野苋菜适量，在胸前后背搓之；并以野苋菜捣汁，每次服1汤匙，日2次。治热毒痢疾，可配马齿苋、铁苋、金银花等各适量，水煎服；《河北中草药》以凹头苋30g、车前子15g，水煎服。治热毒泄泻，可配车前草、黄芩、马齿苋、生葛根等各适量，水煎服。治乳痈，《福建中草药》以鲜野苋根30～60g、鸭蛋1个，水煎服；另用鲜野苋叶适量和冷饭，捣烂敷患处。治痔疮肿痛，《福建中草药》以鲜野苋根30～60g、猪大肠1段，水煎服。治蛇头疔，《福建中草药》以鲜野苋叶、食盐各适量，捣烂敷患处。治毒蛇咬伤，《福建中草药》以鲜野苋全草30～60g，捣烂绞汁服；或鲜全草30g、杨梅树皮9g，水煎调泻盐（即芒硝或玄明粉）服。治小便不利或水肿，可配车前子、冬瓜皮、茯苓皮等各适量，水煎服。

此外，治甲状腺肿大，《福建中医药》（1962年第6期）将野苋菜根、茎及猪肉各60g，水煎，分2次饭后服。用于肥胖症，《长白山药用植物志》以反枝苋全草适量，水煎服。

【用法用量】 内服煎汤9～30g，或捣烂绞汁，或煮粥。外用适量，捣敷或绞汁涂。

【使用注意】 因其甘微寒，故脾虚便溏者慎服。

莙荙菜

【歌诀】 莙荙菜寒，甘而又苦，行瘀止血，清热解毒。

【来源】 藜科植物厚皮菜 *Beta vulgaris* L. var. *cicla* L.、菾菜 *Beta vulgaris* L. var. *cruenta* Alef. 的茎、叶。

【药性】 甘、苦，寒。归肺、肾、大肠经。

【性能特点】 甘益解，苦散泄，寒能清，入肺、肾、大肠经。善清热解毒、行瘀止血，治时行热病、麻疹透发不畅、吐血、热毒下痢、痔肿、闭经、淋浊、痈肿、跌打伤肿、虫咬伤。内服外用皆可，既为蔬菜，又可药用，药力平和而不伤正。

【功效应用】 清热解毒，行瘀止血。治时行热病初得，《本草经集注》以鲜菾菜适量，捣汁饮。治成人及小孩出麻疹应期不透，《四川中药志》（1960年版）以红牛皮菜、芫荽子、樱桃核各9g，水煎服。治吐血，《四川中药志》（1960年版）以红牛皮菜、白及各适量，炖猪杀口肉服。治痢疾，《本草拾遗》以莙荙菜适量捣汁服；《四川中药志》（1982年版）以红牛皮菜适量，煮稀饭吃。治痔疮，《四川中药志》（1982 年版）以红牛皮菜 30g、红苋菜 30g、小血藤 9g，水煎服；外用蓝布裙适量、冰片少许，研末敷患处。治闭经，可配川芎、当归、丹参等各适量，水煎服。治淋浊，可配土茯苓、车前子、乌药等各适量，先煎汤去滓，再加莙荙菜适量煮汤吃。治跌打伤肿，《本草拾遗》以莙荙菜适量捣敷伤肿处。治痈疮疔毒、虫咬伤，《四川中药志》（1982 年版）以红牛皮菜适量，晒干研末，敷患处。

此外，《新修本草》夏月以菾菜煎汤服有解（暑）热之作用。

【用法用量】 内服煎汤 15～30g，鲜品 60～120g，或捣烂绞汁，或煮粥。外用适量，捣敷。

【使用注意】 因其甘苦寒清，故脾虚溏泄者忌服。

陈粟米

【歌诀】 陈粟米寒，清热除烦，解毒止痢，消渴痢痊。

【来源】 禾本科植物粱 *Setaria italica* (L.) Beauv. 或粟 *Setaria italica* (L.) Beauv. vra. *germanica* (Mill.) Schred. 久储的种仁。又名**陈粢米**。

【药性】 苦，寒。归脾、胃、肾经。

【性能特点】 苦降泄，寒能清，入脾胃肾经。善清解热毒而除烦、止痢。治烦热口渴、消渴、泻痢及烫火伤。亦药亦食，力稍缓用量宜大。

【功效应用】 清热除烦，解毒止痢。治烦热口渴，轻者单用，重者可配鲜藕、芦笋等各适量，水煎服。治胃中热消渴，《食医心境》以陈粟米炊饭食，或煮粥食。治湿热泻痢，轻者单用，重者可配马齿苋、铁苋菜等各适量，水煎服。治烫火伤，可取适量炒焦，投水，澄取汁，煎稠如糖，频涂患处。治小便不利，轻者可单用或配茯苓、冬瓜皮等各适量，水煎服。

【用法用量】 内服煎汤 15～30g，或煮粥。外用适量，研末撒，或熬汁涂。

【使用注意】 因其苦寒降泄，故脾胃虚寒者慎用，脾虚便溏者不宜用。

菠萝皮

【歌诀】 菠萝皮平，痢疾效灵，弃之可惜，治咳也行。

【来源】 凤梨科植物凤梨 *Ananas comosus* (L.) Merr. 的果皮。

【药性】 涩、甘，平。归肺、大肠经。

【性能特点】 涩能敛，甘益解，平而偏凉，多药少食，入肺与大肠经。善解毒、止痢、止咳，兼清热，治痢疾、咳嗽，兼热毒者尤宜。

【功效应用】 解毒，止痢，止咳，兼清热。治痢疾，可配马齿苋、苋菜等各适量煎服。治肺热咳嗽，可配桔梗、桑叶、苦杏仁、生甘草、竹茹等各适量煎服。

【用法用量】 内服煎汤 6～15 g。

【使用注意】 对本品过敏者忌服。

金莲花

【歌诀】 金莲花寒，质轻透散，清热解毒，目赤肿臞。

【来源】 毛茛科植物金莲花 *Trollius chinensis* Bunge 等的新鲜或干燥花。

【药性】 苦，寒。归肺、胃经。

【性能特点】 苦寒清解，质轻上浮，入肺胃经。善清解热毒而消肿、止痢，略兼透散，凡热毒所致疾患无论兼否表证皆可，尤宜病位在上者用之为佳。药食兼用，内服外用皆可。

【功效应用】 清热解毒，消肿，明目。治感冒发热咳嗽，轻者单用泡水频服，重者常配桔梗、金银花、胖大海等各适量煎服。治咽喉肿痛，轻者单用泡水服，重者常配桔梗、板蓝根、金银花、黄芩等各适量煎服。治口疮，偶发轻者单用泡水服，重者常配金银花、生甘草、连翘等各适量煎服。治牙龈肿痛，常配金银花、大青叶、黄芩、赤芍等各适量，水煎服。治牙龈出血，常配白茅根、栀子、黄芩、石韦等各适量，水煎服。治目赤肿痛，常配菊花、桑叶、黄芩、木贼等各适量，水煎服。治疔疮肿毒，常配蒲公英、野菊花、金银花、连翘等各适量，水煎服。治中耳流脓，常配夏枯草、野菊花、栀子、金银花等各适量，水煎服。

此外，治热毒泻痢，可单用或配铁苋菜、马齿苋、地锦草等各适量，水煎服。治热淋，常配白茅根、芦根、车前草、鱼腥草等各适量，水煎服。治多种炎症，可制成金莲花片内服。

【用法用量】 内服：煎汤3～10g，或泡茶饮。外用适量，煎汤含漱。

【使用注意】 因其苦寒，故脾胃虚寒者慎服。

挂金灯

【歌诀】 挂金灯寒，利咽化痰，清解热毒，疮淋可安。

【来源】 茄科植物挂金灯 *Physalis alkekengi* L. var. *franchetii* (Mast.) Mak. 及酸浆 *Physalis alkekengi* L. 的带花萼的成熟果实。俗名**红姑娘**。

【药性】 酸、甘，寒。归肺、膀胱经。

【性能特点】 酸寒清泄，甘寒清解渗利，入肺与膀胱经。既善清解热毒、化痰而利咽、止咳，又能清利湿热而利尿通淋，凡肺经热毒、痰热，膀胱经湿热所致的疾患皆可，痰热咳嗽与咽痛互见或热咳咽痛与热淋涩痛并病者尤佳。药食兼用，酸甜可口，不苦易食。

【功效应用】 清热解毒，利咽化痰，利尿通淋。治咽喉肿痛，轻者单用，重者常配桔梗、射干、板蓝根、甘草等各适量，水煎服。治肺热咳嗽痰多，常配浙贝母、瓜蒌、桔梗、车前草、芦根等各适量，水煎服。治热淋涩痛，常配车前草、萹蓄、栀子、海金沙等各适量，水煎服。治水肿、小便不利，常配冬瓜皮、车前子、芦根等各适量，水煎服。治天疱疮、湿疹，单用鲜品捣烂外敷。治角膜炎，单用或配谷精草等各适量，煎汤内服外洗。

此外，略具清心除烦下气之效，可治上焦结热、烦躁痞满，常配川贝母、竹叶、瓜蒌皮等各适量，水煎服。

【用量用法】 内服煎汤5～10g。外用适量，煎水洗或捣敷。

【使用注意】 因其性寒，《本经》云其“主产难”，故脾胃虚寒及孕妇忌服。

茄　子

【歌诀】 茄子凉甘，取用方便，清热生津，活血肿散。

【来源】 茄科植物茄 *Solanum melongena* L. 的果实。又名**落苏**。

【药性】 甘，凉。归肝、胃、大肠经。

【性能特点】 甘益凉清，入肝胃与大肠经，食药两兼。既清热生津，又活血消肿，善治热病口渴、肠痔下血、跌打伤肿、痈肿疔疮、皮肤溃疡等。不苦易食，蒸、煮皆宜。

【功效应用】 清热生津，活血消肿。治热病口渴，轻者单用蒸食，重者常配生石膏、知母、天花粉等各适量，水煎服。治年久咳嗽，《食物中药与便方》以生白茄子 30～60 g，煮后去渣，加蜂蜜适量，每日两次分服。治久患肠风泻血，《圣济总录》茄子酒，以茄子 3 枚，火中煨熟，趁热入瓷罐，加无灰酒沃浸，蜡纸封口，三日后去茄子，加温空心饮之。治跌打伤肌肤青肿，茄子通黄极大者，切作片如一指厚，新瓦上焙干为末，夜卧酒调外敷患处。治热疮，《圣济总录》茄子角方，以生茄子 1 枚，切去二分，令口小，去瓤三分，似一罐子，将其合于肿上角；如已出脓者再用，取愈为度。治乳腺炎、疔疮痈疽，将茄子研细末撒于凡士林纱布上，外敷患处。治皮肤溃疡，取茄子煨煅存性，研成细末，加少量冰片混匀，撒布创面，纱布包扎。治老烂脚，取新鲜紫色茄子之皮，局部外敷，每日 1～2 次，初用对局部症状加重，一周左右反应消失。治寻常疣、扁平疣，取经霜茄子 1 个，用刀切去蒂，将切面在火上烘热，使其汁流出即涂疣部，以局部发热为度，日搽 2～3 次，连续使用 7～10 天，逐渐脱落而愈。治妇人乳裂，《妇人良方补遗》以秋月冷茄子裂开者，阴干，烧存性，研末，水调敷。治蜈蚣咬、蜂螫，《食物中药与便方》以生茄子切开，擦搽患处；或加白糖适量，共捣烂外敷患处。

【用量用法】 内服煎汤 15～30 g。外用适量，捣敷。

【使用注意】 因其性凉，故脾胃虚寒便溏者慎服。

李　子

【歌诀】 李子凉平，清热生津，消积活血，治宜症轻。

【来源】 蔷薇科植物李 *Prun us salicina* Lindl. 的果实。

【药性】 苦、酸，平。归肝、脾、胃经。

【性能特点】 苦降酸益，平凉能清，入脾胃经，食药兼用。既清热、生津，又活血、消积，治虚劳骨蒸、消渴、轻症肝硬化腹水、食积。

【功效应用】 清热，生津，活血，消积。治骨蒸劳热或消渴引饮，《泉州本草》单用鲜李子捣汁冷服。治肝肿硬腹水症轻者，《泉州本草》单用鲜李子适量食。治食积轻症，可单用鲜李子适量，洗净食。治胃痛呕恶，《天目山药用植物志》以干李子果实 30 g、鲜鱼腥草根 20 g、厚朴 15～18 g，水煎冲红糖适量服，早晚饭前各服一次。

【用法用量】 内服煎汤 10～15 g，或鲜者生食，或捣汁服。

【使用注意】 因其酸苦，故不宜过量食，龋齿及胃酸过多者不宜食。

番　茄

【歌诀】 番茄微寒，生津酸甘，健胃消食，凉血平肝。

【来源】 茄科植物番茄 *Lyeopersicon esculetum* Mill 的新鲜果实。又名**西红柿**。

【药性】 甘、酸，微寒。归胃、肝经。

【性能特点】 甘益补，酸入肝，微寒能清，食药两兼。入胃经，善清热生津止渴、健胃消食；入肝经，善凉血平肝。甘酸可口，食用方便。

【功效应用】 清热生津，健胃消食，凉血平肝。治津伤口渴热不盛者，单用生食即可，或配白糖适量服，也可煎汤服。治食欲不振，可单用生食，或煎汤冲服鸡内金粉。治高血压眼底出血，鲜西红柿每天早晨空腹时吃 1~2 个，15 天为一疗程。

【用法用量】 内服适量，生食，或煎汤。

【使用注意】 因其甘酸微寒，故呃逆泛酸或胃酸过多者忌服，脾胃虚寒者不宜过量食，以免伤脾胃。

柿　子

【歌诀】 柿子甘凉，润肺止咳，清热生津，解毒止血。

【来源】 柿科植物柿 *Diospyros kaki* Thunb. 的近成熟或成熟果实。霜降至立冬间采摘，成熟者习称软柿子，可径用；近成熟者经放置脱涩红熟，或置温水中漤熟后食。

【药性】 甘、涩，凉。归心、肺、胃、大肠经。

【性能特点】 甘补质润，涩敛凉清，甜美可口，食药两用。入肺胃心与大肠经。既清热生津、润肺止咳，又收敛止血、清解热毒。集清热、润肺、止血、解毒于一体，尤宜燥咳久嗽、热渴、口疮、便血。

【功效应用】 清热生津，润肺止咳，止血，解毒。治烦热津伤口渴，单用软柿子或漤柿子适量，生食。治燥咳痰少带血，单用软柿子或漤柿子生食；症重者可配服相应的复方汤剂。治吐血，单用软柿子或漤柿子生食；症重者可配服鲜藕汁等。治口疮，单用软柿子或漤柿子生食；症重者可再以金银花、生甘草各适量，煎汤服。治热痢，轻者单用软柿子或漤柿子生食；重者可再配以马齿苋、铁苋菜各适量煎汤服。治便血，轻者单用软柿子或漤柿子生食；重者可再配以马齿苋、虎杖等各适量，煎汤服。治桐油肿毒，江西《草药手册》方，以柿子或柿饼 2～3 个食。

【用法用量】 内服适量，作食品，或煎汤，或炒炭研末，或温水漤后生食。

【使用注意】 因其甘涩凉，故痰湿内盛、气滞腹胀、外感咳嗽、脾虚泄泻、疟疾忌食鲜柿子。

君迁子

【歌诀】 性凉君迁，质润甘甜，烦热津伤，消渴良善。

【来源】 柿科植物君迁子 *Diospyros lotus* L. 的成熟果实。又名**软枣**、**黑枣**。

【药性】 甘，凉。归心、肺、胃经。

【性能特点】 甘补质润凉清，甜美可口，食药两用。入肺胃心经。善清热生津止渴，集清热、生津于一体，治烦热津伤口渴与消渴。

【功效应用】 清热，止渴。治烦热津伤口渴，单用君迁子适量，生食。治消渴，症轻者单用生食或水煎服，症重者可配天花粉、麦冬、黄连、生白芍等各适量，水煎服。

【用法用量】 内服煎汤15～30g，或生食。

【使用注意】 因其甘凉，故痰湿内盛、气滞腹胀、外感咳嗽者慎服。

苦丁茶

【歌诀】 苦丁茶凉，疏风热良，明目生津，用即效彰。

【来源】 冬青科植物枸骨 *Ilex cornuta* Lindl. ex Paxt、大叶冬青 *Ilex latifolia* Thub. 或苦丁茶冬青 *Ilex kudingcha* C. J. Tseng 的嫩叶。

【药性】 甘、苦，寒。归肝、肺、胃经。

【性能特点】 甘益轻散，苦寒清泄，多药少食，入肝肺胃经。善疏风清热、明目生津，治风热头痛、齿痛、目赤、聤耳、口疮、热病烦渴、泄泻、痢疾。

【功效应用】 疏风清热，明目生津。治风热头痛，症轻者单用适量煎服，症重者配荆芥穗、川芎、菊花等各适量煎服，治齿痛、口疮，可配金银花、生甘草、升麻各适量煎服；《浙江药用植物志》单用大叶冬青30g，煎汤咽下。治目赤，属风热上攻者，可配菊花、木贼、青葙子等各适量煎服；属肝火上炎者，可配夏枯草、黄芩、龙胆草、赤芍等各适量煎服。治聤耳（急慢性中耳炎），可配芦荟、夏枯草、黄芩、栀子等各适量煎服。治热病烦渴，可配生石膏、知母、生地黄等各适量煎服。治湿热泄泻或痢疾，可配马齿苋、野苋菜、木香等各适量煎服。

此外，治烫伤，《浙江药用植物志》以大叶冬青适量，水煎外洗，并用干叶研粉，茶油调涂患处。

【用法用量】 内服煎汤，3～9g，或入丸剂。外用适量，煎汤熏洗或涂搽。

【使用注意】 因其甘苦寒，故脾胃虚寒者慎服。

南瓜瓤

【歌诀】 南瓜瓤凉，解毒敛疮，枪子入肉，疮疡烫伤。

【来源】 葫芦科植物南瓜 *Cucurbita moschata* (Duch.) Poiret 的果瓤。

【药性】 甘、涩，凉。归脾经。

【性能特点】 甘解涩敛，性凉能清，味美易食，专入脾经。善解毒、敛疮，兼清热止痛，治疮疡肿毒、烫伤、创伤、鼠咬伤等，食药两兼而力较缓，外用内服均可，老嫩皆宜。

【功效应用】 解毒，敛疮。治疮疡肿毒，《湖南药物志》以南瓜瓤、鲜马齿苋各适量，捣烂敷患处。治水火烫伤，《慈航活人书》伏月收老南瓜瓤连子，收入瓶中，愈久愈好，凡遇汤火伤者，以此敷之。治枪子入肉，《随息居饮食谱》以南瓜瓤敷之；或取晚收南瓜，浸盐卤中备用。治打伤眼球，《岭南草药志》以南瓜瓤敷伤眼球，连敷 12 个小时，其痛则止，轻者痊愈。鼠咬伤，《岭南草药志》以南瓜瓤、老鼠瓜各适量，共捣烂外敷伤处。

此外，治误食农药（乐果）中毒，《食物中药与便方》以南瓜瓤、生萝卜片各适量，捣烂绞汁灌之，可立刻催吐，并能解毒。生嫩南瓜瓤大量煮熟食能滑肠，大便秘者宜用。

【用法用量】 内服适量，捣汁或煎汤。外用适量，捣敷。

【使用注意】 因其甘解涩敛，故湿阻气滞者忌服。

酱

【歌诀】 酱咸甘凉，清解疔疮，蛇虫蜂毒，陈久尤良。

【来源】 用大豆、蚕豆、面粉等作原料，经蒸罨发酵，并加入盐水制成的糊状食品（包括豆瓣酱、甜面酱）。入药以陈久者佳。

【药性】 咸、甘，平。归脾、胃经。

【性能特点】 甘益解，咸能软，平偏凉，味美易食，入脾胃经。善清热解毒，兼调胃，治蛇虫蜂螫毒、烫火伤、疠疡风、浸淫疮、中鱼、肉、蔬菜毒等。食药两兼，外用内服均可。

【功效应用】 清热解毒，兼调胃。治百药、百虫、百兽之毒损人者，《方脉正宗》以酱适量，水洗去汁，取豆瓣捣烂一盏，白汤调服；再以豆瓣捣烂，敷伤损处。治人卒中烟火毒，《本草汇言》以黄豆酱一块，调温汤一碗灌之。治汤火灼伤未成疮，《肘后方》以豆酱汁敷之。治疬疡风，《外台秘要》以酱清合硫黄细末，日日揩之。治轻粉中毒，服轻粉口破者，《濒湖集简方》以三年陈酱，化水频漱之。治浸淫疮癣，《千金翼方》酱瓣和人尿涂之。治妊娠下血，《古今录验方》豆酱散，以豆酱二升，滤去汁，熬令燥，研末，酒服方寸匕（约1g），日五六服。治妊娠尿血，《海上方》以豆酱一大盏（微焙令干），生干地黄二两（60g），共为末，每于食前，以粥饮调下一钱（3g）。

【用法用量】 外用适量，调敷，或化汁涂。内服适量，汤饮化服。

【使用注意】 因其味咸，故不宜过量食。

绿 豆

【歌诀】 绿豆甘寒，泻热利尿，清暑除烦，解毒最好。

【来源】 豆科植物绿豆 *Phaseolus radiatus* L. 的干燥种子。

【药性】 甘，寒。归心、胃经。

【性能特点】 寒清甘益渗利，入心胃经。既善清心胃之火而解热毒、暑热，又益胃生津而止渴，还渗利水湿而利尿。药食兼用，能使热毒从内而解，从小便而出；既解暑热毒，又解药、食中毒。解暑又生津，利尿不伤津。凡热毒、暑热即可选用。

【功效应用】 清热解毒，解暑止渴，利尿。治痈肿疮毒，单用研末敷，或配金银花等各适量煎服。预防麻疹，常配紫草或芦根等煎汤服。治暑热烦渴、小便不利，单用或配荷叶等各适量煎服。预防中暑，单用煎汤代茶服。

此外，还可解食物、药物中毒（轻症），单用或配甘草等适量煎服。

【用法用量】 内服15～30g，大剂可用120g，打碎入药。外用适量，研粉掺或调敷。

【使用注意】 因其性寒，故脾虚便溏者用量不宜过大。

雪　茶

【歌诀】 雪茶凉甘，中暑心烦，热咳咽痛，癫痫失眠。

【来源】 地茶科植物地茶 *Thamnolia vermicularis* (Sw.) Ach. 或雪地茶 *Thamnolia subuliformis* (Ehrh.) W. L. Culb. 的地衣体。又名**太白茶**。

【药性】 甘、苦、淡，凉。归肺、胃、心、肝经。

【性能特点】 甘补苦泄，淡凉清降，入脾胃经，食药兼用。善清热生津、醒脑安神，治中暑、心烦口渴、肺热咳嗽、咽痛声哑、阴虚潮热、癫痫狂躁、失眠、目疾。

【功效应用】 清热生津，醒脑安神。治中暑、心烦口渴，单用适量沸水泡服，或再饮西瓜汁。治肺热咳嗽、痰稠不利、口燥咽干，《四川中药志》(1982年版)，以雪茶15g、木蝴蝶、青果各9g，水煎服。治咽痛声哑，单用沸水泡饮，或配胖大海各适量沸水泡服。治阴虚潮热，可配青蒿、鳖甲、知母等各适量煎服。治癫痫狂躁，《陕西中草药》以太白茶、朱砂七各9g，水煎服，须久服。治神经衰弱、失眠，《陕西中草药》以太白茶、鹿衔草各9g、羊角参6g，黄酒为引，水煎服。治诸目疾《秦岭巴山药用植物志》以太白茶、夏枯草、木贼各30g，水煎服。治高血压，《陕西中草药》以太白茶、羊角参、小晕鸡头各15g，水煎服。

【用法用量】 内服煎汤9～15g，或沸水泡茶。

【使用注意】 因其苦凉，故脾胃虚寒便溏者慎服。

人参叶

【歌诀】 人参叶寒，暑热渴烦，热病伤津，消渴口干。

【来源】 五加科植物人参 *Panax ginseng* C. A. Mey. 带茎的叶。

【药性】 苦、微甘，寒。归肺、胃经。

【性能特点】 甘补微温，微苦不泄，入肺脾经。善解暑清热、生津止渴，治暑热烦渴、热病伤津、胃阴不足、消渴、肺燥干咳、虚火牙痛。药力平和，服用方便。

【功效应用】 解暑清热，生津止渴。治暑热烦渴，症轻者单用适量水煎服；症重者常配麦冬、滑石、西瓜翠衣等各适量煎服。治热病伤津，可配知母、粳米、石膏等各适量煎服。治胃阴不足，常配北沙参、石斛、麦冬、陈皮等各适量煎服。治消渴口干，症轻者可单用适量沸水泡代茶饮；症重者可配天花粉、知母、天冬等各适量煎服。治肺燥干咳，可配北沙参、炙桑叶、甜杏仁、桔梗、生甘草等各适量煎服。治虚火牙痛，常配川牛膝、熟地黄、生石膏、麦冬、知母等各适量煎服。

此外，治隐型糖尿病，《蚌埠医学院学报》（1983 年 1 期）四合汤以人参茎叶 10g，黄芪、桑寄生、玄参各 15g，每日 1 剂，水煎服。治蜂蝎螫人，《卫生易简方》以鲜人参茎叶适量，口嚼搓擦之。

【用法用量】 内服，煎汤 3～10g，外用适量，口嚼外擦。

【使用注意】 因其苦微甘性寒，故脾胃虚寒者慎用。

酸　角

【歌诀】 酸角凉甘，生津味酸，清暑和胃，积消蛔安。

【来源】 豆科植物酸豆 *Tamarindu idica* L. 的果实。

【药性】 甘、酸，凉。归脾、胃经。

【性能特点】 凉清甘益，酸能开胃，入脾胃经，药食兼用。既清解暑热、生津，又和胃消积、安蛔，凡暑热、食积兼热即可选用。

【功效应用】 清热解暑，和胃消积。预防中暑或治热病后口渴咽干，《四川中药志》（1979 年版）以酸角、乌梅各适量，水煎加冰糖代茶饮，也可作夏日清凉饮料。治食欲不振，轻者单用沸水泡服；重者可配炒莱菔子、炒麦芽等各适量，水煎服。治小儿疳积，《四川中药志》（1979 年版）以酸角、番石榴各 30g，水煎服。治小儿虫积腹痛，《四川中药志》（1979 年版）以之配使君子、槟榔各 12g，水煎服。治妊娠呕吐，可配生姜、陈皮、竹茹等各适量，水煎服。治便秘，可配炒决明子、炒枳壳各适量，水煎服。治酒化为痰、隔于胃中，《滇南本草》以酸角配白糖熬膏，早晚各服 3g。

【用法用量】 内服煎汤 15～30g，或熬膏。

【使用注意】 因其酸凉，故胃酸过多者忌服。

柠　檬

【歌诀】 柠檬酸凉，生津解暑，和胃安胎，妊娠呕吐。

【来源】 芸香科植物黎檬 *Citrus limonia* Osbeck 或柠檬 *Citrus limon* (L.) Burm. f. 的果实。

【药性】 酸、甘，凉。归胃、肺经。

【性能特点】 酸甘补益凉清，入胃肺经，食药兼用。既生津解暑，又和胃安胎，治胃热伤津、中暑烦渴，单用适量，生食或绞汁服，食欲不振、脘腹痞胀、肺燥咳嗽、妊娠呕吐。

【功效应用】 生津解暑，和胃安胎。治胃热伤津、中暑烦渴，单用适量，生食或绞汁服。治食欲不振、脘腹痞胀，《四川中药志》（1979 年版）以柠檬、香附、厚朴各 10 g，水煎服。治肺燥咳嗽，可配南沙参、桑叶、桔梗、生甘草各适量，水煎服。治妊娠呕吐，《大众中医药》以鲜柠檬 500 g，去皮、核后切块，加白糖 250 g，渍一天，再放锅内用小火熬至汁快干时，拌少许白糖，随意食用。治乳腺炎，《西双版纳傣药志》以鲜柠檬汁湿敷患处。

【用法用量】 内服适量，绞汁饮或生食。

【使用注意】 因其酸凉，故不宜过量食，龋齿及胃酸过多者不宜食。

西　瓜

【歌诀】 西瓜甘寒，天生白虎，止渴利尿，清热解暑。

【来源】 葫芦科植物西瓜 *Citrullus tanatus* (Thunb.) Matsum. et Nakai 的果瓤。

【药性】 甘，寒。归心、胃、膀胱经。

【性能特点】 甘益渗利，寒能清解。既入心胃经，善清热解暑而生津、除烦、止渴，堪似白虎汤；又入膀胱经，善清利湿热而利尿。甘甜可口，食药兼用，服用方便。

【功效应用】 清热解暑，除烦止渴，利尿。治暑热烦渴尿赤或热病津伤之烦躁口渴尿赤，轻者单用食瓜瓤，重者取汁并配梨汁、甘蔗汁、银花露等混服。治口舌糜烂疼痛，小便黄赤，可用西瓜汁徐徐饮用。

此外，醉酒者，可食用，有一定解酒作用。

【用法用量】 内服生食，或取汁饮。

【使用注意】 因其甘寒，故中寒湿盛者忌服，脾胃虚寒者慎服。不宜过量食，以免伤脾胃。

甜　瓜

【歌诀】 甜瓜甘寒，清暑除烦，生津止渴，又利小便。

【来源】 葫芦科植物甜瓜 *Cucumis milo* L. 的果实。

【药性】 甘，寒。归心、胃经。

【性能特点】 甘益渗利，寒能清解。既入心胃经，既清热解暑而生津、除烦、止渴；又入膀胱经，善清利湿热而利尿。甘甜可口，食药兼用，服用方便。

【功效应用】 清暑热，除烦渴，利小便。治暑热烦渴，单用适量去皮食，或单用皮煮羹食，或与银花露混匀服。治小便不利，单用去皮食，或将削下的皮配冬瓜皮各适量，水煎服。治暑热下痢腹痛，水浸甜瓜数枚食。

【用法用量】 内服适量，生食，或煎汤，或研末。

【使用注意】 因其甘寒，故脾胃虚寒腹胀便溏者忌服，不宜过量食，以免伤脾胃。

苦　瓜

【歌诀】 苦瓜寒苦，清热祛暑，止渴利尿，解毒明目。

【来源】 葫芦科植物苦瓜 *Momordica charantia* L. 的果实。

【药性】 甘，寒。归心、脾、肺经。

【性能特点】 苦泄寒清，食药兼用，入心脾肺经。既清热解暑而生津、除烦、止渴，治暑热烦渴、烦热消渴；又明目、解毒，治目赤肿痛、热痢、疮肿等。苦寒爽口，服用方便。

嫩青熟赤，性效有别。嫩则苦寒清泄，善清热解暑、解毒明目；老则甘补平而偏温，善养血滋肝、润脾补肾；当别。

【功效应用】 清热解暑，明目，解毒。治暑热烦渴，鲜苦瓜截断去瓤，纳好茶叶再合起，悬挂阴干，用时取6～9g水煎服，或切片泡开水代茶饮。治烦热消渴引饮，鲜苦瓜绞汁，蜜调服。治目赤肿痛，鲜苦瓜片、鲜菊花各适量，泡开水代茶饮。治痢疾，鲜苦瓜绞汁1小杯，泡蜂蜜服。治痈肿，鲜苦瓜捣汁涂患处。

近年，以苦瓜片（每片含生药0.5g）治疗糖尿病，每次服15～25片，每日3次，餐前1小时服，2个月为一疗程，收到较好疗效。

【用法用量】 内服煎汤，干品6～15g，鲜品30～60g；或煅存性研末服。外用鲜品适量，捣敷或取汁涂

【使用注意】 因其苦寒，故脾胃虚寒者慎服。

荷　叶

【歌诀】 荷叶苦平，清解暑热，升清降脂，散瘀止血。

【来源】 睡莲科植物莲 *Nelumbo nucifera* Gaertn. 的新鲜或干燥叶。

【药性】 苦、涩，平。归心、肝、脾经。

【性能特点】 苦泄兼涩，平而偏凉，质轻升浮，入心肝脾经。既善清解暑热而除烦渴，升清气而助运化；又能散瘀而止血，止血而不留瘀。暑热、风热、瘀血出血皆宜。炒炭平而偏温，善收敛、略散瘀而止血，出血兼瘀可投。

【功效应用】 清热解暑，升发清阳，化瘀止血。治暑热烦渴，可配西瓜翠衣、扁豆花、金银花等各适量，水煎服。治风热头痛眩晕，常配桑叶、菊花等各适量，水煎服。治雷头风之头面疙瘩肿痛、憎寒壮热，常配升麻、苍术各适量煎服，如《素问病机气宜保命集》清震汤。治脾虚，症见腹胀饮食不化者，常配白术、枳实等各适量，水煎服；症见乏力泄泻者，常配人参、山药、白术等各适量，水煎服。治血热出血，症见吐血、咯血者，轻则单用研末服，重则常配生侧柏叶、生艾叶、生地黄汁等各适量，水煎服；症见崩漏者，常配蒲黄、茜草炭、仙鹤草等各适量，水煎服。

此外，能降血脂，治高脂血症，常配茵陈、决明子、地骨皮等各适量煎服。

【用法用量】 内服煎汤3～10g，鲜品加倍，或入丸散。

【使用注意】 因其清散，气血虚者慎服。

显齿葡萄叶

【歌诀】 显齿葡萄，叶作食药，利湿解毒，清暑解表。

【来源】 葡萄科植物显齿葡萄 *Ampelopsis grossedentata* (Hand. -Mazz.) W. T. Wang 的叶或茎叶。又名**甜茶藤**。

【药性】 甘、淡，凉。归肺、肝、胃经。

【性能特点】 甘益凉清，淡渗质轻，药食兼用，入肺肝胃经。善清暑解表、利湿解毒，治暑热烦渴、风热感冒、咽喉肿痛、湿热黄疸、目赤肿痛、疮疡肿痛。

【功效应用】 清暑解表，利湿解毒。治暑热烦渴，闵西北民间常以其叶或茎叶适量水煎服或沸水泡饮。治风热感冒、咽喉肿痛、黄疸型肝炎，《广西本草选编》以甜茶藤15～30g水煎服。治急性结膜炎（目赤肿痛），《广西本草选编》以甜茶藤适量水煎熏洗。治疮疡肿痛，《广西本草选编》以甜茶藤30～60g水煎，内服并外洗患处。

【用法用量】 内服煎汤15～30g，鲜品加倍。外用适量，煎汤熏洗

【使用注意】 因其性，脾胃虚寒者慎服。

第三节 清热凉血类

生地黄

【歌诀】 生地黄寒，凉血滋阴，舌绛烦渴，吐衄骨蒸。

【来源】 玄参科植物地黄 *Rehmannia glutinosa* Libosch. 的干燥块根。

【药性】 甘、苦，寒。归心、肝、肾经。

【性能特点】 甘重于苦，质润甘滋，苦寒清泄。入心肝经，清热凉血而除烦止血；入肾经，滋阴生津、润滑大肠而止渴、通便。祛邪扶正兼顾，血热、阴虚有热、阴血亏虚、津枯肠燥皆可，热盛阴伤者最宜。与鲜者相比滋阴力强，阴虚血热、骨蒸劳热多用。

【功效应用】 清热凉血，滋阴生津，润肠通便。治热入营血证，属营分者，常配麦冬、银花等各适量煎服，如《温病条辨》清营汤；属血分者，常配水牛角、赤芍、牡丹皮等各适量，水煎服。治血热妄行出血，常配大蓟、小蓟、黄芩、栀子等各适量，水煎服。治病后期之阴虚发热，常配青蒿、鳖甲、地骨皮等各适量煎服，如《温病条辨》青蒿鳖甲汤。治久病阴血被伤之骨蒸劳热，常配黄柏、秦艽、胡黄连等各适量，水煎服。治内热消渴，轻者单用，重者配知母、天花粉、生葛根等各适量，水煎服。治阴虚肠燥便秘，常配麦冬、玄参各适量煎服，如《温病条辨》增液汤。

【用法用量】 内服煎汤10～30 g，或入丸散。细生地滋阴力较弱，但不甚滋腻。大生地滋阴力与滋腻性均较强。酒炒可减弱寒凉腻滞之性，炒炭多用于止血，但清热凉血力均弱。

【使用注意】 因其寒滑腻滞，故脾虚食少便溏及湿滞中满者忌服。

鲜地黄

【歌诀】 鲜地苦寒，凉血清热，滋阴润肠，行瘀散血。

【来源】 玄参科植物地黄 *Rehmannia glutinosa* Libosch. 的新鲜块根。

【药性】 苦、甘，寒。归心、肝、肾经。

【性能特点】 苦重于甘，苦寒清泄，汁多甘润。入心肝经，清热凉血、行散瘀血而除烦止血；入肾经，滋阴生津、润滑大肠而止渴、通便。祛邪扶正兼顾，热盛伤津、血热、津枯肠燥皆宜。与干者相比，清热生津凉血效长，兼行散瘀血，热盛伤津及血热出血夹瘀者尤佳。

【功效应用】 清热凉血，滋阴生津，润肠通便。治热入营血证，属营分者，常配麦冬、银花等各适量煎服，如《温病条辨》清营汤；属血分者，常配水牛角、赤芍、牡丹皮等各适量，水煎服。治血热妄行夹瘀之出血，可配大蓟、小蓟、黄芩、栀子等各适量，水煎服。治病后期之阴虚发热，常配青蒿、鳖甲、地骨皮等各适量煎服，如《温病条辨》青蒿鳖甲汤。治久病阴血被伤之骨蒸劳热，常配黄柏、秦艽、胡黄连等各适量，水煎服。治内热消渴，轻者单用，重者配鲜知母、天花粉、生葛根等。治阴虚肠燥便秘，常配麦冬、玄参各适量煎服，如《温病条辨》增液汤。

【用法用量】 内服煎汤20～60g，或以鲜品捣汁服。

【使用注意】 因其寒滑腻滞，故脾虚食少便溏及湿滞中满者忌服。

玄 参

【歌诀】 玄参咸寒，降火滋阴，润肠散结，解毒生津。

【来源】 玄参科植物玄参 *Scrophularia ningpoensis* Hemsl. 的干燥根。

【药性】 苦、甘、咸，寒。归肺、胃、肾经。

【性能特点】 苦泄甘润寒清，咸软入肾走血，入肺胃肾经。既清热降火而凉血、解热毒，又滋阴生津、润肠通便，还散肿结。功似生地，滋阴力较生地弱，降火力较生地强，长于解毒散结。凡血热、虚热、火毒、疮结皆可选用，最宜阴虚火旺者。

【功效应用】 清热凉血，降火滋阴，解毒散结，润肠通便。治温病烦热，属营分热证，常配生地、连翘等各适量煎服，如《温病条辨》清营汤；属血分热证，常配生地、赤芍、水牛角等各适量，水煎服；属气血两燔，常配生石膏、生地、大青叶等各适量，水煎服；属邪陷心包、神昏谵语，常配生地、连翘、竹叶卷心等各适量煎服，如《温病条辨》清宫汤；属后期阴伤心烦不眠，常配生地、麦冬、丹参等各适量，水煎服。治骨蒸劳热，常配知母、鳖甲、丹皮、黄柏等各适量，水煎服。治阴虚火炎之口疮或咽喉肿痛，常配知母、黄柏、肉桂等各适量，水煎服。治咽喉肿痛，属风火上炎者，常配菊花、桑叶、牛蒡子等各适量，水煎服；属火热上炎者，常配黄芩、生石膏、大青叶等各适量，水煎服。治目赤肿痛，常配菊花、桑叶、木贼等各适量，水煎服。治痄腮、大头瘟，常配大青叶、板蓝根、夏枯草等各适量，水煎服。治痈肿疮毒，常配金银花、连翘、蒲公英等各适量，水煎服。治阳毒脱疽，可以本品120g配当归、银花各60g、甘草30g煎服，如《验方新编》四妙勇安汤。治瘰疬痰核，常配夏枯草、连翘、昆布、浙贝母等各适量，水煎服。治阴虚肠燥便秘，常配生地、麦冬等，如《温病条辨》增液汤。

【用法用量】 内服煎汤 10～15 g，或入丸散。

【使用注意】 因其寒滑腻滞，故脾胃虚寒、胸闷少食便溏者忌服。反藜芦，忌同用。

牡丹皮

【歌诀】 丹皮微寒，凉血行散，血热血瘀，骨蒸无汗。

【来源】 毛茛科植物牡丹 *Paeonia suffruticosa* Andr. 的干燥根皮。

【药性】 苦、辛，微寒。归心、肝、肾经。

【性能特点】 苦泄辛散，微寒能清，清泄行散。入心肝经，善清热凉血、活血化瘀；入肾经，能退虚热。集清血热、退虚热、散瘀血于一体，凡血热、血瘀、虚热，无论单发或并发皆可酌投，尤宜血热有瘀或血瘀有热或虚热夹瘀或无汗骨蒸者。

【性能特点】 清热凉血，活血化瘀，退虚热。治血热出血兼瘀，无论热病还是内伤均宜，常配水牛角、生地、赤芍等各适量，水煎服。血瘀经闭有热，常配丹参、红花、益母草等各适量，水煎服。治血瘀痛经有热，常配当归、川芎、赤芍、续断等各适量，水煎服。治月经先期，属阳盛血热者，常配地骨皮、黄柏等各适量，水煎服；属肝郁化火者，常配栀子、柴胡、当归等各适量煎服，如《校注妇人良方》丹栀逍遥散。治经行发热，属阳盛血热者，常配地骨皮、黄柏、益母草等各适量，水煎服；属肝郁化火者，常配栀子、柴胡、赤芍等各适量，水煎服；属血热瘀阻者，常配当归、赤芍、红花等各适量，水煎服。治癥瘕积聚，常配土鳖虫、莪术、丹参等各适量，水煎服。治跌打损伤，常配当归、桃仁、赤芍、丹参等各适量，水煎服。治肠痈腹痛，属热毒兼瘀者，常配金银花、连翘、大黄等各适量，水煎服；属化脓兼瘀者，常配生薏苡仁、败酱、虎杖等各适量，水煎服；属恢复期有瘀者，常配赤芍、大黄、红藤等各适量，水煎服。治热毒兼瘀之痈肿疮毒，常配金银花、蒲公英、紫花地丁等各适量，水煎服。治温病后期阴虚发热，常配青蒿、生地黄、鳖甲等各适量煎服，如《温病条辨》青蒿鳖甲汤。治无汗骨蒸，常配青蒿、知母、黄柏等各适量，水煎服。

【用法用量】 内服煎汤6～12g，或入丸散。清热凉血、退虚热宜生用，活血化瘀宜酒炒用，用于止血宜炒炭。

【使用注意】 因其清泄行散，故血虚有寒、孕妇及月经过多者不宜用。

赤 芍

【歌诀】 赤芍微寒，散瘀泻肝，凉血清热，瘀热两痊。

【来源】 毛茛科植物芍药 *Paeonia lactiflora* Pall. 等的干燥根。

【药性】 苦，微寒。归肝经。

【性能特点】 苦能泄散，微寒能清，专入肝经，清凉散瘀。既清肝火凉血，又活血化瘀。集凉血热、清肝火、散瘀血于一体，凡血热、血瘀、肝火，无论单发或并发皆可酌投，尤宜血热有瘀或血瘀有热或肝火夹瘀者。

【功效应用】 清热凉血，活血化瘀，清肝火。治血热出血兼瘀，无论热病还是内伤均宜，常配水牛角、生地、丹皮等各适量，水煎服。治胸痹心痛，常配丹参、红花、川芎等各适量，水煎服。治瘀血经闭，常配丹参、红花、土鳖虫等各适量，水煎服。治瘀血痛经，常配当归、红花、川芎等各适量，水煎服。治月经不调，常配川芎、当归、生地等各适量，水煎服。治癥瘕积聚，常配土鳖虫、莪术、三棱等各适量，水煎服。治跌打损伤，常配当归、苏木、红花等各适量，水煎服。治肠痈，常配金银花、连翘、红藤、大黄等各适量，水煎服。治痈肿疮毒，可配金银花、蒲公英、紫花地丁等各适量，水煎服。治肝郁化火，常配丹皮、栀子、柴胡、黄芩等各适量，水煎服。治肝火上炎，常配龙胆草、夏枯草、车前子等各适量，水煎服。

【用法用量】 内服煎汤6～15g，或入丸散。

【使用注意】 因其苦而微寒，故经闭、痛经证属虚寒者忌服。反藜芦，忌同用。

【附注】 赤芍与白芍，汉代不分，《神农本草经》通称芍药。南北朝始有赤白之分。明代之后，本草记载将其分列，沿袭至今。

洋 姜

【歌诀】 甘凉洋姜，热病舌绛，活血接骨，跌打损伤。

【来源】 菊科植物菊芋 *Helianthus tuberosus* L. 的块茎或鲜茎叶。

【药性】 甘、微苦，凉。归肝、肾经。

【性能特点】 甘凉清解，微苦泄散，食药两兼，入肝肾经。既清热凉血、生津，治热病邪入营血、烦躁口渴、肠热出血；又活血接骨，治跌打损伤、骨折肿痛，兼热者尤宜。生用即可，内服外用均宜。

【功效应用】 清热凉血，活血接骨。治热病伤津、唇焦舌绛，轻者单用鲜块茎洗净生吃，或榨汁服；重者可配荸荠汁、藕汁、生地汁等服。治肠热出血、骨折肿痛，轻者单用鲜块茎洗净嚼食；重者可配小蓟、白茅根、槐花等各适量，水煎服。治跌打损伤，轻者单用鲜茎叶捣烂外敷伤处，重者可取块茎与儿茶、血竭等捣烂外敷。

此外，鲜块茎洗净切片或丝，加食盐等作料，可作小菜以下饭。

【用法用量】 内服煎汤 15～30 g，或榨汁服，或生食，或加作料食。外用适量，鲜茎叶捣敷，或块茎捣烂取汁敷。

【使用注意】 因其甘凉，故脾虚中寒者慎服。

茄 蒂

【歌诀】 茄蒂凉甘，微辛能散，凉血解毒，风祛痛蠲。

【来源】 茄科植物茄 *Solanum melongena* L. 的宿萼。

【药性】 甘、微辛，凉。归肝、胃、大肠经。

【性能特点】 甘益凉清，微辛发散，入肝胃与大肠经，食药两可。既凉血解毒、祛风止痛，又活血而止血、消肿，善治肠风下血、风虫牙痛、癜风、痈肿、对口疮、牙痛等。其皮煮后可食。

【功效应用】 凉血解毒，祛风止痛，活血消肿。治肠风下血不止，《履巉岩本草》以茄蒂适量，烧存性为末，每服三钱（9 g），米饮送下。治风蛀牙痛，《仁存堂经验方》以茄蒂烧灰掺之，或加细辛末等分，每日用之。治对口疮，鲜茄蒂、鲜何首乌各等分煮饮。治发背及痈毒初起，茄蒂14～21个，水、酒各半煎服。治鼻渊脑漏，茄蒂、水豆腐各适量，共煮食。治癜风，鲜茄蒂蘸硫黄、附子末掺擦患处，白癜风者用白茄蒂，紫癜风者用紫茄蒂。

【用量用法】 内服煎汤5～10g，或研末为散。外用适量，捣烂，或研末调敷。

【使用注意】 因其性凉，故脾虚便溏者慎服。

油　菜

【歌诀】 油菜性凉，丹毒痈疮，血痢吐血，果腹祛恙。

【来源】 十字花科植物油菜 *Brassica campestris* L. 的茎叶及根。又名芸薹。

【药性】 辛、甘，凉。归肺、肝、脾经。

【性能特点】 辛散甘益，凉清滑润，入肺肝脾经，食药两兼。善凉血解毒、散血消肿，善治血痢、丹毒、热毒疮肿、乳痈、风疹、吐血。药力平和，内服外用皆可。

【功效应用】 凉血解毒，散血消肿。治血痢不止、腹中㽲痛、心神烦闷，《圣惠方》以芸薹捣，绞取汁二合，蜜一合，同暖令温后服之。治天火热疮、初出似痱子、渐渐大如水泡，似火烧疮、赤色、热翕翕、须臾浸淫渐多，《近效方》以芸薹菜不拘多少，捣，绞取汁，芒硝、大黄、生铁衣各等分；捣大黄末相和芒硝等，以芸薹汁调和稀糊，以秃笔点药敷疮上，干即再点，频用极有效。治瘭疽著手足肩背、忽发累累如赤豆、剥之汁出，《千金要方》煮芸薹菜，取汁一升服之，并食干熟芸薹，少与盐酱。治赤游肿半身红、渐渐展引不止，《小儿卫生总微论方》以芸薹叶杵烂敷之。治风疹痒不止，《普济方》用芸薹三握，细锉研烂绞汁，于疹上热揩，时时上药令热彻，又续煎椒汤洗。治女子乳吹，《日用本草》以芸薹菜捣烂敷之。治毒热肿，《近效方》以蔓菁根三两（90g）、芸薹苗叶根三两（90g），捣烂，用鸡子清和，贴之，干则易之。治劳伤吐血，《四川中药志》（1960年版）以红油菜1窝（全株），熬水服。

【用量用法】 内服煮食30～300g；捣汁服20～100mL。外用适量，捣烂敷，或煎汤洗，或捣汁涂。

【使用注意】 因其凉滑，故脾虚便溏者慎服。

第四节　清虚热类

地骨皮

【歌诀】 地骨皮寒，骨蒸有汗，血热出血，肝火热咳。

【来源】 茄科植物枸杞 *Lycium chinense* Mill. 或宁夏枸杞 *Lycium barbarum* L. 的干燥根皮。

【药性】 甘，寒。归肺、肝、肾经。

【性能特点】 甘寒清降而益润，入肺肝肾经。既入血分，又入气分，清降不透，略兼滋润。善退虚热（除蒸）、凉血热、泻肺火，兼生津，不透散。凡虚热、血热、肺火、津伤皆宜，治有汗骨蒸最佳。

【功效应用】 退虚热，凉血，清肺火，生津。治阴虚发热，常配青蒿、生地、知母、黄柏等各适量，水煎服。治有汗骨蒸，常配知母、黄柏、胡黄连等各适量，水煎服。治血热吐衄尿血，常配白茅根、栀子、小蓟等各适量，水煎服。治月经先期或经前发热，属血热者，常配生地、当归、丹皮等各适量，水煎服；属肝郁化火者，常配柴胡、栀子、丹皮等各适量，水煎服。治肺热咳嗽，常配桑白皮等各适量煎服，如《小儿药证直诀》泻白散。治内热消渴，常配生葛根、生地、知母等各适量，水煎服。

此外，兼清肝火，治高血压属肝阳上亢或肝火上炎，常配夏枯草、生牡蛎、钩藤、天麻等。治高血压、高血糖、高脂血症，可酌情配入复方等。

【用量用法】 内服煎汤6～15g，或入丸散。外用适量，研末调敷或鲜品捣敷。又因凉血益润而有留瘀之弊，故在将其用于月经先期或经前发热时，须与凉血化瘀之品同用，以防凝滞经血，影响月经的畅顺。

【使用注意】 因其甘寒清润，故脾虚便溏及表邪未解者不宜用。

第三章　泻下类食疗药

泻下类食疗药即以引起腹泻或滑利大肠、促进排便为主要功效的食疗中药。

本类药主通大便、排除胃肠积滞或毒物、泻实热或水饮，部分兼破瘀消癥。主治大便不通、胃肠积滞或毒物、实热火毒、水肿（胸水、腹水、肢体水肿）、痰饮、二便不利。兼治瘀血经闭、癥瘕等。

本类药物常分为二小类：

① 攻下类，味多苦，性均寒，多归胃与大肠经。长于攻下实热燥结，药力猛，伤正气，适用于邪实正不虚。体弱孕妇慎用。

② 润下类，味甘，性多平，多归脾与大肠经。长于润肠通便，力缓无毒，适用于体弱、久病、老人、胎前产后经期便秘。

使用本类药时，表里同病者，当先解表后攻里，或表里双解。里实正虚者，攻补兼施，绝不能图一时之快，而专执攻下一法。病急、病重、需急下者，当用攻下，用量酌增，并宜制成最易发挥药效的剂型；病缓、轻、需缓下，当用润下、攻下药，用量酌减，并宜制成丸剂服用。中病即止，避免过用，以防伤正气。久病体虚、年迈体弱、月经过多、孕妇不宜使用作用强烈的攻下药，并据病情恰当选择本类药，并配伍其他药。

第一节　攻下类

大　黄

【歌诀】 苦寒大黄，泻热通肠，破积行瘀，虚证勿尝。

【来源】 蓼科植物掌叶大黄 *Rheum palmatum* L.、唐古特大黄 *Rheum tanguticum* Maxim ex Balf 等的干燥根和根茎。

【药性】 苦，寒。归脾、胃、大肠、心、肝经。

【性能特点】 苦寒沉降，清泄通利，既入脾胃大肠经，又入心肝血分。内服善荡涤胃肠实积实热而泻热通便，导湿热之邪从大便出而利胆退黄，釜底抽薪与除血分热毒而解热毒，泄散血分热毒与瘀血而活血化瘀、凉血止血、消肿。外用善清火、消肿、止痛、解毒而疗疮痈烫伤。泻热通便力甚强，素有将军之号。生用泄下力猛，熟用药力较缓，炒炭清散兼收敛。凡便秘属实证或里实证虚者即可酌投，热结便秘兼瘀者尤宜。凡血瘀有热之肿痛或出血者亦可酌投，兼便秘或不爽者尤佳。

【功效应用】 泻下攻积，泻火解毒，凉血止血，破血祛瘀，利胆退黄；外用清火消肿。治大便秘结，兼热尤宜，症轻可单用（3～6g）水煎或研末服；稍重常配枳实、厚朴各适量煎服，即《伤寒论》小承气汤；再重常配枳实、厚朴、芒硝各适量煎服，即《伤寒论》大承气汤。治里实正虚，属热结伤阴，常配生地、玄参等各适量煎服，即《温病条辨》增液承气汤；属气血亏虚，常配人参、当归等各适量煎服，如《伤寒六书》黄龙汤；属阳虚里寒，常配干姜、巴豆各适量为丸服，即《金匮要略》三物备急丸。治湿热积滞泻痢腹痛，常配黄连、木香、芍药等各适量煎服，如《素问病机气宜保命集》芍药汤。治食积胀满泄泻，常配木香、槟榔、茯苓等各适量，水煎服。治肠粘连，常配木香、郁金、大腹皮等各适量，水煎服。治实热迫血妄行之吐衄便血尿血，单用或配栀子、小蓟等各适量，水煎服。治上消化道出血（肝硬化除外），单用每次1g研末服。治实热火毒，属上攻头目之头痛目赤牙痛，常配栀子、金银花、黄芩等各适量，水煎服；属外犯肌肤之疖疮痈疔便秘，常配金银花、连翘、蒲公英等各适量，水煎服；属内蕴败腑之肠痈腹痛，常配蒲公英、丹皮、马齿苋、冬瓜子等各适量，水煎服。治瘀血阻滞兼热或便秘尤宜，新、旧瘀皆效，属瘀血痛经经闭或产后瘀阻腹痛，常配当归、川芎、红花、丹参等各适量，水煎服；属癥瘕积聚，常配土鳖虫、丹参、三棱等各适量，水煎服；属跌打伤肿，常配当归、血竭、丹参等各适量，水煎服。治湿热黄疸，常配茵陈、栀子各适量煎服，即《伤寒论》茵陈蒿汤。治新生儿溶血性黄疸，常配茵陈、栀子、柴胡、郁金等各适量，水煎服。治热毒疮肿，单用或配蒲公英、黄芩、黄柏等各适量煎服，或研末调敷。治水火烫伤，常配地榆、虎杖、羊蹄等各适量煎汤外涂或研末调敷。

此外，少量内服（1～3 g）能健脾胃，常配健脾胃的陈皮、党参、甘草等各适量，水煎服。治胸水，常配防己、椒目、葶苈子各适量为丸服，即《金匮要略》己椒苈黄丸。治腹水，常配牵牛子、大戟等各适量为丸服，如《景岳全书》舟车丸。治肝胆结石，常配金钱草、海金沙、郁金、木香、茵陈蒿等各适量，水煎服。

【用法用量】 内服煎汤，一般用5～10 g，热结重症用15～20 g，散剂酌情减量。外用适量，研末敷。生大黄泻下作用强，欲攻下者宜生用，入汤剂不宜久煎，应后下，以免减弱泻下力；亦可用开水泡服，或研末吞服。酒大黄，取酒上行之性，多用于上部火热之证。制大黄即熟大黄，泻下力减弱，活血作用较好，多用于瘀血证或不宜峻下者。炒炭则凉血化瘀止血。

【使用注意】 因其苦寒泄降破血，故非实证不宜服，津亏血少内服忌单用，孕妇慎服，虽有适应证可用，但量宜小不宜大，以防堕胎。产后、哺乳期、月经期慎服。泻后有致便秘的副作用，停用时要酌情选用缓泻药，以防引发便秘。

番泻叶

【歌诀】 番泻叶寒，服用方便，泻热通肠，效速价廉。

【来源】 豆科植物狭叶番泻 *Cassia angustifolia* Vahl 等的干燥小叶。

【药性】 甘、苦，寒。归大肠经。

【性能特点】 苦寒清泄沉降，味甘质黏滑润，入大肠经。大量用（大于3 g）既泻热通便，导水湿热毒外出，又行水而退水肿；少量用（小于3 g）则助消化、消食积。功似大黄，泻热通肠力亦强，长于滑润大肠，具验、廉、便、简、味不苦易服等优点。

【功效应用】 泻热通肠，消积化滞，行水消肿。治热结便秘，单用6～10 g，沸水泡服，或配他药。用于术前或透视前清肠则有利于手术或透视，术后通便则有利于胃肠功能早日复常，产褥便秘则既治便秘又利于子宫复原，肠粘连轻症则有利于缓解症状，均可单用沸水泡服，或配他药。治消化不良，常配陈皮、焦神曲等。治腹水水肿，常配大腹皮、厚朴等。

【用法用量】 内服煎汤，缓下 1.5～3 g；攻下 5～10 g。或开水泡服，入汤剂应后下。

【使用注意】 因其泻下力强，易伤正堕胎，故孕妇忌服，体虚者慎服。

芦　荟

【歌诀】 芦荟苦寒，定惊凉肝，泻热通肠，杀虫疗疳。

【来源】 百合科植物库拉索芦荟 *Aloe barbadensis* Miller 或其他同属近缘植物叶汁的浓缩干燥物。

【药性】 苦，寒。归肝、心、胃、大肠经。

【性能特点】 苦寒泄降清凉。内服入胃大肠经，既泻热通肠，导热毒与湿热外出，又杀肠道寄生虫、促进糟粕与虫体排出；入肝心经，能凉肝而定惊。外用能清火、杀皮肤寄生虫而止痒。泻热通肠与大黄相似，长于凉肝定惊，兼除肠胃湿热而杀虫疗疳，尤以肝经实火、肝郁化火或惊抽兼便秘者用之为佳，小儿疳积兼湿热者尤宜。

【功效应用】 泻热通肠，凉肝定惊，杀虫疗疳。治热结便秘，症轻者单用或配朱砂各适量为丸服，如《先醒斋医学广笔记》更衣丸；症重者常配龙胆草、当归、黄芩等各适量为丸服。治肝火惊抽，常配朱砂等各适量，为丸服。治小儿疳积，《儒门事亲》以其配使君子等份为末，每取适量，米饮调服；《医宗金鉴》肥儿丸，以其配人参、白术等各适量，为丸服。治疥疮癣痒，可单用为末，或配甘草同研末适量外敷。

此外，治高血压证属肝火上犯兼便秘者，常配钩藤、夏枯草、炒枳壳、天麻、车前子等各适量，水煎或为丸服。

【用法用量】 内服 0.6～1.5 g，不入汤剂，入丸剂，或研末装入胶囊服。外用适量，研末干撒，或调敷。

【使用注意】 因其寒通泻，故脾胃虚寒、食少便溏及孕妇忌服。

第二节　润下类

火麻仁

【歌诀】 麻仁甘平，润燥滑肠，津枯便秘，服用最当。

【来源】 桑科植物大麻 *Cannabis sativa* L. 的干燥成熟果实。

【药性】 甘，平。归脾、大肠经。

【性能特点】 甘平油润，香美可口，入脾大肠经。润燥滑肠兼补虚，体虚肠燥者最宜。

【功效应用】 润肠通便。治体虚、年老、久病之津枯肠燥便秘，常配相应的补虚药。治妇女产后或月经期之津枯肠燥便秘，常配补血调经之品。

此外，以其油炸铅丹即为黑膏药（油酸铅）的基质原料。

【用法用量】 内服煎汤 10～15 g，生用打碎入煎，或捣取汁煮粥，或入丸散。

【使用注意】 因其虽无毒，但过大量食入，也能引起中毒，引发恶心、呕吐、腹泻、四肢麻木、失去定向力、抽搐、精神错乱、昏迷及瞳孔散大等，故不宜过大量服用。

郁李仁

【歌诀】 郁李仁平，润燥通便，下气利尿，水肿胀满。

【来源】 蔷薇科植物郁李 *Prunus japonica* Thunb. 等的干燥成熟种子。

【药性】 辛、苦、甘，平。归脾、大肠、小肠经。

【性能特点】 辛散苦降，甘平油润，入脾大肠小肠经。既润燥滑肠又利尿，兼下气，水肿兼肠燥便秘者最宜，肠燥便秘兼气滞者亦可。

【功效应用】 润肠通便，利尿消肿，兼下气。治气滞肠燥便秘，症轻者，常配苦杏仁、柏子仁等各适量煎服，如《世医得效方》五仁丸；症重者，常配炒枳实、姜厚朴、苦杏仁等各适量，水煎服；兼热者，常配炒枳壳、黄芩、瓜蒌仁、决明子等各适量，水煎服。治水肿胀满、小便不利，常配桑白皮、赤小豆、白茅根等各适量煎服，如《圣济总录》郁李仁汤。治癃闭便秘，常配甘遂、大黄、牵牛子等各适量，水煎服。治脚气浮肿兼便秘，可配土茯苓、萆薢、生薏苡仁、川牛膝等各适量，水煎服。

【用法用量】 内服5～12g，生用打碎煎汤，或入丸散。

【使用注意】 因其利尿有伤阴之虞，《珍珠囊》云其“破血”，故孕妇及阴虚津亏者慎服。

松子仁

【歌诀】 松子仁温，润养通便，又能祛风，泽毛美颜。

【来源】 为松科植物红松 *Pinus koraiensis* Sieb. et Zucc. 的种子。又名**海松子**。

【药性】 甘，微温。归肝、肺、大肠经。

【性能特点】 甘补香美，质润多脂，微温散化，食药两兼，既入肝肺经，又入大肠经。善养血润泽，兼祛风散寒，上润肺燥而止咳，下润大肠而通便，外润泽肌肤与毛发而荣颜美毛。凡津枯、血虚者宜用，兼寒与风者尤佳。

【功效应用】 润燥，养血，祛风。治肺燥咳嗽，可配核桃仁、蜂蜜等各适量煎服，如《玄感传尸》凤髓汤。治大便虚秘，可配柏子仁、火麻仁、生白术、黄芪等各适量，水煎服。治血虚眩晕，可配天麻、白芍、菊花等各适量，水煎服。治风痹，可配防风、独活、伸筋草等各适量，水煎服。

此外，治肾囊风，松子15g，炒黑研细末，香油调涂患处。取仁捣碎外涂，能泽肤美发。

【用法用量】 内服煎汤，10～15g；或入丸、膏中。外用适量，炒黑研末香油调涂。

【使用注意】 因其微温甘润滑肠，故内有火热、痰饮、便稀溏者忌服。

亚麻子

【歌诀】 亚麻子平，润燥通便，养血祛风，效佳堪赞。

【来源】 为亚麻科植物亚麻 *Linum usitatissimum* L. 的种子。又名**胡麻**。

【药性】 甘，平。归肝、肺、大肠经。

【性能特点】 甘补香美，质润多脂，平而不偏，食药两兼。入肝肺大肠经，善养血祛风、润燥通便，治麻风、皮肤干燥、瘙痒、脱发、疮疡湿疹、肠燥便秘。凡津枯、血虚有风者宜用。

【功效应用】 养血祛风，润燥通便。治大风疾、遍身瘾疹瘙痒，《博济方》醉仙散，以胡麻子、牛蒡子、枸杞子、蔓荆子各半两（各15g，同炒，令烟出为度），苦参、防风（去芦）、白蒺藜各半两（各15g），上八味共捣为末，每十五钱药末，入轻粉二钱（6g），一处拌匀，每服一钱（3g）生末，调茶下，空心、日午、临卧各一服。治老人皮肤干燥、起鳞屑，《全国中草药汇编》以亚麻子、当归各90g，紫草30g，做成蜜丸，每服9g，开水送服，日二次。治过敏性皮炎、皮肤瘙痒，《全国中草药汇编》以亚麻子、白鲜皮、地骨皮各60g，做成蜜丸，每服9g，开水送服，日二次。治疮疡湿疹，《山东中草药手册》以亚麻仁15g，白鲜皮12g，地肤子、苦参各15g，水煎，熏洗患处。治老年或病后体虚便秘，《宁夏中草药手册》以亚麻子、当归、桑椹子各等分，白蜜制丸，每服9g，日三次。治产后大便不通《宁夏中草药手册》以亚麻子、苏子各等分，合研，开水调服，每服9g，每日二次。治脂溢性脱发，江西《中草药学》，以亚麻仁、鲜柳枝各30g，水煎服。治烫火伤，《食物中药与便方》以亚麻仁油适量，高温消毒后涂患处。

此外，治高血压、血管硬化、胆固醇升高，《食物中药与便方》以亚麻仁9～12g，水煎去渣，一日2次分服，15天疗程。治咳嗽气喘，江西《中草药学》以亚麻仁、文旦各适量，水煎服。

【用法用量】 内服煎汤，5～10g；或入丸、散。外用适量，榨油涂。

【使用注意】 因其甘平润滑肠，故内有火热、痰饮、便稀溏者慎服。

桃　子

【歌诀】 桃子甘酸，温而行散，津伤肠燥，瘀积可蠲。

【来源】 蔷薇科植物桃 *Prunus persica* (L.) Batsch 或山桃 *Prunus davidiana* (Carr.) Franch. 的果实。

【药性】 甘、酸，温。归肺、大肠经。

【性能特点】 甘酸质润，温而行散。食药兼用，入肺与大肠经。既善生津、润肠，治津伤口渴、肠燥便秘，又能活血、消积，治闭经、积聚。甜酸可口多汁，多作食品，少做药用，果腹与辅助治疗常用。

【功效应用】 生津，润肠，活血，消积。治津伤口渴，常单用生食或绞汁服，也可配草莓、李子等水果各适量，榨汁服。治肠燥便秘，单用洗净生食或榨汁服，也可配香蕉同食。治闭经、积聚，可在服用相应中药复方的同时作辅助品用。

【用法用量】 内服适量，鲜食或作脯食，或榨汁。外用适量，捣烂敷。

【使用注意】 因其甘酸而温，多食易生湿生热，故内热者不宜多食。

花生油

【歌诀】 花生油香，润燥滑肠，补虚去积，食药两当。

【来源】 豆科植物落花生 *Arachis hypogaea* L. 种子榨出的脂肪油。

【药性】 甘，平。归脾、胃、大肠经。

【性能特点】 甘补油润，香美可口，平而不偏，食药两兼，入脾胃大肠经。善润燥滑肠、补虚去积，治体虚肠燥便秘、蛔虫性肠梗、胎衣不下、烫伤。内服外用皆可。

【功效应用】 润燥滑肠，补虚去积。治体虚便秘，可单用适量口服。治蛔虫性肠梗阻，《浙江药用植物志》以花生油 60 mL，葱头 9 g，炖服；继用风尾草 30 g，水煎汤冲玄明粉 15 g。治烫伤，《浙江药用植物志》以花生油 500 mL，煮沸待冷，石灰水（取熟石灰粉 500 g，加冷开水 1000 mL，搅匀静置，虑取澄清液）500 mL，混合调匀，涂擦伤处。治胎衣不下，

《福建药物志》以熟花生油适量口服。治体虚可用作炒菜食。

【用法用量】 内服，60～125g，直接或炒菜食用。外用适量，涂抹。

【使用注意】 因其多脂滑肠，故脾虚便溏者不宜服，不宜过量服。

茶 油

【歌诀】 茶油性凉，杀虫润肠，清热解毒，油润味香。

【来源】 山茶科植物油茶 *Camellia oleira* Abel 种子榨出的脂肪油。

【药性】 甘、苦，凉。归大肠、胃、肺经。

【性能特点】 甘补油润，苦泄凉清，香美可口，食药两兼，入大肠胃肺经。善润肠、杀虫、清热解毒，治肠燥便秘、痧气腹痛、蛔虫腹痛、蛔虫性肠梗、疥癣、烫火伤。内服外用皆可。

【功效应用】 润肠，杀虫，清热解毒，兼补虚。治肠燥便秘，单用茶油或配花生油各适量，口服。治绞肠痧腹痛，《福建中草药》以茶油 60g，冷开水送服。治肠梗阻，《浙江药用植物名录》以茶油 30～60g，冷开水送服。治蛔虫性肠梗，《中国农村医学》（1987 年第 2 期）以生茶油 150～200mL，一次口服，小儿酌减。治肺结核，《福建药物志》以茶油、蜂蜜各半汤匙，每日服 3 次。治滞产，《福建药物志》以茶油 1 汤匙、鲜鸡蛋 1 个（去壳）、没药（研末）6g，调匀服。治小儿脸部生癣，《岭南草药志》以茶油涂患处，日数次。治烫火伤，《岭南草药志》以茶油、鸭蛋白、百草霜各适量，共擂匀涂患处。治体虚肠燥便秘，可配菠菜各适量，炒菜食。

【用法用量】 内服，冷开水送服 30～60g，或炒菜食用。外用适量，涂敷。

【使用注意】 因其多脂滑肠，故脾虚便溏者不宜服，不宜过量服。

落 葵

【歌诀】 落葵性寒，滑肠通便，清利凉解，肿消痛蠲。

【来源】 落葵科植物落葵 *Basella alba* L. 叶或全草。又名**木耳菜**。

【药性】 甘、微酸，寒。归大肠、膀胱经。

【性能特点】 甘益淡渗，微酸黏滑，质润寒清，清利可口，食药两兼。入大肠膀胱经，善滑肠通便、清热利湿、凉血解毒、消肿止痛，治大便秘结、小便短赤、热毒痢疾、热毒疮疡、跌打损伤。内服外用皆可。

【功效应用】 滑肠通便，清热利湿，凉血解毒，消肿止痛。治大便秘结，《泉州本草》以鲜落葵叶适量煮作副食。治小便短赤，《泉州本草》以鲜落葵60g，煎汤代茶频服。治胸膈积热郁闷，《泉州本草》以鲜落葵每次60g，浓煎，加温酒服。治痢疾，以鲜落葵60g、鲜马齿苋90g，水焯，加蒜泥凉拌食。治疔疮，《福建民间草药》以鲜落葵叶十余片，捣烂涂贴，每日换1～2次。治多发性脓肿，《福建药物志》以落葵30g，水煎，黄酒冲服。治咳嗽，《福建药物志》以落葵30g、桑叶15g、薄荷3g，水煎服。冷开水送服。治手脚关节风疼痛，《闽南民间草药》鲜落葵全茎30g、猪蹄节1具或老母鸡1只（去头、脚、内脏），水、酒适量各半炖服。治外伤出血，《闽南民间草药》以鲜落葵叶、冰糖各适量，捣烂外敷患处。

【用法用量】 内服，煎汤10～15g，鲜品30～60g，或做菜食用。外用适量，鲜品捣敷或捣汁涂。

【使用注意】 因其寒滑，故脾胃虚寒者慎服。

第四章　祛风湿类食疗药

祛风湿类食疗药即以祛除风湿、治风湿痹证为主要功效的食疗中药。

本类药多辛或苦，性多温平寒，多归肝、脾经。主能祛风除湿、散寒或清热、舒筋通络、止痛，兼能发表、利湿、补肝肾。主治风寒湿痹、热痹、久痹、血痹、表证夹湿、风湿痹证兼肝肾亏虚，兼治风疹等。

本类药大多辛散苦燥，能伤阴耗气，故阴亏血气虚者慎用。久病、病缓宜酒剂、丸剂；新病、病急宜汤剂；并据病情恰当选择本类药，并配伍其他药。

丝瓜络

【歌诀】 丝瓜络平，通络祛风，化痰解毒，滞气可行。

【来源】 葫芦科植物丝瓜 *Luffa cylindrica* (L.) Roem. 干燥成熟果实的维管束。

【药性】 甘，平。归肺、胃、肝经。

【性能特点】 属络能通，甘解力缓，平而偏凉，入肝肺胃经。既祛风通络，又行气化痰、解毒。治痹证不论寒热皆宜，治胸胁痛无论风湿还是肝郁或痰浊所致者皆可，兼热而不盛者尤佳。因力缓，多做辅助品用。

【功效应用】 祛风通络，化痰解毒，兼行气。治风湿痹痛、筋脉拘挛，兼寒者，常配木瓜、威灵仙等各适量，水煎服；兼热者，常配秦艽、络石藤、防己等各适量，水煎服。治肝郁气滞胸胁痛，常配柴胡、香附、路路通等各适量，水煎服。治咳喘胸痛，常配桔梗、竹茹、炒枳壳、前胡等各适量，水煎服。治乳痈，常配蒲公英、金银花、瓜蒌等各适量，水煎服。治乳汁不下，属气血双亏者，可配当归、黄芪、通草、猪蹄甲等各适量，水煎服；属肝失疏泄者，常配柴胡、香附、路路通、当归等各适量，水煎服。治疮肿，常配黄芩、蒲公英、金银花等各适量，水煎服。

【用法用量】 内服煎汤6～10g，或至60g，或入丸散。外用适量，煅后研末调敷。

桑　枝

【歌诀】 桑枝苦平，行水祛风，痹痛拘挛，脚气效神。

【来源】 桑科植物桑 *Morus alba* L. 的干燥嫩枝。

【药性】 苦，平。归肝经。

【性能特点】 苦能泄散，横走肢臂，平而偏凉，专入肝经。既祛风通络，又利水消肿。治痹证无论寒热皆宜，肩臂痛或兼水肿者尤佳。

【功效应用】 祛风通络，利水消肿。治风湿痹痛、筋脉拘挛，兼热者，常配秦艽、络石藤等各适量，水煎服；兼寒者，常配木瓜、威灵仙等各适量，水煎服。治肩臂痛，常配桂枝、葛根、羌活、川芎、片姜黄等各适量，水煎服。治水肿小便不利，常配茯苓、泽泻、车前子、桑白皮等各适量，水煎服。治脚气肿痛，可配生薏苡仁、土茯苓、川牛膝、防己等各适量，水煎服。

【用法用量】 内服煎汤10～30g，或入丸散。外用适量，煎汤熏洗。

蕲　蛇

【歌诀】 蕲蛇温咸，痹痛瘫痪，惊痫不宁，麻风疥癣。

【来源】 蝰科动物五步蛇（尖吻蝮）*Agkistrodon acutus*（Güenther）除去内脏的干燥全体。

【药性】 甘、咸，温。有毒。归肝经。

【性能特点】 甘咸而温，搜剔走窜，有毒力猛，专入肝经。内走脏腑，外达皮肤。既祛外风而通络止痒，又息内风而止痉定惊，重症、顽症每用。今之临床用其全体，内服兼补虚强壮，顽痹兼体虚者尤宜。

【功效应用】 祛风通络，攻毒止痒，息风定惊。治风湿顽痹、拘挛麻木，可配威灵仙、乌梢蛇、地龙等各适量，水煎服。治中风口㖞、半身不遂，可配乌梢蛇、金钱白花蛇、全蝎等各适量，水煎服。治麻风，单用或配他药泡酒服。治瘰疬结核，单用或配全蝎、蜈蚣、夏枯草、僵蚕等各适量，水煎服。治恶疮肿毒，可配全蝎、蜈蚣、麝香、蟾酥等各适量，水煎服。治破伤风，常配乌梢蛇、蜈蚣等各适量煎服，如《圣济总录》定命散。治小儿惊风，属肝热急惊，常配僵蚕、胆南星、天竺黄等各适量，水煎服；属脾虚慢惊，常配天麻、全蝎、党参、白术等各适量，水煎服。治疥癣瘙痒，可配白鲜皮、苦参、露蜂房等各适量，水煎服。

【用法用量】 内服，煎汤3～10g，研末0.5～1g。去头、尾、皮、骨，用肉，多入丸散或泡酒服。

【使用注意】 因其性温，故阴虚血热者慎服。

乌梢蛇

【歌诀】 乌梢蛇平，无毒走窜，功同蕲蛇，作用较缓。

【来源】 游蛇科动物乌梢蛇 *Zaocys dhumnades*（Cantor）除去内脏的干燥全体。

【药性】 甘，平。归肝经。

【性能特点】 甘平无毒力缓，虫类搜剔走窜，专入肝经。药力较缓，内走脏腑，外达皮肤。既祛外风而通络止痒，又息内风而止痉定惊，治痹痛、中风、惊风与疹痒常用。今之临床用其全体，内服兼补虚强壮，痹痛与疹痒兼体虚者尤佳。

【功效应用】 祛风通络，止痒，息风定惊。治风湿痹痛，属风胜窜痛，常配防风、羌活、秦艽等各适量，水煎服；属寒胜痛重，常配川乌、细辛、徐长卿等各适量，水煎服；属日久拘麻，常配威灵仙、蕲蛇、当归等各适量，水煎服。治中风口㖞、半身不遂，常配蕲蛇、金钱白花蛇、全蝎等各适量，水煎服。治麻风，单用或配他药泡酒服。治破伤风，常配蜈蚣、全蝎、天南星等各适量，水煎服。治小儿惊风，属肝热急惊，可配僵蚕、胆南星、天竺黄等各适量，水煎服；属脾虚慢惊，可配天麻、全蝎、党参、白术等各适量，水煎服。治白癜风，可配天麻、熟地、蒺藜、鸡血藤等各适量，水煎服。治疹痒，属风疹瘙痒，可配荆芥穗、蝉蜕、赤芍等各适量，水煎服；属湿疹痒痛，可配炒苍耳、土茯苓、地肤子等各适量，水煎服。治疥癣瘙痒，可配白鲜皮、苦参、露蜂房等各适量，水煎服。

【用法用量】 内服煎汤9～12g，研末1～2g，或入丸剂，或泡酒。外用烧灰调敷。

鳝鱼血

【歌诀】 鳝鱼血温，口眼㖞斜，阳痿耳痛，外伤出血。

【来源】 合鳃科动物黄鳝 *Monopterus albus*（Zuiew）的血液。

【药性】 咸、甘，温。归肝、肾经。

【性能特点】 咸入血，甘补益，温通散，血肉有情，入肝肾经。既祛风通络、活血，又壮阳、解毒、明目，治口眼㖞斜、跌打损、阳痿、耳痛、癣痒、痔漏，目翳。药食兼用，外用内服皆可。

【功效应用】 祛风通络，活血，壮阳，解毒，明目。治口眼㖞斜，《世医得效方》以大鳝鱼1条，用针刺头上血，左斜涂右，右斜涂左，待平正即洗去。治面神经麻痹，《广西药用动物》以黄鳝血1羹匙，麝香0.3g（或梅片0.3g），搅匀，左㖞涂右，右㖞涂左。治面神经麻痹（口眼㖞斜），《山东药用动物》黄鳝血涂听宫、地仓、太阳三穴，向右㖞涂左侧，向左㖞图右侧，干后再涂，直至复原。治各种外伤出血，《水产品营养与药用手册》以鳝鱼血焙干研末，外敷伤口。治阳痿不育，《本草求真》以其配蛤蚧等各适量，为丸服。治慢性化脓性中耳炎，《常见药用动物》方，先用消毒棉球蘸生理盐水或双氧水洗患耳，清除脓液，擦干；再用镊子将鳝鱼颈部钳住，用消毒剪将尾部剪断，让鲜血滴入耳中1滴或2滴，侧卧30分钟，每日1次（据报道以此法用治均有效）。治体癣，《水产品营养与药用手册》以鳝鱼鲜血涂患处，每日2～3次。治火丹，《医便》以黄鳝头上血涂即愈。治小儿痘疮（天花）入眼生翳，《心医集》鳝血方，取鳝鱼从颈割破流血点之；若翳凝，用南硼砂，以灯芯染蘸、点为妙。

【用法用量】 外用适量，涂敷，或滴耳、鼻，或焙干研末敷。内服适量，和药为丸。

【用法用量】 对其过敏者忌用，脑瘤所致的面瘫不宜用。

木　瓜

【歌诀】 木瓜酸温，吐泻转筋，湿痹脚气，食少伤津。

【来源】 蔷薇科植物贴梗海棠 *Cnaenomeles speciosa* (Sweet) Nakai 等的干燥近成熟果实。

【药性】 酸，温。归肝、脾经。

【性能特点】 酸温祛邪扶正两相兼，舒筋祛湿生津而不燥不敛，酸生津而不敛湿邪，温化湿而不燥烈伤阴。入肝经，益筋血而平肝舒筋；入脾经，生津开胃、祛湿和中。治湿痹与脚气浮肿尤宜，治吐泻转筋、血痹肢麻与津亏食少可投。

【功效应用】 平肝舒筋，祛湿和中，生津开胃。治湿痹酸重痛麻，常配晚蚕沙、萆薢、土茯苓等。治血痹肢麻拘挛，常配当归、鸡血藤、夜交藤等各适量，水煎服。治脚气肿痛，属湿脚气者，常配槟榔、紫苏、吴茱萸等各适量煎服，如《朱氏集验方》鸡鸣散；属干脚气者，可配当归、地黄、牛膝等；属脚气攻心、腹胀闷者，可配吴茱萸、苏叶等各适量，水煎服。治吐泻转筋，症轻者，常配陈仓米等各适量煎服；症重偏寒者，常配吴茱萸、小茴香等各适量煎服，如《仁斋直指方》木瓜汤；症重偏热者，常配蚕沙、栀子、黄连等各适量煎服，如《霍乱轮》蚕矢汤。治胃津不足之食欲不振，常配乌梅、山楂、稻芽等各适量，水煎服。

【用法用量】 内服煎汤6～12g，或入丸散，或浸酒。外用适量，煎汤熏洗。

【使用注意】 因其酸温，故阴虚腰膝酸痛及胃酸过多者忌服。

桑寄生

【歌诀】 桑寄生平，强筋养血，止漏安胎，腰痛莫缺。

【来源】 桑寄生科植物桑寄生 *Taxillus chinensis* (DC.) Danser 的干燥带叶茎枝。

【药性】 苦、甘，平。归肝、肾经。

【性能特点】 苦燥甘补，性平不偏，入肝肾经。既长于养血而补肝肾、强筋骨、安胎，又祛风湿，善治血虚或肝肾亏虚兼风湿痹痛，以及肝肾虚之胎漏、胎动不安。

【功效应用】 祛风湿，补肝肾，强筋骨，安胎。治痹痛兼肝肾虚，常配独活、地黄、秦艽等各适量，水煎服。治肝肾虚腰膝酸软，常配熟地、当归、杜仲、牛膝等各适量，水煎服。治肝肾虚胎漏胎动，常配阿胶、菟丝子、续断、杜仲等各适量，水煎服。

此外，还能降血压，治高血压属肝肾亏虚，常配天麻、钩藤、杜仲、牛膝、茯苓、当归、磁石等各适量，水煎服。治小儿麻痹症，可配淫羊藿、杜仲等各适量，水煎服。

【用法用量】 内服煎汤10～20g，或入丸散，或浸酒，或鲜品捣汁服。

五加皮

【歌诀】 五加皮温，补益肝肾，坚骨强筋，除湿祛风。

【来源】 五加科植物细柱五加 *Acanthopanax gracilistylus* W. W. Smith 的干燥根皮。习称南五加。

【药性】 辛、苦、微甘，温。归肝、肾经。

【性能特点】 辛散苦燥，微甘温补兼利，入肝肾经。祛邪扶正与兼顾，既善补肝肾、强筋骨而扶正，又兼祛风除湿、利水而祛邪。痹痛兼肝肾虚或肝肾亏虚腰膝酸软者宜用。古有“宁得一把五加，不用金玉满车”之誉。《桂香室杂记》赞曰：“白发童颜叟，山前逐骝骅，问翁何所得？常服五加茶。”

【功效应用】 祛风湿，补肝肾，强筋骨，利水。治痹痛兼肝肾虚，单用泡酒或配独活、桑寄生、杜仲等各适量，泡酒或水煎服。治肝肾虚腰膝酸软，常配熟地、桑寄生、续断、牛膝等各适量，水煎服。治下肢瘫痪，属迟缓性者，常配黄芪、玉竹、黄精等各适量，水煎服；属痉挛性者，常配地龙、防风、全蝎等各适量，水煎服。治水肿小便不利，常配茯苓皮、生姜皮等各适量，水煎服。治脚气浮肿，常配木瓜、防己、土茯苓、川牛膝等各适量，水煎服。

【用法用量】 内服煎汤5～10g，或入丸散，或浸酒。

【使用注意】 因其辛苦温燥，故阴虚火旺者不宜服，孕妇慎服。

刺五加

【歌诀】 刺五加温，补肝益肾，健脾补气，养心安神。

【来源】 五加科植物 *Acanthopanax senticosus* (Rupr. et Maxim.) Harms 的干燥根及根茎或茎。亦名南五加。

【药性】 甘、辛、微苦，温。归脾、肾、肝、心经。

【性能特点】 甘补辛散，苦泄温通。入肝肾经，善祛风湿、补肝肾、强筋骨；入脾心经，善补气健脾、养心安神。补虚强壮作用良好，可与人参相媲美，年老或久病体弱者用之为佳。

【功效应用】 祛风湿，补肝肾，强筋骨，补气健脾，养心安神。治痹痛兼肝肾虚，单用泡酒或配独活、桑寄生、杜仲等各适量，水煎服。治肝肾虚腰膝酸软，常配熟地、桑寄生、续断、牛膝等各适量，水煎服。治下肢瘫痪，属迟缓性者，常配黄芪、玉竹、黄精等各适量，水煎服；属痉挛性者，常配地龙、防风、全蝎等各适量，水煎服。治脾肾阳虚、体虚乏力，常配黄芪、白术、枸杞等各适量，水煎服。治气血亏虚、失眠多梦，常配黄芪、当归、炒枣仁等各适量，水煎服。

此外，近年用刺五加注射液治疗心脑血管病取效。

【用法用量】 内服煎汤 6～15g，或制成散剂、片剂，或泡酒服。

【使用注意】 因其甘苦辛温，伤阴助火，故热证、实证忌服，阴虚火旺者慎用。

千年健

【歌诀】 千年健温，除湿祛风，强筋健骨，尤宜老人。

【来源】 天南星科植物千年健 *Homalomena occulta* (Lour.) Schott 的干燥根茎。

【药性】 苦、辛，温。归肝、肾经。

【性能特点】 苦燥辛散，温通兼补，入肝肾经。能祛风湿、强筋骨，药力较缓，最宜老人泡酒服。

【功效应用】 祛风湿，强筋骨。治痹痛兼肝肾虚，单用泡酒或配独活、桑寄生、杜仲等各适量，水煎服。治肝肾虚腰膝酸软，可配桑寄生、杜仲、狗脊、熟地黄等各适量，水煎服。

【用法用量】 内服酒浸5～10g，或入丸散，或煎汤。外用适量，研末敷。

鹿　骨

【歌诀】 鹿骨甘温，痹痛泻痢，虚劳骨弱，疮毒瘰疬。

【来源】 鹿科动物马鹿 *Cervus elaphus* Linnaeus 或梅花鹿 *Cervus nippon* Temminck 的骨骼。出马鹿者，又名**马鹿骨**。

【药性】 甘，温。归肾经。

【性能特点】 甘补温化，专入肾经。善补虚羸、强筋骨、祛风湿，治虚劳骨弱、风湿痹痛；又止泻痢、生肌敛疮，治泻痢、瘰疬、疮毒。祛邪扶正，血肉有情，亦药亦食，药力较强。

【功效应用】 补虚羸，强筋骨，祛风湿，止泻痢，生肌敛疮。治虚劳骨弱，《千金要方》鹿骨煎，以鹿骨1具、枸杞根二升，各以水一斗，煎汁五升，和匀，共煎五升，日二服。治风湿痹痛、筋骨冷痛，《四川中药志》（1979年版）以鹿顶骨、白芍、秦艽、巴戟天、五加皮、松节各10g，桂枝、羌活、防己、川乌、乳香、没药各6g，共泡酒服，每服3～10g，每日2次。治小儿洞注下痢，《本草纲目》以鹿骨烧灰，水送服适量。治瘰疬、生肌，《卫生易简方》以鹿顶骨烧灰存性，为末，先用葱椒汤洗疮净，拭干掺药，或油调敷。治疮毒、生肌收口，《救生苦海》斑龙散，用鹿胫骨湿纸包固，灰火煨之，以黄脆可研为度，研末掺疮口即效。

【用法用量】 内服煎汤15～30g，或浸酒；或烧存性为末，每次5～10g. 外用适量，煅存性研末掺患处。

【使用注意】 因其甘温，易伤阴助火，故阴虚阳亢、实热、痰火内盛者忌服。

松　蘑

【歌诀】 甘平松蘑，舒筋活络，理气化痰，利湿别浊。

【来源】 口蘑科真菌松口蘑 *Tricholoma matsutake* (S. Ito Imai.) Sing 的子实体。

【药性】 甘、辛，平。归肝、脾经。

【性能特点】 甘益辛散，平而偏温，食药兼用，入肝脾经。善舒筋活络、理气化痰、利湿别浊，治腰腿疼痛、手足麻木、筋络不舒、痰多气短、小便淋浊。药力较缓，水煎泡酒均宜。

【功效应用】 舒筋活络，理气化痰，利湿别浊。治体虚腰腿疼痛、手足麻木、筋络不舒，症轻者平日可取松蘑适量煮食，或配猪瘦肉炖服；症重者可配独活、桑寄生、炒杜仲、天麻等各适量，煎汤服。治痰多气短，症轻者可单用配餐食；症重者可配化橘红、法半夏、竹茹等各适量，水煎服。治小便频浊，症轻者可单用配餐食；症重者可配土茯苓、乌药、萆薢等各适量，水煎服。

【用法用量】 内服煎汤 9～15g，或研末。

【使用注意】 因其平而偏温，故湿热淋痛者不宜。

第五章　芳香化湿类食疗药

芳香化湿类食疗药即气味芳香，以化湿运脾为主要功效的食疗中药。

本类药味多辛与芳香；性多温，个别平；均入脾、胃经，少数兼入肺与大肠经。辛香温燥，主芳化湿浊、疏畅气机，或燥湿而健脾、和中、止呕，兼解表、祛风、解暑等。主治湿浊中阻、脾为湿困，症见脘腹痞满、呕吐吞酸、大便溏泻、倦怠、纳呆，口甜、淡或多涎，脉滑濡，苔白腻等，以及湿温与暑湿证等。兼治表证夹湿，湿浊带下，风湿痹痛，痰湿咳喘，脚气浮肿等。

本类药多芳香含挥发油，入汤剂当后下，多辛香温燥，能耗气伤阴，阴虚血燥、气虚津亏者当慎用。注意恰当选择本类药，并配伍其他药。

苍　术

【歌诀】 苍术苦温，燥湿发汗，健脾宽中，秽浊皆散。

【来源】 菊科植物茅苍术 *Atractylodes lancea* (Thunb.) DC. 或北苍术 *Atractylodes chinenensis* (DC.) Koidz. 的干燥根茎。

【药性】 味辛、苦，性温。芳香。归脾、胃经。

【性能特点】 苦燥辛散，芳香温化，入脾胃经。能燥湿、化湿而健脾；祛风湿而通痹；发汗而解表。凡湿邪致病，无论在里在表在上在下皆宜。兼寒者径用，兼热者当配苦寒之品。

【功效应用】 燥湿健脾，祛风湿，发汗。治湿阻脾胃，常配陈皮、厚朴各适量煎服，如《太平惠民和剂局方》平胃散。治湿浊带下，常配白术、陈皮、车前子等各适量，水煎服。治水肿痰饮，可配茯苓、猪苓、泽泻等各适量，水煎服。治表证夹湿，常配防风、荆芥、紫苏等各适量，水煎服。治风寒湿痹，常配羌活、独活、威灵仙等各适量，水煎服。治湿热下注之阴痒痛、足膝肿痛、脚气浮肿，常配黄柏、薏苡仁、牛膝等各适量为丸或水煎服，如《中国药典》二妙丸、四妙丸。

此外，能瓣秽气、疫气，常配艾叶、雄黄、冰片等制成空气消毒剂燃烟。

【用法用量】 内服煎汤5～10g，或入丸散。外用适量，烧烟熏。生品燥散之性较强，祛风湿、解表多用；制后则燥散性减缓，燥湿健脾多用。

【用法用量】 因其辛苦温燥，故阴虚内热、气虚多汗者忌服。

厚　朴

【歌诀】 厚朴苦温，下气散满，燥湿消积，又可平喘。

【来源】 木兰科植物厚朴 *Magnolia officinalis* Rehd. et Wils 或庐山厚朴 *Magnolia officinalis* Rehd. et Wils var *biloba* Rehd. et Wils 的干燥干、根、枝皮。

【药性】 苦、辛，温。归脾、胃、肺、大肠经。

【性能特点】 苦温燥降，辛能行散，略带芳香，既入脾胃经，又入肺与大肠经。燥湿力强于苍术，又善行气、消积、平喘。既除无形之湿满，又除有形之实满。凡湿、食、痰所致气滞胀满、咳喘皆宜，兼寒者径用，兼热者当配寒凉之品。

【功效应用】 燥湿，行气，消积，平喘。治湿阻中焦，常配苍术、陈皮各适量为，煎汤服，如《太平惠民和剂局方》平胃散。治食积便秘，症轻便不畅者常配枳实、大黄各适量煎服，如《伤寒论》小承气汤；症重便燥结者，常配枳实、大黄、芒硝各适量煎服，如《伤寒论》大承气汤。治痰饮喘咳，常配杏仁、麻黄等各适量，水煎服。治梅核气，常配法半夏、茯苓、紫苏、绿萼梅、佛手等各适量，水煎服。

【用法用量】 内服煎汤3～10g，或入丸散。

【使用注意】 因其苦降下气，辛温燥烈，故内热津枯、体虚及孕妇慎服。

厚朴花

【歌诀】 厚朴花温，行气宽中，化湿开郁，症轻多用。

【来源】 木兰科植物厚朴 *Magnolia officinalis* Rehd. et Wils 或庐山厚朴 *Magnolia officinalis* Rehd. et Wils var *biloba* Rehd. et Wils 的花蕾。

【药性】 辛、微苦，温。芳香。归脾、胃、肺经。

【性能特点】 辛能行散，微苦燥降，芳香温化，入脾胃肺经。善行气宽中，化湿开郁，治脾胃气滞、脘腹胀闷、食欲不振、纳谷不香、感冒咳嗽。功似厚皮而力弱，凡湿、食、痰所致气滞、咳嗽皆宜，尤善治梅核气，兼寒者径用，兼热者当配寒凉之品。

【功效应用】 化湿开郁，行气宽中。治梅核气，症轻者《浙江药用植物志》以鲜厚朴花 15～30 g，水煎服；症重者常配法半夏、茯苓、紫苏、绿萼梅、佛手等各适量，水煎服。治脾胃气滞、脘腹胀闷，可配代代花、陈皮、佛手等各适量，沸水泡服。治食欲不振、纳食不香，可配炒枳壳、焦麦芽、鸡内金各适量为末，每取适量冲服。治感冒咳嗽，可配桔梗、苦杏仁、甘草等各适量，水煎服。

【用法用量】 内服煎汤 3～5 g，鲜者酌增，或入丸散。

【使用注意】 因其辛散，微苦燥降，芳香温化，故阴虚津亏者慎服。

广藿香

【歌诀】 藿香微温，止呕和中，理气开胃，化浊神功。

【来源】 唇形科植物广藿香 *Pogostemon cablin* (Blanco) Benth. 的干燥地上部分。

【药性】 辛，微温。芳香。归肺、脾、胃经。

【性能特点】 辛散芳化，微温除寒。入脾胃经，芳化湿浊、理气而开胃、止呕、解暑；入肺经，宣化湿浊而发表。芳香辛散而不峻烈，微温化湿而不燥热，善化湿理气解暑发表。凡湿浊内停，不论有无表证或兼否虚、实、寒、热，皆可酌投。最宜内伤于湿或暑湿，并外感于风寒者。

【功效应用】 化湿开胃，理气止呕，发表解暑。治湿阻中焦，常配佩兰，属寒湿者，再配苍术、厚朴等各适量煎服，如《太平惠民和剂局方》不换金正气散；属湿热者，再配黄芩、滑石、黄连等各适量煎服，如《温热经纬》甘露消毒丹。治寒湿中阻之呕吐，轻者单用，重者常配半夏、生姜、陈皮等各适量，水煎服。治胃热呕吐，常配黄芩、竹茹、芦根等各适量，水煎服。治胃虚呕吐，常配党参、茯苓、白术等各适量，水煎服。治气滞之呕吐，常配苏梗、陈皮等各适量，水煎服。治妊娠之呕吐，常配砂仁、苏梗、竹茹等各适量，水煎服。治湿温暑湿，常配佩兰、滑石、黄芩等各适量，水煎服。治寒性表证，属风寒者，常配紫苏、荆芥等各适量煎服；属风寒夹湿者，常配防风、羌活等各适量煎服；属阴寒闭暑者，常配白芷、紫苏等各适量煎服，如《太平惠民和剂局方》藿香正气散。治气滞兼表，常配苏梗、陈皮等各适量，水煎服。治热性表证，属风热夹湿者，常配连翘、银花等各适量，水煎服；属暑热兼表者，常配滑石、银花等各适量，水煎服。治似寒似热之表证，常配银花、防风等各适量，水煎服。

【用法用量】 内服煎汤5～10g，鲜品加倍，或入丸散，或泡茶饮，入汤剂当后下。其叶偏于发表，梗偏于和中，鲜品化湿解暑力强。

【使用注意】 因其芳香辛散，故阴虚火旺者慎服。

佩兰

【歌诀】 佩兰辛平，芳香辟秽，祛暑和中，化湿开胃。

【来源】 菊科植物佩兰 *Eupatorium fortunei* Turcz. 的干燥或新鲜地上部分。

【药性】 辛，平。芳香。归脾、胃经。

【性能特点】 辛散芳化，平而偏凉，入脾胃经。化湿浊、升清阳而醒脾、醒头目、解暑，并兼发表。功似藿香而性平偏凉，善化湿浊而醒脾。凡脾胃有湿，不论兼表与否皆宜，兼热者最，为治湿热脾瘅口甜腻或口臭多涎之良药。

【功效应用】 芳化湿浊，醒脾开胃，发表解暑。治湿浊中阻兼寒，常配藿香、厚朴、苍术等各适量，水煎服。治湿热困脾，轻者单用，重者配滑石、生甘草、黄芩等各适量，水煎服。治湿温暑湿，常配石菖蒲、郁金、滑石、黄芩等各适量，水煎服。治暑天外感，常配薄荷、滑石、生甘草、西瓜翠衣等各适量，水煎服。

【用法用量】 内服煎汤5～10g，鲜者酌加，或入丸散，不宜久煎。外用适量，装囊佩戴。

香　椿

【歌诀】 香椿辛平，芳香兼苦，祛暑化湿，杀虫解毒。

【来源】 楝科植物香椿 *Toona sinensis* (A. Juss.) Roem. 的干燥叶或新鲜嫩芽叶。

【药性】 辛、苦，平。芳香。归脾、胃经。

【性能特点】 辛散苦泄芳化，平而偏温，食药兼用，入脾胃经。既善化湿解暑，兼散风行气，治暑湿伤中、恶心呕吐、食欲不振；又解毒杀虫，治泻痢、痈疽肿毒、疥疮等。兼寒者最宜，兼热者亦可。

【功效应用】 化湿祛暑，解毒，杀虫。治外感瘴气之恶心、四肢疼痛、口吐酸水、不思饮食、憎寒壮热、发过引饮，《圣济总录》香椿散，以香椿嫩叶三两（酒浸焙干），炙甘草、南壁土（向日者）、腊茶各一两，捣罗为散，每服二钱匕（1.2g），酒调下。治暑湿伤中之恶心呕吐、食欲不振，可配藿香、陈皮、焦神曲等各适量，水煎服。治气滞食欲不振，《山西中草药》单用鲜香椿适量切碎，沸水焯成半生半熟，加酱油拌食。治赤白痢疾，《福建药物志》以鲜香椿叶60g，水煎服。治痈疽肿毒，鲜嫩香椿叶、大蒜各等量，加盐少许，捣烂外敷患处。治疥疮，《新修本草》单用香椿叶煎汤取汁洗之。治小儿头生白秃、发不生，《肘后方》以香椿、楸、桃叶心各适量，捣取汁涂之。治丝虫病，《食物中药与便方》以香椿、杉木、枫树嫩枝叶各等分，成人每日每次约为60～120g，水煎去渣，调入醋1匙，每日分2～3次，趁热服。

【用法用量】 内服煎汤，鲜者30～60g，或沸水焯后凉拌食。外用适量，煎汤洗，或捣敷。

【使用注意】 因其辛散苦泄芳化，又耗气之虞，故气虚多汗者慎用。

扁豆花

【歌诀】 扁豆花平，化湿解暑，健脾和中，解药食毒。

【来源】 豆科植物扁豆 *Dolichos lablab* L. 的干燥或新鲜花。

【药性】 甘，平。芳香。归脾、胃经。

【性能特点】 轻芳化湿，甘益解毒，平而不偏，入脾胃经。既善化湿解暑，治暑湿、湿温；又健脾和中，治脾虚湿停之带下、泄泻；还兼解毒，治食物或毒药中毒等。集化湿、解暑、健脾、和中、解毒于一体，暑湿、脾虚夹湿、食中毒宜用。

【功效应用】 化湿解暑，和中健脾，兼解毒。治夏伤暑湿在表之发热、无汗口渴、头目昏重，常配金银花、西瓜翠衣、荷叶等各适量煎服，如《温病条辨》清络饮。治暑温形似伤寒之面赤口渴、但汗不出，常配香薷、厚朴、连翘等各适量煎服，如《温病条辨》新加香薷饮。治暑湿伤中之泄泻，常配藿香、白豆蔻、厚朴等各适量，水煎服。治暑湿痢疾，常配黄连、马齿苋、秦皮等各适量，水煎服。治大量饮酒中毒，常配陈皮、白豆蔻、葛花等各适量，水煎服。

此外，治食物或毒药中毒者，也可择用并配甘草等。治外伤肿痛，单用鲜品捣敷，或干品研末调敷。

【用法用量】 内服煎汤 3～9 g，或研末，或鲜品捣汁服。外用适量，鲜品捣敷，或干品研末调敷。

扁豆衣

【歌诀】 微温豆衣，消暑化湿，功似其花，和胃健脾。

【来源】 豆科植物扁豆 *Dolichos lablab* L. 的种皮。

【药性】 甘，微温。归脾、胃经。

【性能特点】 甘益解毒，微温化湿，入脾胃经。既化湿消暑，治暑湿、湿温；又健脾和胃，达肌行水，治脾虚湿停之带下、泄泻，或湿注之脚气浮肿、妇女带下。药食兼用，功似扁豆花而弱于扁豆。集化湿、解暑、健脾、和胃于一体，暑湿、脾虚夹湿宜用。

【功效应用】 化湿消暑，健脾和胃。治暑湿内蕴之头昏胸闷、纳呆，可配厚朴花、薄荷、佩兰、炒神曲、荷叶等各适量，水煎服。治脾虚湿滞之泄泻呕吐，可配白豆蔻、茯苓、陈皮、法半夏等各适量，水煎服。治脚气浮肿，可配木瓜、生薏苡仁、大腹皮等各适量，水煎服。治妇女带下，兼寒者可配制苍术、炒山药、炒白术、茯苓等各适量，水煎服；兼热者可配苍术、黄柏、牛膝等各适量，水煎服。

此外，兼解酒，可配葛花、枳椇子、陈皮等。

【用法用量】 内服煎汤3～9g，或入丸散。

白豆蔻

【歌诀】 白豆蔻温，芳化行散，偏于中上，化湿散寒。

【来源】 姜科植物白豆蔻 *Amomun kravanh* Pirre ex Gagnep. 的干燥成熟果实。

【药性】 辛，温。芳香。归肺、脾、胃经。

【性能特点】 辛香温化行散，入肺脾胃经。化湿、温中、行气而止呕、止泻。功似砂仁，作用偏于中上二焦，善去肺脾经湿浊寒邪，理肺脾经气滞。长于止呕，尤善治寒湿呕吐。药食兼用，或药或做调料。

【功效应用】 化湿行气，温中止呕。治寒湿气滞，症见脘腹胀满者，常配厚朴、木香、陈皮等各适量煎服；症见呕吐反胃者，常配半夏、丁香等各适量煎服；症见泄泻者，常配厚朴、陈皮、白术等各适量煎服。治饮酒过度，常配葛花、砂仁、泽泻等各适量，水煎服。治湿温初期胸闷苔腻，常配薏苡仁、通草、竹叶等，各适量煎服，如《温病条辨》三仁汤。治湿热蕴结，常配黄芩、滑石、大腹皮等各适量煎服，如《温病条辨》黄芩滑石汤。

【用法用量】 内服煎汤3～6g，或入丸散，入汤剂当打碎后下。

【使用注意】 因其辛香温燥，故火升作呕及阴虚血燥者忌服。

砂 仁

【歌诀】 砂仁辛温，止泻温中，化湿行气，安胎常用。

【来源】 姜科植物阳春砂 *Amomum villosum* Lour. var. *xanthioides* T. L. Wu et Senjen、海南砂 *Amomum longiligulare* T. L. Wu 等的干燥成熟果实。

【药性】 辛，温。芳香。归脾、胃、肾经。

【性能特点】 辛香温化行散，入脾胃肾经。化湿、温中、行气而止泻、安胎。功似白豆蔻，作用偏于中下二焦，善去脾胃经之湿浊寒邪，理中焦之气，凡脾胃湿阻及气滞证可用，兼寒者尤宜。长于止泻、安胎，尤善治寒湿泄泻及妊娠中焦虚寒或寒湿气滞之恶阻、胎动不安。药食兼用，或药或做调料。

【功效应用】 化湿行气，温中止泻，安胎。治湿阻气滞，常配木香，属湿阻者，再配厚朴、苍术、陈皮等各适量为丸服，如《中国药典》香砂平胃丸；属气滞者，再配枳实或枳壳、苏梗等各适量，水煎服。治脾虚气滞泄泻，常配木香、人参、白术、陈皮等各适量煎服，如《张氏医通》香砂六君子丸。治中寒泄泻，单用研末服，或配干姜、附子等各适量，水煎服。治饮酒过度，常配葛花、白豆蔻、泽泻、茯苓等各适量，水煎服。治中焦虚寒或寒湿气滞之妊娠恶阻、胎动不安，常配苏梗、白术等各适量，水煎服。

【用法用量】 内服煎汤 3～6g，或入丸散，入汤剂当打碎后下。

【使用注意】 因其辛香温燥，故阴虚火旺者慎服。

草豆蔻

【歌诀】 草豆蔻温，燥湿散寒，行气温中，胃痛可安。

【来源】 姜科植物草豆蔻 *Alpinia katsumadai* Hayata 的干燥近成熟种子。

【药性】 辛，温。芳香。归脾、胃经。

【性能特点】 辛香温燥行散，入脾胃经。燥湿、温中、行气而止呕。功似白豆蔻，作用偏于中焦，善去脾胃经之湿浊寒邪，理中焦之气，凡脾胃湿阻及气滞证可用，兼寒者尤宜。功又似草果，但气味芳香；燥烈之性不及草果，能理气止呕。治中焦寒湿，可代白豆蔻。药食兼用，或药或做调料

【功效应用】 燥湿散寒，温中行气。治寒湿中阻之胃痛呕泻，常配厚朴、苍术、陈皮、半夏等各适量，水煎服。治湿温暑湿，常配黄芩、滑石、藿香等各适量，水煎服。

【用法用量】 内服煎汤3～6g，或入丸散，入汤剂当打碎后下。

【使用注意】 因其辛香温燥，故阴虚火旺者忌服。

草　果

【歌诀】 草果性温，除痰截疟，燥湿散寒，瘟疫能却。

【来源】 姜科植物草果 *Amomum tsao-ko* Crevost et Lemaire 的成熟果实。

【药性】 辛，温。臭香。归脾、胃经。

【性能特点】 辛香温燥行散，入脾胃经。善燥湿、散寒而除痰截疟。功似草豆蔻，但有特殊臭气与辣味，燥烈之性较强。又能截疟，治寒湿偏盛或山岚瘴气、秽浊湿邪之疟疾；除瘟疫，治外感疫疠、寒湿内蕴之瘟疫。

【功效应用】 燥湿散寒，除痰截疟。治寒湿中阻，常配厚朴、苍术、陈皮、半夏等各适量，水煎服。治寒湿疟疾，常配常山、柴胡、知母等各适量煎服，如《慈幼新书》草果饮。治外感疫疠、寒湿内蕴之瘟疫，常配槟榔、知母等各适量煎服，如《瘟疫论》达原饮。

【用法用量】 内服煎汤3～6g，或入丸散。

【使用注意】 因其温燥伤津，故阴虚血少者忌服。

第六章　利水渗湿类食疗药

利水渗湿类食疗药即以通利水道、渗泄水湿为主要作用的食疗中药。因能使尿量不同程度的增多，将体内蓄积之水湿从小便排出，故又名利尿（水）药。

本类药味多甘淡或苦，性多寒凉，或平而偏凉，少数温；多归肺、脾、肾、膀胱经，兼归心、肝、小肠经。主能利水渗湿，通利小便，导水湿之邪从小便出；兼能清热、利胆、通淋、退黄、排石、祛风止痒，极个别兼补虚。主治水湿内停之水肿、痰饮，湿热内停之淋痛、带下、黄疸、水泻及湿疮湿疹等。

本类药又可分三类：

① 甘淡渗利类，味多甘、淡，性平或凉寒，长于利水消肿。

② 利尿通淋类，味多苦，少数甘、淡，性多寒凉，长于清热利尿通淋，善治湿热淋痛（热、血、沙、石、膏）、白浊等。

③ 利胆退黄类，味多苦，或甘、咸，性寒凉，长于利胆、利尿、排石，善治湿热黄疸、肝胆或泌尿系结石等。

本类药有伤阴之弊，故阴虚者不宜单用，使用时要恰当选择本类药，并配伍其他药，尤常与行气药同用，以促进水液代谢。

茯　苓

【歌诀】 茯苓甘平，渗湿利尿，补益心脾，安神莫少。

【来源】 多孔菌科茯苓 *Poria cocos* (Schw.) Wolf 的干燥菌核。

【药性】 甘、淡，平。归脾、肾、肺、心经。

【性能特点】 甘淡渗利兼补，性平不偏。既入脾肾肺，利水渗湿而消除水肿与痰饮，健脾而促进水湿运化；又入心经，宁养心神而安神。药食兼用，凡水湿内停，无论寒热或兼否脾虚皆宜，脾虚水肿或湿盛者尤佳。

【功效应用】 利水渗湿，健脾，宁心安神。治水肿，常配猪苓、白术、泽泻、桂枝等各适量煎服，如《伤寒论》五苓散。治小便不利，常配车前子、猪苓、泽泻等各适量，水煎服。治痰饮，属停于胸胁之支饮，可配黄芪、防己、桂枝等各适量，水煎服；属停于心下之水气凌心，常配桂枝、白术等各适量煎服，如《金匮要略》苓桂术甘汤；属停于胃之呕逆眩悸，常配茯苓、泽泻、半夏等各适量，水煎服；属停于肺之咳嗽痰喘，可配陈皮、半夏等各适量，水煎服。治脾虚湿盛，常配人参、白术、甘草各适量煎服，如《太平惠民和剂局方》四君子汤。治心神不宁、惊悸失眠，属心脾两虚者，常配人参、当归、龙眼肉等各适量，水煎服；属心气不足者，常配人参、龙骨、牡蛎、远志等各适量，水煎服；属心肾不交者，常配远志、石菖蒲、莲子肉等各适量，水煎服；属气阴两虚者，常配人参、麦冬、五味子等各适量，水煎服。

【用法用量】 内服煎汤 10～15 g，或入丸散。

薏苡仁

【歌诀】 微寒薏米，生炒功异，清热排脓，渗湿健脾。

【来源】 禾本科植物薏苡 *Coix lacryma-jobi* L. var. *mayuen* (Roman.) Stapf 的干燥成熟种仁。习称薏米。

【药性】 甘、淡，微寒。归脾、胃、肺经。

【性能特点】 甘淡渗利兼补，微寒能清，入脾胃肺经。生用甘淡微寒，祛邪兼扶正，既清利湿热、除痹排脓，又兼健脾。炒用甘淡而平，扶正兼祛邪，既健脾又利湿而止泻。药食兼用，药力平和。功似茯苓而力较缓，祛邪又扶正。生用长于清热、利湿、除痹、排脓，炒用长于健脾止泻。

【功效应用】 清利湿热，除痹，排脓，健脾止泻。治水肿，常配茯苓、猪苓、泽泻、白术等各适量，水煎服。治小便不利兼热，轻者可单用，重者可配木通、车前子等各适量，水煎服。治脚气浮肿，常配黄柏、苍术、牛膝等各适量，水煎服。治湿痹身痛，属外感风湿者，常配麻黄、杏仁、甘草等各适量，水煎服；属湿痹兼热者，常配秦艽、防己、威灵仙等各适量，水煎服。治湿疹湿疮，常配土茯苓、萆薢、防己、白鲜皮等各适量，水煎服。治肺痈吐脓，常配鱼腥草、金荞麦、芦根、冬瓜子等各适量，水煎服。治肠痈腹痛，常配大黄、丹皮、红藤、败酱草等各适量，水煎服。治脾虚溏泻，常炒用并配茯苓、人参、砂仁等各适量，水煎服。

此外，治扁平疣，以生薏苡仁碾（研）粉，每次 15 g，一日 3 次。抗癌，可制成注射液。

【用法用量】 内服煎汤 10～30 g，或入丸散，亦可做羹、煮粥饭食。其力缓，用量须大，并久服。清热利湿、除痹排脓宜生用，健脾止泻宜炒用。

【使用注意】 因其虽平和，但能利湿，故津液不足者慎服。

泽 泻

【歌诀】 泽泻甘寒，清热利尿，水肿癃淋，痰饮眩冒。

【来源】 泽泻科植物泽泻 *Alisma orientalis* (Sam.) Juzep. 的干燥块茎。

【药性】 甘、淡，寒。归肾、膀胱经。

【性能特点】 甘寒渗利清泄，入肾膀胱经，既清泻肾（相）火，又除膀胱之湿热。凡属中下焦湿热、痰饮及肾火之证皆可选用。若为湿浊、痰饮而热不明显或有寒者宜炒用。

【功效应用】 利水渗湿清热，清相（肾）火。治水肿、小便不利，热不盛者，常配茯苓、猪苓、白术等各适量煎服，如《丹溪心法》四苓散；兼热者，常配茯苓、滑石、车前子等各适量，水煎服；兼阳虚者，常配桂枝、茯苓、猪苓等各适量煎服，如《伤寒论》五苓散。治尿闭，常配木通、茯苓、瞿麦等各适量，水煎服。治水泻，常配茯苓、车前子、滑石等各适量，水煎服。治痰饮眩悸，常配茯苓、白术、甘草等各适量煎服，如《金匮要略》桂术甘汤苓。治相火妄动之梦多遗精梦交，单用或配黄柏、地黄等各适量，水煎服。治阴虚火旺，常配黄柏、知母、熟地、丹皮等各适量煎服，如《医方考》知柏地黄丸。

【用法用量】 内服煎汤 5～10 g，或入丸散。

【使用注意】 因其性寒而泻肾火，故阳虚滑精者慎服。

车前子

【歌诀】 车前子寒，清利小便，渗湿止泻，明目化痰。

【来源】 车前科植物车前 *Plantago asiatica* L.、大车前 *Plantago major* L. 和平车前 *Plantago depresa* Willd. 的干燥成熟种子。

【药性】 甘，寒。归肾、膀胱、肝、肺经。

【性能特点】 甘寒滑利清化。入肾膀胱经，既清热利尿渗湿而通淋，又实大便而止泻。入肝经，清泻肝火而明目。入肺经，清肺化痰而止咳嗽。凡湿热、肝热、痰热所致病证均可酌投；善治水泻，兼热者最宜。

【功效应用】 清热利尿，渗湿止泻，清肝明目，清肺化痰。治淋证涩痛，常配木通、山栀子、瞿麦、萹蓄等各适量煎服，如《太平惠民和剂局方》八正散。治水肿兼热，常配泽泻、冬瓜皮、猪苓、茯苓等各适量，水煎服。治小便不利兼热，可配泽泻、防己、淡竹叶、乌药等各适量，水煎服。治水湿泻泄，轻者单用或配薏苡仁、泽泻、茯苓等各适量，水煎服；重者可配滑石、泽泻、白术、金银花等各适量，水煎服。治肝热目赤肿痛，常配菊花、桑叶、青葙子等各适量，水煎服。治肝肾亏虚目暗不明（内盲、青盲），常配熟地、枸杞等各适量，水煎服。治痰热咳嗽，常配黄芩、芦根、浙贝母、竹茹等各适量，水煎服。

此外，用于降血压，治高血压属肝火者，常配菊花、川芎、炒杜仲、泽泻、牛膝等各适量，水煎服。

【用法用量】 内服煎汤 5～10g，布包，或入丸散。

【使用注意】 因其甘寒清利，故无湿热者慎服。

车前草

【歌诀】 车前草寒，药食两兼，利尿清热，血凉毒蠲。

【来源】 车前科植物车前 *Plantago asiatica* L.、大车前 *Plantago major* L. 和平车前 *Plantago depresa* Willd. 的新鲜或干燥全草。

【药性】 甘，寒。归肝、肾、膀胱经。

【性能特点】 甘寒滑利清解。入肾与膀胱经，善清热利尿渗湿而通淋。入肝经，既清泻肝火而明目，又凉血而止血，还善清解热毒，使热毒从内而解，使湿热毒从小便而外出。凡湿热、肝热、血热、热毒皆宜，且药食两兼，不苦易食。

【功效应用】 清热利尿，凉血，解毒。治热结膀胱、小便不利，常配泽泻、萹蓄、瞿麦、通草等各适量，水煎服。治淋证涩痛，常配木通、生栀子、瞿麦、萹蓄等各适量，水煎服。治湿热带下，常配生薏苡仁、黄柏、芡实等各适量，水煎服。治暑湿泻痢，常配马齿苋、滑石、黄连、生甘草等各适量，水煎服。治肺热咳嗽，常配黄芩、生石膏、鱼腥草、桔梗、浙贝母等各适量，水煎服。治衄血，常配生栀子、白茅根、生桑白皮、黄芩等各适量，水煎服。治尿血，常配白茅根、小蓟、海金沙等各适量，水煎服。治肝热目赤肿痛，常配菊花、桑叶、夏枯草、木贼、黄芩等各适量，水煎服。治咽喉肿痛，单用大剂量或配桔梗、板蓝根、马勃、牛蒡子、黄芩等各适量煎服。治痈肿疮毒，常配蒲公英、紫花地丁、菊花、金银花、赤芍等各适量，水煎服。治痛风性关节炎，可配土茯苓、忍冬藤、萆薢、汉防己等各适量，水煎服。

此外，治高血压病、肾炎，因肝热、湿热或血热所致，症见小便短赤不利者可随方配入。

【用法用量】 内服煎汤 15～30 g，鲜品 30～60 g，或鲜品捣汁服。外用适量，煎汤水洗，或鲜品捣敷，或绞汁涂。

【使用注意】 因其甘寒清利，故无湿热者慎服。

莼　菜

【歌诀】 莼菜甘寒，水肿最擅，脾虚有热，痢疾黄疸。

【来源】 睡莲科植物莼菜 *Brasenia schreberi* J. F. Gmel 的茎叶。

【药性】 甘，寒。归肝、脾经。

【性能特点】 甘补利，质滑润，寒清解，食药兼用，入肝脾经。善利水消肿、清热解毒，兼补虚。治湿热痢疾、黄疸、水肿、小便不利、热毒疮肿、脾虚体弱，水湿停留兼热兼脾虚者尤宜。

【功效应用】 利水消肿，清热解毒。治湿热痢疾，可配马齿苋、铁苋菜等各适量，水煎服。治湿热黄疸，可配茵陈、金钱草等各适量，水煎服。治水肿、小便不利，症轻者可单用水煎服，症重者可配冬瓜皮等各适量，水煎服。治一切痈疽，春夏用莼菜茎，冬月用莼菜籽，就于根侧寻取，捣烂敷之。治脾胃气虚、饮食不下、黄瘦无力，《食医心境》以莼菜、鲫鱼各四两（125g），用纸包裹，炮令熟，去骨，研，再用橘皮、盐、椒、姜，依如茶羹法，临熟下鱼和，空心食之。

【用法用量】 内服煎汤15～30g，或作羹。外用适量，捣敷患处。

【使用注意】 因其甘寒清利，故脾胃虚寒便溏者慎服。

通　草

【歌诀】 通草微寒，清肺利尿，导热下行，通乳有效。

【来源】 五加科植物通脱木 *Tetrapanax papyriferus*（Hook.）K. Koch 的干燥茎髓。

【药性】 甘、淡，微寒。归肺、胃经。

【性能特点】 甘淡渗利，微寒清泄，轻浮色白。入肺经，引热下行而清热利尿；入胃经，通气上达而下乳。与木通相比，虽均为寒凉通利之品，但气味俱薄，清利力缓，既主清肺胃热而利湿，又通气上达而下乳，为治肺胃热、气分湿热及缺乳的常用药。质轻，故用量宜小。

【功效应用】 清热利尿，通气下乳。治湿温尿赤而涩，常配薏苡仁、苦杏仁、滑石等各适量，水煎服。治热淋涩痛症轻，常配木通、连翘、车前草、芦根等各适量，水煎服。治产后缺乳，属气虚血少者，常配黄芪、当归、木通、猪蹄甲等各适量，水煎服；属肝郁气滞者，常配柴胡、当归、白芍、路路通等各适量，水煎服。

【用法用量】 内服煎汤2～5g，或入丸散。

【使用注意】 因其淡渗清利，故内无湿热、气阴两虚及孕妇慎服。

灯心草

【歌诀】 灯草微寒，清心除烦，清利湿热，夜啼可安。

【来源】 灯心草科植物灯心草 *Juncus effusus* L. 的干燥茎髓。

【药性】 甘、淡，微寒。归心、肺、小肠经。

【性能特点】 甘淡渗利，微寒能清，入心肺小肠经。既清利湿热，又清心与小肠之火而除烦。其性效介于通草与木通之间而力缓，治湿热、烦热轻症每用。

【功效应用】 清利湿热，清心除烦。治热淋涩痛，常配车前草、海金沙等各适量，水煎服。治热扰心神之烦躁，常配竹叶、栀子等各适量，水煎服。治小儿夜啼，常配蝉蜕等各适量，水煎服。

此外，可用于灯火灸。

【用法用量】 内服煎汤 1.5～2.5 g，或入丸散。外用适量，煅存性研末用；或生品蘸油点燃作灯火灸，即“神灯照”法。

瓠　子

【歌诀】 瓠子平甘，渗利小便，退肿效著，止渴除烦。

【来源】 葫芦科植物瓠子 *Lagenaria siceraria* (Molina) Standl. var. *depressa* (Ser.) Hara 的新鲜或干燥果实。

【药性】 甘、苦，平。归心、小肠经。

【性能特点】 甘淡渗利，平而偏凉，药食两兼，入心小肠经。善利小便，唯利水消肿，力弱于冬瓜皮，凡水肿无论热寒均可，兼热者尤宜。又善清热除烦，兼心烦者尤佳。

【功效应用】 利水清热，止渴除烦。治水肿、小便不利，常配茯苓皮、冬瓜皮、泽泻等各适量，水煎服。治烦热口渴，常配竹叶、麦冬、天花粉、莲子心等各适量，水煎服。治疮毒，取瓠子 1 个，荞麦面包裹，以火烧焦，去面为末服；亦可配蒲公英、金银花等各适量，水煎服。

【用法用量】 内服煎汤鲜品 60～120 g，或烧存性研末。外用适量，烧存性研末调敷。

【使用注意】 因其平而偏凉，故中寒者慎服。

黄瓜皮

【歌诀】 黄瓜皮凉，汗斑痱疮，水肿尿少，淋痛亦良。

【来源】 葫芦科植物黄瓜 *Cucumis savus* L. 的果皮。

【药性】 甘、淡，凉。归膀胱、肺经。

【性能特点】 甘淡渗利，凉能清解，清利不苦，亦食亦药。入膀胱经，善清利膀胱湿热而利尿通淋；入肺经，清肺热使其得以肃降，以增利水之力。

【功效应用】 清热，利水，通淋。治水肿尿少，轻者单用适量；重者常配冬瓜皮、茯苓、猪苓等各适量，水煎服。治湿热蕴结膀胱之淋痛，轻者单用适量，洗净生食或凉拌食；重者常配车前草、鱼腥草、白茅根、海金沙等各适量水煎服。

此外，治汗斑，取鲜黄瓜皮，以切面蘸硼砂拭之，取汗为度。治痱疮，取鲜黄瓜皮，擦拭患处，或榨汁外涂。

【用法用量】 内服煎汤 10～15 g，鲜品加倍。外用适量，生擦。

蚕豆壳

【歌诀】 蚕豆壳平，脚气水肿，小便不利，出血疮痈。

【来源】 豆科植物蚕豆 *Vicia faba* L. 的种皮。

【药性】 甘、淡，平。归脾、膀胱经。

【性能特点】 甘淡渗利，平而偏凉，药食两兼，入脾膀胱经，内服外用皆宜。既利水渗湿，治水肿、脚气及小便不利；又止血、解毒，治出血、疮痈、瘰疬。

【功效应用】 利水渗湿，止血，解毒。治水肿，可配冬瓜皮、黄瓜皮、茯苓等各适量，水煎服。治小便日久不通，难忍欲死，以鲜壳三两（90 g）水煎服，无鲜者可以干者代。治脚气肿痛，可配牛膝、薏苡仁、土茯苓等各适量，水煎服。治小便不利，单用或配车前草、茯苓等各适量，水煎服。治吐血，可配白茅根、藕或藕节各适量，水煎服。治下血，可配马齿苋、槐花等各适量，水煎服。治胎漏，炒熟蚕豆壳研末，每服三四钱（9～12g），加砂糖少许调服。治天疱疮、黄水疮，蚕豆壳炒成炭，研细，加铅丹少许，研匀，以真菜油调涂，并频以油润之。治瘰疬，内服可配夏枯草、浙贝母等各适量，水煎服；外用可取蚕豆壳麻油浸一周后，瓦上焙干，研细末，再以麻油调敷患处。

【用法用量】 内服煎汤，9～15g。外用适量，煅存性研末调涂。

生姜皮

【歌诀】 姜皮凉散，辛行功简，头面肢肿，初起可安。

【来源】 姜科植物姜 *Zingiber officinale* Rosc. 的根茎外皮。

【药性】 辛，凉。归脾、肺经。

【性能特点】 辛凉行散，入脾肺经。善行水消肿，治水肿初起、小便不利，亦药亦食。

【功效应用】 行水消肿。治水肿初起，症见头面或四肢浮肿，轻者可配黄瓜皮、冬瓜皮、桔梗等各适量，水煎服；重者常配大腹皮、五加皮、地骨皮、茯苓皮等各适量煎服，如《太平惠民和剂局方》五皮饮。治小便不利，可配茯苓皮、车前草等各适量，水煎服。

【用法用量】 内服煎汤 3～6g。

冬瓜皮

【歌诀】 冬瓜皮寒，利水功专，水湿胀满，服之能痊。

【来源】 葫芦科植物冬瓜 *Benincasa hispida* (Thunb.) Cogn. 的外果皮。

【药性】 甘、淡，微寒。归肺、脾经。

【性能特点】 甘淡渗利，微寒而清，入肺脾经。善利水消肿，力强于葫芦，兼清热，水肿兼热者尤宜。

【功效应用】 利水消肿。治水肿、小便不利，常单用大量，或配茯苓皮、桑白皮、车前子、泽泻等各适量，水煎服。治脾湿泄泻，常配茯苓、炒白术、泽泻、陈皮等各适量，水煎服。

【用法用量】 内服煎汤 10～30 g，鲜品酌加。

【使用注意】 因其甘淡渗利，有伤阴之虞，故阴虚者不宜用。

冬瓜子

【歌诀】 冬瓜子寒，滑痰排脓，清热利湿，通肠消痈。

【来源】 葫芦科植物冬瓜 *Benincasa hispida*（Thunb.）Cogn. 的干燥种子。

【药性】 甘，寒。归肺、胃、大肠、小肠经。

【性能特点】 甘淡渗利，寒清滑润，入肺胃大肠小肠经。既清热利湿兼滑肠，治白浊、带下，兼便秘者最宜；又清肺化痰兼消痈，治痰热咳嗽、肺痈、肠痈可用。与冬葵子相比，虽均能甘寒滑润清利，但清利力较弱，长于化痰消痈。

【功效应用】 清热利湿，清肺化痰，消肿排脓，兼滑肠。治淋浊，常配萆薢、土茯苓、车前子等各适量，水煎服。治水肿，可配茯苓皮、冬瓜皮、泽泻、车前子等各适量，水煎服。治带下，常配黄柏、白术、芡实、山药等各适量，水煎服。治脚气浮肿，可配苍术、黄柏、土茯苓、川牛膝等各适量，水煎服。治痰热咳嗽，常配浙贝母、瓜蒌、桔梗、前胡等各适量，水煎服。治咽喉肿痛，常配连翘、桔梗、生甘草、射干等各适量，水煎服。治肺痈，常配生薏苡仁、桃仁、苇茎等各适量煎服，如《千金方》苇茎汤。治肠痈，常配大黄、牡丹皮、桃仁等各适量煎服，如《金匮要略》大黄牡丹皮汤。

此外，治产后缺乳，民间常取本品 1 把，与鲤鱼 1 条同煮，吃鱼喝汤。古人研末外用作面脂药，有润泽肌肤之效。

【用法用量】 内服煎汤 15～30 g，或入丸散。外用适量，煎汤洗浴，或研膏涂敷。

【使用注意】 因其性寒滑利，故脾虚便溏者慎服。

冬葵子

【歌诀】 冬葵子寒，润燥通便，利尿滑胎，催乳有验。

【来源】 锦葵科植物冬葵 *Malva verticillata* L. 的干燥成熟种子。

【药性】 甘，寒。归大肠、小肠、膀胱经。

【性能特点】 甘淡渗利，寒清滑润，入膀胱大肠小肠经。既利尿通淋、滑肠，治水肿、小便不利、淋痛多用，兼便秘者尤佳；又通乳，缺乳宜用。与冬瓜子相比，虽均能甘寒滑润清利，但清利力较强，又兼通乳。

【功效应用】 利尿通淋，滑肠通乳。治淋痛，单用或配木通、瞿麦、车前子等各适量，水煎服。治石淋，常配金钱草、海金沙、郁金、广金钱等各适量，水煎服。治水肿，可配茯苓皮、冬瓜皮、泽泻、车前子等各适量，水煎服。治肠燥便秘，常配郁李仁、火麻仁、决明子、炒枳壳等各适量，水煎服。治产后缺乳，属气亏血少者，常配当归、黄芪、通草、王不留行等各适量，水煎服；属肝郁气滞者，常配柴胡、香附、炒白芍、路路通等各适量，水煎服；属乳汁壅滞胀痛者，常配王不留行、蒲公英、漏芦等各适量，水煎服。

【用法用量】 内服煎汤 10～15g，或入丸散。

【用法用量】 因其性寒滑利，古人云其能滑胎，故孕妇及脾虚便溏者慎服。

莴　苣

【歌诀】 莴苣凉苦，利尿通乳，亦食亦药，清热解毒。

【来源】 菊科植物莴苣 *Lctuca sativa* L. 的茎和叶。

【药性】 甘、苦，凉。归胃、小肠经。

【性能特点】 甘淡渗利，苦凉清泄，入胃小肠经。善利尿、通乳、清热解毒，治小便不利、尿血、乳汁不通、蛇虫咬伤、肿毒。食药兼用，药力平和。

【功效应用】 利尿，通乳，清热解毒。治小便不利，《海上集验方》以鲜莴苣捣如泥，做饼贴脐中。治小便尿血，《本草纲目》引杨氏方，以鲜莴苣捣敷脐上。治产后无乳，《海上集验方》莴苣三枚，研作泥，好酒研开服。治沙虱水毒，《肘后方》以鲜莴苣菜捣汁，外敷。治蚰蜒入耳，以干莴苣叶一分，雄黄一分，捣罗为末，面糊和丸，如皂角子大；以生油少许，化破 1 丸，倾在耳中，虫自出。

【用法用量】 内服煎汤 30～60g。外用适量，捣敷

【用法用量】 因其甘淡苦凉，故脾虚便溏者慎服。

枳椇子

【歌诀】 枳椇子平，解酒良品，除烦止呕，煎服即应。

【来源】 鼠李科植物北枳椇 *Hovenia dulcis* Thunb.、枳椇 *Hovenia acerba* Lindl. 或毛果枳椇 *Hovenia trichocarpa* chun et Tsiang 的成熟种子或带肉质花序轴的果实。又名**拐枣**。

【药性】 甘，平。归胃经。

【性能特点】 甘滑利解，平而偏凉，专入胃经。既善解酒毒，清胸膈之热，除烦止渴止呕，又能利二便。既为治疗酒醉之良药，又为治津伤烦渴所常用，兼二便不利者尤佳。

【功效应用】 解酒毒，止渴除烦，止呕，利大小便。治饮酒过量、烦躁口渴、呕吐者，可单用，或配葛花、绿豆等各适量，水煎服。治嗜酒过度、热积于中、津液亏耗之烦热口渴、二便不利，可配知母、麦冬、麻仁、郁李仁等各适量，水煎服。治伤暑烦渴，常配竹叶、绿豆、荷叶等各适量，水煎服。治内热津伤之大便不利者，常配知母、麦冬、玄参等各适量，水煎服。治风湿麻木，《安徽中草药》以拐枣 120g，白酒 500g，浸泡 3～5 天，每次服一小酒杯，日 2 次。治手足抽搐，《湖南药物志》以枳椇果实、四匹瓦、蛇莓各 15g，水煎服。治小儿疳积，《贵州草药》以拐枣树种子 9g，研末，蒸鸡蛋服。治小儿惊风，《湖南药物志》以枳椇果实 30g，水煎服。

【用量用法】 内服煎汤 9～15g，或泡酒，或入丸剂。

【使用注意】 因其平而偏凉，故脾胃虚寒者慎服。

猫须草

【歌诀】 猫须草凉，淋痛宜尝，热淋能愈，石淋效彰。

【来源】 唇形科植物肾茶 *Clerodendranthus spicatus* (Thunb.) C. Y. Wu. 的干燥全草。

【药性】 甘、淡、微苦，凉。归肾、膀胱经。

【性能特点】 甘淡渗利，微苦凉而清泄，入肾与膀胱经。主清利肾与膀胱湿热而通淋、排石，善治泌尿系结石，无论结石在肾、在输尿管或膀胱者皆宜。

【功效应用】 清热利尿，通淋排石。治石淋，单用 60 g 水煎代茶服，或配石韦、鸡内金、蝼蛄、积雪草、乌药等各适量，水煎服。治热淋，常配瞿麦、萹蓄、木通等各适量，水煎服。治水肿，单用或配茯苓、猪苓、泽泻、车前子等各适量，水煎服。

【用法用量】 内服煎汤 30～60 g，鲜者加倍，或沸水泡服。

【使用注意】 因其甘淡渗利，有伤阴之虞，故阴虚津亏者慎服。

金钱草

【歌诀】 金钱草咸，利尿软坚，通淋消肿，结石可蠲。

【来源】 报春花科植物过路黄 *Lysimachia christinae* Hance 的干燥或新鲜全草。

【药性】 甘、咸，微寒。归肝、胆、肾、膀胱经。

【性能特点】 甘淡渗利，咸软入肾，微寒清解。入肝胆经，清利肝胆而退黄、排石；入肾膀胱经，清热利尿而通淋止痛；还清解热毒而消肿疗疮。最善排石止痛，肝胆与泌尿系结石皆宜，泥沙状者尤佳；各种淋痛皆可，痛重者尤宜。

【功效应用】 清热利尿，通淋排石，利胆退黄，解毒消肿。治砂、石淋，常配猫须草、石韦、鸡内金、乌药等各适量，水煎服。治热淋，常配瞿麦、萹蓄、木通等各适量，水煎服。治水肿，常配茯苓、车前子、冬瓜皮等各适量，水煎服。治湿热黄疸，常配茵陈、栀子、大黄、垂盆草等各适量，水煎服。治肝胆结石，单用大量煎汤代茶，或配柴胡、海金沙、郁金等各适量，水煎服。治痈肿疮毒，单用鲜品或配鲜蒲公英、鲜紫花地丁捣敷。治水火烫伤，取鲜花与叶捣汁涂，或配虎杖、地榆等各适量，浓煎外涂。

此外，能降转氨酶，治肝炎转氨酶升高，单用或配茵陈、垂盆草、五味子等各适量，水煎服。

【用法用量】 内服煎汤 15～30 g，大剂可用 60 g，鲜者加倍。外用鲜品适量，捣敷。

【使用注意】 因其甘淡微寒，故阴虚津伤及脾胃虚寒者慎服。

茵陈蒿

【歌诀】 茵陈微寒，专治黄疸，湿热郁蒸，服之即散。

【来源】 菊科植物茵陈蒿 *Artemisia capillaris* Thunb. 等的干燥地上部分。

【药性】 苦，微寒。芳香。归肝、胆、脾经。

【性能特点】 苦泄微寒清利，芳香质轻疏理。入肝胆脾经，主清利湿热兼疏理而退黄。为治黄疸要药，无论阳黄阴黄皆宜。兼止痒，治疮疹湿痒。

【功效应用】 清利湿热，退黄。治黄疸，属湿热（阳黄）者，常配栀子、大黄等各适量煎服，如《伤寒论》茵陈蒿汤；属寒湿（阴黄）者，常配桂枝、茯苓等各适量煎服，如《金匮要略》茵陈五苓散。治湿温、暑湿，常配滑石、黄芩等各适量，水煎服。

此外，兼止痒、降脂，治湿疹、湿疮，单用或配地肤子、蛇床子等，内服或外洗。治脂肪肝，可配泽泻、决明子、丹参等各适量，水煎服。

【用法用量】 内服煎汤 10～30 g，或入丸散。外用适量，煎汤熏洗。

【使用注意】 因其苦寒清利，故脾虚或气血不足，以及食滞、虫积所致的虚黄、萎黄均不宜服。

积雪草

【歌诀】 积雪草寒，利湿清热，消肿解毒，止痛活血。

【来源】 伞形科植物积雪草 *Centella asiatica* (L.) Urban 的干燥全草。

【药性】 苦、辛，寒。归肝、脾、肾经。

【性能特点】 苦寒泄降，辛能行散，入肝脾肾经。既清利湿热退黄排石，又解毒活血消肿止痛。既治水湿之肿，又治热毒瘀肿。既除肝胆结石，又除泌尿系结石。

【功效应用】 清热利湿，退黄通淋，解毒消肿，活血止痛。治湿热黄疸，常配茵陈、地耳草、栀子、蒲公英等各适量，水煎服。治肝胆结石，常配柴胡、金钱草、郁金、木香等各适量，水煎服。治沙淋，常配猫须草、海金沙、石韦、鸡内金、乌药等各适量，水煎服。治热淋，常配木通、瞿麦、萹蓄、车前草等各适量，水煎服。治中暑腹泻，常配滑石、生甘草、车前子等各适量，水煎服。治咽喉肿痛，可配桔梗、生甘草、牛蒡子、金银花、板蓝根等各适量，水煎服。治痈肿疮毒，鲜品捣烂外敷，或配蒲公英、连翘等各适量煎服。治跌打肿痛，单用晒干研末，每日 5 g，分 3 次服；也可醋调外敷。

此外，还治丹毒、带状疱疹、硬皮病等，可酌配他药，各取适量，煎汤服，或鲜品捣烂敷患处。

【用法用量】 内服煎汤 15～30 g，鲜品加倍，或研末服。外用适量，捣敷。

【使用注意】 因其苦寒，故脾胃虚寒者慎服。

水飞蓟

【歌诀】 水飞蓟凉，疏肝利胆，清热利湿，肝病最善。

【来源】 菊科植物水飞蓟 *Silybum marianum* (L.) Gaertn. 的瘦果。

【药性】 苦，凉。归肝、胆经。

【性能特点】 苦泄降，凉能清，入肝胆经。善清热利湿、疏肝利胆而退黄排石，治急慢性肝炎、肝硬化、脂肪肝、胆石症、胆管炎。多作药用，水飞蓟子油可作食品原料。

【功效应用】 清热利湿，疏肝利胆。治急性肝炎，可配茵陈蒿、积雪草、栀子、垂盆草、大黄等各适量，水煎服。治慢性肝炎，可配五味子、茯苓、布渣叶、溪黄草等各适量，水煎服。治肝硬化、脂肪肝，可配茵陈蒿、决明子、丹参、赤芍、虎杖、鸡内金等各适量，水煎或为丸服。治胆石症，可配金钱草、茵陈蒿、郁金、木香虎杖等各适量，水煎服。治胆管炎，可配柴胡、黄芩、茵陈蒿、栀子、玉米须等各适量，水煎服。

【用法用量】 内服煎汤 6～15 g，鲜品加倍，或制成冲剂、胶囊（益肝灵胶囊、）丸剂研末服。

【使用注意】 因其苦凉，故脾胃虚寒者慎服。

布渣叶

【歌诀】 布渣叶淡，最宜黄疸，积滞可消，脾虚能健。

【来源】 椴树科植物破布叶 *Microcos paniculata* L. 的干燥或鲜叶。

【药性】 酸、淡，平。归肝、脾、胃经。

【性能特点】 淡渗利，酸入肝，平凉清，入肝脾胃经。既善清利湿热而利胆退黄，治湿热黄疸，又健脾消滞，治脾虚之食欲不振、消化不良、脘腹胀痛、泄泻。兼透表、解毒，治感冒发热、疮疡及蜈蚣咬伤。

【功效应用】 清利湿热，健脾消滞。治黄疸，属湿热者，常配茵陈、溪黄草、金钱草、栀子等各适量，水煎服；属寒湿者，常配茵陈、姜黄、茯苓、桂枝等各适量，水煎服。治脾虚食欲不振，常配陈皮、茯苓、党参、焦神曲等各适量，水煎服。治食积胀痛、消化不良，常配陈皮、鸡内金、青皮、焦山楂、炒枳壳等各适量，水煎服。治脾虚泄泻兼热，常配炒白术、黄芩、金荞麦等各适量，水煎服。治感冒发热，症轻者单用适量水煎服；重者常配金银花、连翘、鱼腥草等各适量水煎服。治疮疡，可配蒲公英、菊花、紫地丁等各适量，水煎服。治蜈蚣咬伤，单用适量煎服。

【用法用量】 内服煎汤 15～30 g，鲜品 30～60 g。外用适量，煎汤洗，或鲜品捣敷。

菊　苣

【歌诀】 菊苣苦寒，最宜黄疸，肾炎水肿，湿热胀满。

【来源】 菊科植物菊苣 *Cichorium intybus* L. 等的干燥地上部分。

【药性】 苦，寒。归肝、胃经。

【性能特点】 苦寒清泄，入肝胃经，清解利消。既善清解热毒，又善利尿消肿，凡热毒、湿热、水肿兼热皆宜，治湿热黄疸尤佳。

【功效应用】 清热解毒，利尿消肿。治湿热黄疸，症轻者单用适量水煎服，并用煎汤洗身；症重者常配茵陈、溪黄草、金钱草、栀子等各适量，水煎服。治肾炎水肿，初起兼表者，常配麻黄、连翘、赤小豆等各适量，水煎服；中后期有蛋白尿者，常配车前草、鱼腥草、连翘、白茅根等各适量，水煎服。治脾胃湿热胀满、食欲不振，常配陈皮、茯苓、厚朴、焦槟榔等各适量，水煎服。

【用法用量】 内服煎汤 6～15g，鲜品加倍。外用适量，煎汤洗。

赤小豆

【歌诀】 赤小豆凉，除湿退黄，解毒排脓，利水擅长。

【来源】 豆科植物赤小豆（茅柴赤）*Phaseolus calcaratus* Roxb. 等的成熟种子。

【药性】 甘，凉。归心、脾、小肠经。

【性能特点】 甘淡渗利，甘凉清解，入心脾小肠经。药食皆可，功力缓和，主祛邪兼扶正。既健脾益胃、去除脾之湿热，又清利小便、导湿热从小便出，故而除湿退黄。凡黄疸，无论阳黄、阴黄皆可，治疗与善后均宜。兼解毒排脓，内痈外痈皆可。

【功效应用】 利水消肿，除湿退黄，解毒排脓。治水肿鼓胀，常配泽泻、木通、槟榔等各适量，水煎服。治小便不利，常配茯苓、猪苓、车前子等各适量，水煎服。治脚气浮肿，常配木瓜、槟榔、防己、川牛膝等各适量，水煎服。治肾炎浮肿，初起者（急性），常配麻黄、连翘、白茅根等各适量煎服，如《伤寒论》麻黄连轺赤小豆汤；日久者（慢性），常配生黄芪、防己、茯苓等各适量，水煎服。治黄疸，属阳黄者，常配茵陈、栀子、黄柏、溪黄草等各适量，水煎服；属阴黄者，常配附子、茵陈、茯苓等各适量，水煎服。治疮肿，轻者研末调敷，重者可配金银花、连翘等各适量煎服。治肠痈，常配大黄、丹皮、蒲公英等各适量，水煎服。

此外，还能健脾益胃，治脾虚夹湿，可配薏苡仁、茯苓等各适量，煎汤服。治产妇缺乳，单用煮粥食。治跌打伤痛，单用研末调敷。

【用法用量】 内服煎汤10～30g，久服方效。外用适量，研末调敷。

玉米须

【歌诀】 玉米须甘，利尿何难，淋病水肿，湿热黄疸。

【来源】 禾本科植物玉蜀黍 *Zea mays* L. 的干燥或新鲜花柱。

【药性】 甘，平。归肝、胆、膀胱经。

【性能特点】 甘淡渗利，性平偏凉，药力和缓，入肝胆膀胱经。既清利肝胆湿热，又清利膀胱湿热，凡黄疸、水肿，无论体虚体实皆可，多做辅助药用，尤宜病后调理或兼体虚者。

【功效应用】 利水消肿，利胆退黄，通乳止血。治水肿、小便不利，常配茯苓、猪苓、车前子等各适量，水煎服。治淋浊、带下，可配土茯苓、冬瓜子、萆薢、乌药等各适量，水煎服。治黄疸，属阴黄者，常配茵陈、桂枝、茯苓、猪苓等各适量，水煎服；属阳黄者，常配茵陈、栀子、虎杖、金钱草等各适量，水煎服。治乳汁不通，可配路路通、漏芦、王不留行等各适量，水煎服。治多种出血，可配栀子、白茅根、小蓟、仙鹤草等各适量，水煎服。

此外，治慢性肾炎尿蛋白不退证属脾肾两虚、湿热未清，单用适量，或配生黄芪、山药、石韦、桔梗、鱼腥草、乌药等各适量，水煎服。

【用法用量】 内服煎汤10～30g，久服方效。

大麦苗

【歌诀】 大麦苗寒，善治黄疸，小便不利，疮疡可敛。

【来源】 禾本科植物大麦 *Hordeum vulgare* L. 的幼苗。

【药性】 苦、辛，寒。归肝、胆、膀胱经。

【性能特点】 苦降辛散，寒清，药力和缓，入肝胆膀胱经。既清利湿热而退黄，又护肤敛疮，治黄疸、小便不利、皮肤皲裂、冻疮，多做辅助药用。

【功效应用】 利湿退黄，护肤敛疮。治黄疸、小便不利，《伤寒类要》以鲜大麦苗适量，杵汁，日日服之。治冬月面目、手足皲肿，《本草纲目》以大麦苗适量，煮汁温洗之。

此外，治慢性肾炎尿蛋白不退证属脾肾两虚、湿热未清，单用适量，或配生黄芪、山药、石韦、桔梗、鱼腥草、乌药等各适量，水煎服。

【用法用量】 内服煎汤30～60g，或捣汁。外用适量，煎汤洗或涂搽。

金针菜

【歌诀】 甘凉金针，少寐胸闷，小便短赤，痔血疮疼。

【来源】 百合科植物黄花菜 *Hemerocalls citrine* Baroni、折叶萱草 *Hemerocalls pricatacitrina* Stapf、萱草 *Hemerocalls fulva* (L.) L. 等的花蕾。

【药性】 甘，凉。归肝、脾、肺经。

【性能特点】 甘淡渗利凉清，食药两兼，功力缓和，入肝脾肺经经。善清利湿热、凉血解毒、宽胸解郁。治小便短赤、湿热黄疸、痔疮出血、痈疮肿疼等，兼肝郁烦闷、少寐者尤佳；治胸闷心烦、少寐，兼湿热或热者尤宜。生者有小毒不可直接食，蒸或煮熟后无毒，可食可药。

【功效应用】 清热利湿，宽胸解郁，凉血解毒。治小便短赤，可配车前草、竹叶、灯心草等各适量，水煎服。湿热黄疸，可配茵陈、蒲公英、栀子等各适量，水煎服。治胸闷心烦、少寐，常配合欢花、郁金、炒枣仁、茯神等各适量，水煎服。治痔疮出血，轻者可以黄花菜30g，红糖适量，煮熟，早饭前1小时服，连服3～4天；重者常配槐花、生地榆、黄芩、炒枳壳等各适量，水煎服。治疮痈肿疼，常配蒲公英、金银花、野菊花等各适量，水煎服。治面粉皶痤疮，《圣济总录》萱草膏方，以生黄花暴干七两，白蜜60g，先将干黄花研极细，与蜜调令匀，入瓷瓶中，每旦洗面后，取适量涂面上。

【用法用量】 内服煎汤15～30g，或煮汤、做菜肴。外用适量，捣敷或研末调敷。

【使用注意】 生者有小毒，当煮熟后食。

甘　蓝

【歌诀】 甘蓝平甘，湿热黄疸，溃疡疼痛，虚损可安。

【来源】 十字花科植物甘蓝 *Brassica olercea* L. var. *capitata* L. 的叶。又名**洋白菜**、**卷心菜**。

【药性】 甘，平。归肝、肾经。

【性能特点】 甘益淡渗，平而偏凉，药力和缓，食药两兼，入肝肾经。既清热利湿，治湿热黄疸；又散结止痛、益肾补虚，治消化道溃疡疼痛、关节不利、肾亏体虚。

【功效应用】 清热利湿，散结止痛，益肾补虚。治湿热黄疸，可单用适量煮食，也可配茵陈等各适量，水煎服。治上腹胀气隐痛，卷心菜500g，加盐少许，煮熟，每日分2次服用。治胃及十二指肠溃疡，甘蓝鲜叶捣烂取汁200～300mL，略加温，饭前服，每日2次，连服10天为一疗程。治关节不利，轻者单用煮食；重者可配千年健、牛膝等各适量，水煎服。治甲状腺肿、甲亢，生卷心菜不拘多少凉拌常食。治肾虚体弱，洋白菜适量煮食，或配山药、马铃薯等各适量做菜食。

【用法用量】 内服绞汁饮200～300mL；或适量，凉拌、做菜、煎汤食。

熊胆草

【歌诀】 熊胆草寒，湿热黄疸，蛔虫腹痛，蛇伤可蠲。

【来源】 唇形科植物狭基线纹香茶菜 *Isodon lophanthoides* (Buc.-Ham. ex D. Don) Hara var. *gerardianus* (Benth.) H. Hara 的全草。又名**熊胆草**、**白线草**。

【药性】 苦，寒。归肝、胆、脾经。

【性能特点】 甘寒泄降清利，药食两兼，入肝胆脾经。善清热利湿、解毒，内服治湿热黄疸、急性胆囊炎、蛔虫病，外用治毒蛇咬伤。

【功效应用】 清热利湿，解毒。治湿热黄疸、急性胆囊炎，《中国中药资源志要》单用适量煎汤或沸水泡饮；也可配茵陈等各适量，水煎服。治毒蛇咬伤，《中国中药资源志要》单用鲜品捣外敷。

【用法用量】 内服煎汤 3～5 g，鲜品 9～15 g；外用适量，鲜品捣敷。

【使用注意】 因其食甘寒泄降，故脾胃虚寒者慎服。

乌　鳢

【歌诀】 乌鳢甘凉，利水消肿，健脾益胃，兼热宜用。

【来源】 鳢科动物乌鳢 *Ophiocephalus argus* Cantor 的肉。

【药性】 甘，凉。归脾、胃、肺、肾经。

【性能特点】 甘补渗利凉清，食药兼用，味美可口，入脾胃肺肾经。既利水消肿，又补脾益胃，治身面浮肿、妊娠水肿、湿痹、脚气、产后乳少、习惯性流产、肺痨体虚、胃脘胀满、肠风及痔疮便血、疥癣。集利水、补脾于一体，兼清热，凡水湿内停皆宜，兼脾虚与邪热者尤佳。

【功效应用】 利水消肿，补脾益胃。治身面浮肿，《食医心镜》以乌鳢一斤（500 g）以上，煮熟取汁，和冬瓜、葱白做羹食。治水肿腹大，《本经逢原》以活乌鳢去污垢，入独头蒜令满，外涂黄泥，炭火炙食。治肾脏病或心脏病性水肿，营养障碍性水肿、妊娠水肿、脚气浮肿，《食物中药与便方》以大乌鳢一条，去肠留鳞，洗净，加等量冬瓜和少许葱白、大蒜同煮，不加盐，吃鱼喝汤，每日一剂，连进 3 至 7 剂。治小便不利，《常见病药用动物》以乌鳢 250g、蝼蛄 5g、肉苁蓉 3g，煎汤服。治产妇乳少，《常见病药用动物》以乌鳢 1 条，去内脏洗净，将洗净捣烂的蚯蚓肉泥 10g，装入鱼腹，隔水蒸熟食。治产后体虚、催乳补血，《水产品营养与药用手册》以乌鳢 1 条，去内脏洗净，放入调料，隔水清蒸，供产妇常食。治习惯性流产，《医方一盘珠》熊氏黑鱼汤，以乌鳢四两（125 g）取肉，酒洗过，同母鸡 1 只，炒煮，一起吃下，或兼进泰山磐石散。治肺结核病身体虚弱，《水产品营养与药用手册》以乌鳢 500 g，去内脏洗净，加生姜3片、大枣3枚，水1500g，煎煮为400g，分早晚2次服，每星期服2～3次。促进伤口愈合，《水产品营养与药用手册》以乌鳢500g，煮食。治胸闷胃胀，《水产品营养与药用手册》以1kg大小乌鳢，去内脏，洗净，焙干研末，睡前黄酒送服10～15g。治肠痔下血，《广西药用动物》乌鳢250g，配大蒜、白及各适量，煮汤服。治疥癣，《中国动物药》以乌鳢1条、洋铁酸模500g，合捣成糊，敷患处，日换1次。

【用法用量】 内服适量，煮食或火上烤熟食，250～500g；研末，每次10～15g。外用适量，捣敷。

【使用注意】 因其甘补发疮，故患疮肿者忌服。

西瓜皮

【歌诀】 西瓜皮凉，利尿清热，功与瓤似，解暑止渴。

【来源】 葫芦科植物西瓜 *Citrullus tanatus* (Thunb.) Matsum. et Nakai 的外层果皮。若削去内层柔软部分晒干即西瓜翠衣。

【药性】 甘、淡，凉。归心、胃、膀胱经。

【性能特点】 甘益淡渗，凉能清解。既入心胃经，善清热解暑而生津、除烦、止渴，治暑热烦渴、小便短少；又入膀胱经，善清利湿热而利尿，治水肿等。食药兼用，服用方便。

【功效应用】 清热，利尿，解暑，止渴。治气鼓、水鼓，《串雅内编》以大西瓜1枚，阳春砂仁四两（125g），独头蒜四十九枚，先将西瓜蒂边开一个孔，用瓢挖出西瓜瓤，只留沿皮无子者，将砂仁与蒜装入，仍用蒂盖好，用酒坛泥以陈酒化开，涂于瓜上令遍，约厚一寸为度，即于泥地上挖一个小坑，用砖将瓜搁空，用炭火煅之，须四周均灼，约煅半日熄火，待其自冷，次日打开，取出瓜炭及药，研细，瓷瓶储之，每服二三钱（6～9g），丝瓜络二钱（6g）煎汤调服，忌盐一个月。治肾脏炎、水肿，以干西瓜皮（不用西瓜翠衣）40g，鲜白茅根60g，水煎，每日三次分服。治高血压，以西瓜翠衣12g，决明子10g，煎汤代茶饮。治糖尿病口渴、尿混浊，《食物中药与便方》以西瓜皮、冬瓜皮各15g，天花粉12g，水煎服。治暑热烦渴尿赤，可单用适量水煎服。治小便短少，可单用或配冬瓜皮等各适量水煎服。治口舌生疮，可配金银花、生甘草等各适量，水煎服。治小儿夏季热，可以西瓜翠衣、金银花各15g，太子参9g，扁豆花、薄荷（后下）各6g。荷叶半张，水煎服。

此外，醉酒者，可洗净食用，有一定解酒作用。

【用法用量】 内服煎汤9～30g，或焙干研末。外用适量，烧存性研末调涂，或鲜品外擦。

【使用注意】 因其甘寒，故中寒湿盛者忌服，脾胃虚寒者慎服。不宜过量食，以免伤脾胃。

越橘叶

【歌诀】 越橘叶平，淋痛痛风，小毒偏凉，用宜谨慎。

【来源】 杜鹃花科植物越橘 *Vaccinium vitis-idaea* L. 的叶。

【药性】 苦、微甘，平。有小毒。归膀胱、脾经。

【性能特点】 苦能泄降，微甘渗解，平凉小毒。入膀胱与脾经，善清热利尿、解毒，治热淋涩痛、痛风等。药食兼用，服用方便。

【功效应用】 清热，利尿，解毒。治膀胱炎、尿道炎，证属湿热淋痛者，症轻者《新疆中草药手册》以越橘叶6g，水煎服；症重者可配车前草、淡竹叶、海金沙等各适量，水煎服。治痛风，症轻者单用适量沸水泡服，症重者可配土茯苓、忍冬藤、防己等各适量，水煎服。

【用法用量】 内服煎汤3～9g。

【使用注意】 因其有小毒，故不宜过量服。

第七章　温里类食疗药

温里类食疗药即性温热，以治疗里寒证为主要功效的食疗中药。

本类药味辛或苦，性温热，多归心、脾、肾经，兼入肺、肝经等。主能温里散寒、补火助阳、回阳救逆、温经通络止痛等，兼能祛风湿、杀虫、平喘、活血。主治寒邪直中、脾阳虚、脾肾阳虚、肾阳虚、心肾阳虚、阳虚水肿、胸痹冷痛、寒疝腹痛等，兼治阳虚外感、寒饮喘咳、风湿痹痛、虫积腹痛等。

本类药多温燥伤阴，故阴虚津亏者不宜用。真热假寒忌用，热性病忌用。需根据气候的寒暖、地域及饮食习惯之不同酌情增减用量，恰当选择本类药，并配伍其他药。

肉　桂

【歌诀】 肉桂热辛，益火消阴，散寒止痛，破血通经。

【来源】 樟科植物肉桂 *Cinnamomum cassia* Presl 的干燥干皮或粗枝皮。

【药性】 辛、甘，热。归肝、肾、脾、心经。

【性能特点】 辛甘而热，温补行散，气厚纯阳。入肾经，缓补肾阳而补火助阳或引火归元。入肝心脾经，消沉寒痼冷而散寒止痛；温通经脉而活血散瘀。助阳不及附子，回阳救逆一般不用。长于益阳消阴、缓补肾阳与引火归元，亦为补火助阳之要药；又入血分，善温通经脉，改善微循环，血瘀有寒者宜用。亦药亦食，或做调料

【功效应用】 补火助阳，引火归元，散寒止痛，温通经脉。治肾阳虚衰，常配附子、熟地黄、山萸肉等各适量煎服，如《金匮要略》桂附地黄丸、《景岳全书》右归丸。治脾肾阳虚，常配干姜、人参等各适量煎服，如《中国药典》桂附理中丸。治阳虚水肿，常配茯苓、猪苓、白术等各适

量，水煎服。治虚阳上浮，用小量并配生地、知母、炒黄柏等各适量，水煎服。治寒邪直中之脘腹痛，轻者单用，重者配干姜等各适量煎服。治寒痹腰痛，常配独活、桑寄生、威灵仙等各适量，水煎服。治寒疝腹痛，常配小茴香、青皮、荔枝核等各适量，水煎服。治经寒血滞痛经、月经不调，常配当归、川芎等各适量煎服，如《景岳全书》殿胞煎。治血瘀经闭有寒，常配当归、川芎、三棱、红花等各适量，水煎服。治癥瘕积聚，常配丹参、桃仁、土鳖虫各适量，水煎服等。治阴疽内陷，常配鹿角胶、麻黄、熟地等各适量煎服，如《外科全生集》阳和汤。

此外，与补气血药同用，能促进气血生长，常配黄芪、当归、熟地等各适量，水煎服。

【用法用量】 内服煎汤2～5 g，后下；散剂，每次1～2 g，冲服。外用适量，研末敷。用于引火归元时量宜小。官桂作用较弱，用量可适当增加。

【使用注意】 因其辛热助火动血，故孕妇、阴虚火旺、里有实热及血热妄行者忌服。畏赤石脂，不宜同用。

干　姜

【歌诀】 干姜辛热，温中散寒，回阳通脉，燥湿消痰。

【来源】 姜科植物姜 *Zingiber officinale* Rosc. 的干燥往年根茎。

【药性】 辛，热。归脾、胃、肺、心经。

【性能特点】 辛热温散燥烈。入脾胃经，善温中散寒而止痛；入心经，能回阳通脉，助附子回阳救逆；入肺经，善温肺、化寒饮而止咳喘。药食（调料）兼用，能守能走。助阳不及桂附，能回阳通脉，常辅助附子以回阳救逆。善温中散寒、温肺化饮，为治中寒、寒痰之要药。

【功效应用】 温中散寒，回阳通脉，温肺化饮。治寒邪直中之脘腹痛，单用为末服，或配高良姜等各适量煎服，如《太平惠民和剂局方》二姜丸。治脾阳虚腹痛吐泻，常配白术、人参等各适量煎服，如《伤寒论》理中丸。治亡阳欲脱，常配附子、甘草等各适量煎服，如《伤寒论》四逆汤。治寒饮咳喘，常配细辛、五味子等各适量煎服，如《伤寒论》小青龙汤。

此外，治冷痹作痛，内服可配乌头等各适量煎服，外用研末以醋或酒调敷。

【用法用量】 内服煎汤3～10g，或入丸散。外用适量，研末调敷。

【使用注意】 因其燥热，故孕妇慎服，阴虚火旺、血热妄行者忌服。

高良姜

【歌诀】 辛热良姜，止胃痛良，呕噫皆去，散寒效彰。

【来源】 姜科植物高良姜 *Alpinia officinarum* Hance 的干燥根茎。

【药性】 辛，热。归胃、脾经。

【性能特点】 辛热燥散，入胃脾经。善温中散寒而止痛、止呕、止泻。功似干姜，长于散胃寒，为治脘腹冷痛之良药。

【功效应用】 温中散寒，止痛止呕。治寒邪直中脘腹痛，单用为末服，或配干姜等各适量煎服，如《太平惠民和剂局方》二姜丸。治胃寒胀痛，常配香附各适量煎服，如《良方集腋》良附丸。治中焦虚寒脘腹冷痛，可配干姜、党参等各适量，水煎服。

【用法用量】 内服煎汤3～10g；入丸散，每次1～3g。

【使用注意】 因其辛热助火伤阴，故阴虚有热者忌服。

山 柰

【歌诀】 山柰辛温，专归胃经，健胃消食，温中止疼。

【来源】 姜科植物山柰 *Kaempferia galanga* L. 的干燥根茎。

【药性】 辛，温。归胃经。

【性能特点】 辛温燥散，专入胃经。既散寒温中行气而止痛；又健胃而消食。药食兼用。功似高良姜，兼行气消食。

【功效应用】 温中止痛，健胃消食。治脘腹冷痛兼胀满，可配木香、乌药、香附等各适量，水煎服。治食积不化兼寒，可配神曲、山楂、青皮等各适量，水煎服。

【用法用量】 内服煎汤3～10g，或入丸散。

【使用注意】 因其辛温燥散，故阴虚火旺、血热妄行者忌服。

花 椒

【歌诀】 花椒辛热，燥湿温中，止痛散寒，下气杀虫。

【来源】 芸香科植物花椒 *Zanthoxylum bungeanum* Maxim. 或青椒 *Zanthoxylum schinifolium* Sieb et Zucc. 等的干燥成熟果皮。

【药性】 辛，热。有小毒。归脾、肺、肾经。

【性能特点】 辛热燥散，有小毒，力较强。内服入脾经，既散寒、燥湿、温中而止痛，又毒伏蛔、蛲而杀虫；入肺肾经，既补命门火而助阳，又温肺肾而纳气、平喘。外用除燥湿杀虫止痒外，又局麻止痛。药食兼用，治阳虚、寒凝、湿滞、虫痛均可酌选。

【功效应用】 内服：散寒止痛，补火止喘，燥湿杀虫；外用：燥湿杀虫止痒。治胸腹冷痛，常配干姜、人参、饴糖各适量煎服，如《金匮要略》大建中汤。治寒性呃逆，单用适量煎汤即可。治阳虚喘息，可配熟地、山药、山萸肉等各适量，水煎服。治阳痿宫冷，可配附子、鹿茸等各适量，水煎服。治寒湿泄泻（痢），可配苍术、白术、肉豆蔻等各适量，水煎服。治蛔虫腹痛，单用或配干姜、乌梅、细辛、黄连等各适量，水煎服。治湿疹、脚气，可配白鲜皮、蛇床子、地肤子等各适量，水煎外洗。用于局麻，可配川乌、草乌、洋金花、延胡索等各适量，浸酒外涂。

【用法用量】 内服煎汤 2～6 g，或入丸散。外用适量，煎汤熏洗。

【使用注意】 因其辛热助火伤阴，故阴虚火旺者忌服，孕妇慎用。

吴茱萸

【歌诀】 吴萸苦热，下气温中，散寒燥湿，杀虫止痛。

【来源】 芸香科植物吴茱萸 *Evodia rutaecarpa* (Juss.) Benth. 等的干燥近成熟果实。

【药性】 辛、苦，热。芳香。有小毒。归肝、胃、脾、肾经。

【性能特点】 辛热香散，苦降而燥，有小毒，力较强。主入肝经，兼入脾胃肾经。善疏肝降厥阴上逆之寒气、暖肝散寒、温阳燥湿、和肝胃而制酸、止痛、止呃；并兼杀虫。外用既燥湿杀虫而止痒，又引火、引血下行而降血压。善治肝寒气逆（滞）夹湿兼阳虚诸证。药力强，内服外用皆宜。

【功效应用】 内服：散寒止痛，燥湿温阳，疏肝下气，杀虫；外用：燥湿止痒。治肝胃虚寒、厥阴上逆之厥阴头痛，配人参、生姜等各适量煎服，如《伤寒论》吴茱萸汤。治肝气上逆之呕吐吞酸，寒者常配白芍、半夏、煅龙骨等各适量，水煎服；热者常配黄连、白芍、陈皮等各适量，水煎服。治寒疝腹痛，常配香附、延胡索、炒川楝子等各适量，水煎服。治寒湿脚气，常配木瓜、蚕沙、防己、槟榔等各适量，水煎服。治阳虚泄泻（五更泻），常配五味子、肉豆蔻、补骨脂各适量煎服，如《校注妇人良方》四神丸。治经寒痛经、月经不调，常配当归、桂枝、川芎等各适量，水煎服。治蛲虫病腹痛，单用适量，煎汤服。治湿疹、疥癣，常配地肤子、白鲜皮、苦参等各适量，研末外用。

此外，敷涌泉穴，能引火下行，治口舌生疮、小儿鹅口疮，单用为末，醋调敷；能引血下行而降血压，治高血压，单用适量为末，醋调敷；敷神厥穴可散寒止痛止泻，脘腹痛、泄泻，单用为末敷。

【用法用量】 内服煎汤 1.5～5g，或入丸散。外用适量，研末调敷。

【使用注意】 因其辛热燥烈，易损气动火，故不宜过量或久服，孕妇慎服，阴虚有热忌服。

丁　香

【歌诀】 丁香辛温，壮阳温肾，温中降逆，虚寒呃神。

【来源】 桃金娘科植物丁香 *Eugenia caryophyllata* Thunb. 的干燥花蕾。

【药性】 辛，温。芳香。归脾、胃、肾经。

【性能特点】 辛香温散沉降，入脾胃肾经。既温中散寒、降逆而止呃、止痛，又补火助阳，为治虚寒呃逆之要药。

【功效应用】 温中降逆，散寒止痛，补肾阳。治虚寒呃逆，常配柿蒂、刀豆等各适量煎服，如《症因脉治》丁香柿蒂汤。治脘腹冷痛，可配高良姜、干姜、香附等各适量，水煎服。治阳痿宫冷，常配鹿茸、淫羊藿等各适量，水煎服。治湿带下，常配白术、苍术、山药等各适量，水煎服。

此外，治手足癣，取丁香 15 g，用 70%酒精 100 mL，泡两天，外涂患处。

【用法用量】 内服煎汤 2～5 g，或入丸散。外用适量，研末敷，煎汤熏洗，浸酒涂。

【使用注意】 因其辛香温燥，能伤阴助火，故热证及阴虚内热者忌用。畏郁金。

小茴香

【歌诀】 茴香辛温，寒疝有效，脘腹冷痛，呕吐食少。

【来源】 伞形科植物茴香 *Foeniculum vulgare* Mill. 的干燥成熟果实。

【药性】 辛，温。芳香。归肝、肾、脾、胃经。

【性能特点】 辛香温散。既入肝肾经，散肝肾经寒邪而暖肝、温肾、止痛；又入脾胃经，理气散寒和中而开胃止呕。善散中、下焦寒邪与滞气，凡中、下焦之寒凝气滞均宜。药食兼用，功似八角茴香而力较弱，或药或做调料。

【功效应用】 散寒止痛，暖肝温肾，理气和中。治寒疝腹痛，常配荔枝核、山楂核、乌药等各适量，水煎服。治睾丸偏坠，常配荔枝核、橘核、炒川楝子等各适量，水煎服。治经寒痛经，常配当归、川芎、桂枝等各适量，水煎服。治宫冷不孕，常配艾叶、香附、当归等各适量，水煎服。治阳虚尿频，常配菟丝子、桑螵蛸、覆盆子等各适量，水煎服。治脾胃虚寒，轻者单用，重者配木香、砂仁、党参等各适量，水煎服。

【用法用量】 内服煎汤 3～10g，或入丸散。外用适量，研末敷，或炒热熨。

【使用注意】 因其辛香温燥，能伤阴助火，故阴虚火旺者慎用。

茴香菜

【歌诀】 茴香菜温，温肾暖肝，和中理气，止痛散寒。

【来源】 伞形科植物茴香 *Foeniculum vulgare* Mill. 的嫩茎叶。

【药性】 甘、辛，温。芳香。归脾、胃、肝、肾经。

【性能特点】 甘益辛香温散。既入脾胃经，理气散寒和中而开胃止呕；又入肝肾经，散肝肾经寒邪而暖肝、温肾、止痛。食药兼用。食药兼用，功似小茴香而力较弱，善散中、下焦寒邪与滞气，凡中、下焦之寒凝气滞均宜。

【功效应用】 散寒止痛，理气和中，兼暖肝温肾。治胃寒呕呃，单用适量水煎，再配适量酒和服。治卒肾气冲胁、如刀刺痛、喘息不得，《食疗本草》生捣茴香茎叶取汁一合，投热酒一合服。治寒疝腹痛，症轻者单用适量切碎水煎，加酒适量服；重者可常配荔枝核、乌药等各适量，水煎服。治腰痛并时常闪挫，《急救良方》以茴香茎叶捣汁一碗，分三服，渣敷痛处。治肾虚耳鸣，《贵州草药》以茴香茎叶捣绒取汁，右耳鸣滴左耳心，左耳鸣滴右耳心。

此外，治经寒痛经、宫冷不孕，可做菜常食以辅助治疗。又解毒透疹，治小儿麻疹不透，以鲜茴香菜9g，水煎服，并以药渣涂擦全身；治恶毒疮肿，连及阴髀间疼痛急挛、牵入少腹不可忍，《图经本草》以茴香茎叶捣取汁一升服，渣敷肿痛处。

【用法用量】 内服煎汤10～15g，或捣汁。外用适量，捣敷。

【使用注意】 因其辛香温燥，能伤阴助火，故阴虚火旺者慎服。

孜　然

【歌诀】 孜然辛温，散寒止痛，暖肝散瘀，理气调中。

【来源】 伞形科植物孜然芹 *Cuminum cuminum* L. 的果实。

【药性】 辛，温。芳香。归脾、胃、肝经。

【性能特点】 甘益辛香温散，食药兼用，入脾、胃、肝经，散寒止痛、理气调中；又入肝经，兼暖肝散瘀而调经。食药兼用，善散中、下焦寒邪与滞气，凡中、下焦之寒凝气滞均宜。此外，常作调料烹调羊肉时每用以去膻调味助消化。

【功效应用】 散寒止痛，理气调中。治脘腹冷痛，症轻者单用，或配小茴香各适量，水煎服；症重者，常配生姜、香附、陈皮等各适量，水煎服。治消化不良，兼食积者，配焦神曲、焦麦芽、鸡内金等各适量，水煎服；兼脾虚者，可配党参、茯苓、薏苡仁、陈皮等各适量，水煎服。治寒疝坠痛，可配荔枝核、青皮、炒川楝子、醋延胡索等各适量，水煎服。治月经不调，属经寒气滞血瘀者，可配当归、川芎、炒白芍、香附等各适量，水煎服；属血虚宫寒兼瘀者，可配当归、川芎、鸡血藤、香附等各适量，水煎服。

【用法用量】 内服煎汤3～9g，或研末。外用适量，研末调敷。

【使用注意】 因其辛香温燥，能伤阴助火，故阴虚火旺者慎服。

八角茴香

【歌诀】 八角辛温，散寒止痛，暖肝温肾，理气和中。

【来源】 八角科植物八角茴香 *Illicium verum* Hook. F. 的干燥成熟果实。

【药性】 辛、甘，温。芳香。归肝、肾、脾经。

【性能特点】 辛香温散，甘温助阳。既入肝肾经，散肝肾经寒邪而暖肝、温肾、止痛；又入脾胃经，理气散寒和中而开胃、止呕、止痛。药食兼用，善散下、中焦寒邪与滞气，凡下焦中焦之寒凝气滞皆宜。功似小茴香而力较强，或药或做调料。

【功效应用】 散寒止痛，暖肝温肾，理气和中。治寒疝腹痛，常配吴茱萸、小茴香、乌药等各适量，水煎服。治睾丸偏坠，常配荔枝核、橘核、炒川楝子等各适量，水煎服。治肾虚腰痛，常配杜仲、川续断、桑寄生等各适量，水煎服。治胃寒呕吐，常配生姜、高良姜、丁香等各适量，水煎服。治脘腹冷痛，轻者单用，重者配陈皮、干姜等各适量，水煎服。治脾胃虚寒，症轻者单用适量煎服；症重者配木香、砂仁、党参等各适量，水煎服。

此外，治寒湿脚气，可配木瓜、吴茱萸、槟榔等各适量，水煎服。

【用法用量】 内服煎汤3～6g，或入丸散。

【使用注意】 因其辛香甘温而燥，能伤阴助火，故阴虚火旺者慎用。

胡　椒

【歌诀】 胡椒辛热，散寒温中，止痛下气，调味常用。

【来源】 胡椒科植物胡椒 *Piper nigrum* L. 的干燥近成熟或成熟果实。

【药性】 辛，热。归胃、大肠经。

【性能特点】 辛热行散，入胃大肠经，善温暖胃肠而散寒止痛。药食兼用，但药力短暂，多做调味品。

【功效应用】 温中散寒止痛。治脘腹冷痛、吐泻，内服单用或配荜茇、高良姜等各适量，水煎服；外敷单用研末置膏药中贴脐部。

此外，可作调味品，少量使用，能增进食欲；烹调鱼时加少量，能去腥增鲜。治龋齿疼痛，取胡椒粉与等量蜡，化蜡制丸如麻子大，塞入龋齿孔中即可。

【用法用量】 内服，煎汤2～3g；散剂0.5～1g，冲服。外用适量，研末调敷，或置膏药内外贴。

【使用注意】 因其辛热行散，有助火伤阴之弊，故热病及阴虚火旺者忌服，孕妇慎服。

荜　茇

【歌诀】 荜茇辛热，散肠胃寒，冷痛吐泻，龋齿鼻渊。

【来源】 胡椒科植物荜茇 *Piper longum* L. 的干燥近成熟或成熟果穗。

【药性】 辛，热。归胃、大肠经。

【性能特点】 辛热行散，入胃大肠经。善温中散寒、行气而止痛。药食兼用，功似胡椒，药力较强且持久，善散胃寒，兼行气，以止泻为优，多做药用。

【功效应用】 温中散寒止痛。治脘腹冷痛吐泻，常配高良姜、木香、厚朴等各适量，水煎服。治虚寒腹痛久泻，常配煨诃子、肉豆蔻等各适量，水煎服。治龋齿疼痛，以荜茇粉涂于痛处即可。治鼻渊鼻塞流清涕，症轻者单用研末吹鼻，症重者配香附、大蒜杵成饼敷囟门。

【用法用量】 内服煎汤 2～5 g，或入丸散。外用适量，研末干掺或调敷。

【使用注意】 因其辛热行散，有助火伤阴之弊，故热病及阴虚火旺者忌服，孕妇慎服。

荜澄茄

【歌诀】 荜澄茄温，脘腹胀痛，呕吐呃逆，寒疝宜用。

【来源】 胡椒科植物荜澄茄 *Piper cubeba* L. 的干燥近成熟或成熟果实。

【药性】 辛，温。归脾、胃、肾、膀胱经。

【性能特点】 辛温行散。既入胃脾经，温中散寒、行气而止痛、止呕，以止呕消胀痛为长；又入肾与膀胱经，温肾、散膀胱冷气而助膀胱气化，尤善治小儿寒湿郁滞之小便混浊。药力持久，多作药用。

【功效应用】 温中行气，散寒止痛，散膀胱冷气。治中寒气滞之脘腹胀痛或呃逆呕吐，轻者单用即可，重者常配生姜、高良姜等各适量，水煎服。治寒疝腹痛，常配吴茱萸、乌药、小茴香、香附等各适量，水煎服。治虚寒性小便不利，可配乌药、茯苓、白术等各适量，水煎服。治寒湿郁滞之小便混浊，可配萆薢、茯苓、白术等各适量，水煎服。

【用法用量】 内服煎汤 2～5 g，或入丸散。外用适量，研末敷。

【使用注意】 因其辛温行散，有助火伤阴之弊，故热病及阴虚火旺者忌服，孕妇慎服。

辣　椒

【歌诀】 辣椒辛热，寒气滞痛，呕吐泻痢，风湿疮冻。

【来源】 茄科植物辣椒 *Capsicum annum* L. 的果实。

【药性】 辛，热。归脾、胃经。

【性能特点】 辛热行散，入脾胃经，善温中散寒、下气消食，治胃寒气滞、脘腹胀痛、呕吐、泻痢、风湿痛、冻疮。食药兼用，药力持久。

【功效应用】 温中散寒、下气消食，治胃寒气滞、脘腹胀痛、呕吐，单用辣椒配餐食，或配生姜各适量煎服。治痢疾水泻，《医宗汇编》以辣椒1个，为丸，清晨用热豆腐皮裹，吞下。治风湿性关节炎，《全国中草药汇编》以辣椒20个、花椒30g，先煎花椒取药液，煮沸后再放入辣椒，煮软取出，撕开贴患处，再用热水敷。治冻疮肿，《本草纲目拾遗》以辣椒剥开贴患处。预防冻疮，《全国中草药汇编》风雪寒冷中行军或长途旅行，可用20%辣椒软膏擦于冻疮好发部位，如耳轮、手背、足跟等处；如冻疮初发未溃烂，用辣椒煎汤温洗；或用辣椒放在麻油中煎成辣椒油，外涂患处。

【用法用量】 内服入丸散，1～3g，或做汤、菜调料。外用适量，煎水熏洗，或敷贴，或研末调敷。

【使用注意】 因其辛热行散，能伤阴助火，故阴虚火旺及诸出血者忌服。

第八章　理气类食疗药

即能疏畅气机，以治疗气滞或气逆证为主要功效的食疗中药。

本类药性多温，少数平，个别寒凉；味多辛香，或兼苦；多入肺、脾、肝经。主能行气、降逆、疏肝、散结、止痛，兼能发表、化痰、燥湿、祛寒或活血化瘀。主治肝郁气滞、脾胃气滞、肺气壅滞，肝气上逆、胃气上逆、肺气上逆；兼治癥瘕积聚、瘰疬、血滞月经不调等。

本类药多辛燥，易耗气伤阴，故气虚、阴亏者慎用。应用时据情选择恰当的本章药，并配他章的相应药。

陈　皮

【歌诀】 陈皮性温，宽中理气，燥湿化痰，消食健脾。

【来源】 芸香科植物橘 *Citrus reticulata* Blanco 及其栽培变种的干燥成熟果皮。又名**橘皮**。

【药性】 辛、苦，温。芳香。归脾、肺经。

【性能特点】 辛香行散，苦燥温化，入脾肺经。善理气、燥湿而调中、健脾、化痰。久存则燥气大消，故行气而不峻，温中而不燥。与青皮相比，温和不峻，作用偏于中上二焦，凡湿滞、食积、痰阻、寒凝所致的气滞皆宜。或药或做调料。

【功效应用】 理气调中，燥湿化痰。治脾胃气滞、脘腹胀满，常配香附、苏梗。治湿中阻、脘腹痞满，常配厚朴、苍术等各适量煎服，如《太平惠民和剂局方》平胃散。治脾虚食少便溏，常配党参、白术、茯苓、甘草等各适量煎服，如《小儿药证直诀》异功散。治肝气乘脾，常配炒白芍、防风、白术等各适量煎服，如《丹溪心法》痛泻要方。治痰湿咳喘，属寒者，常配半夏、茯苓、甘草等各适量煎服，如《中国药典》二陈丸；属热者，常配黄芩、桑白皮、石膏等各适量，水煎服。

此外，又常与补虚药配伍，使补虚而不滋腻碍胃。

【用法用量】 内服煎汤3～9g，或入丸散。

【使用注意】 因其辛苦燥散，温能助热，故舌红少津、内有实热及吐血者慎服，气虚及阴虚燥咳者不宜服。久服多服损人元气。

青　皮

【歌诀】 青皮性温，疏肝破气，散结止疼，消食化滞。

【来源】 芸香科植物橘 *Citrus reticulata* Blanco 及其栽培变种的干燥幼果或未成熟果实的干燥果皮。

【药性】 苦、辛，温。归肝、胆、胃经。

【性能特点】 苦降下行，辛温行散。入肝胆经，善疏肝破气而散结、止痛；入胃经，消积行气而除胀满。与陈皮相比，作用强烈，沉降下行，作用偏于下中二焦，凡肝郁、气滞、食积重症皆宜，兼寒或结块者尤佳。

【功效应用】 疏肝破气，散结消积。治肝郁气滞，常配柴胡、香附、川芎等各适量，水煎服。治乳房胀痛，常配柴胡、橘核、瓜蒌等各适量，水煎服。治寒疝腹痛，常配香附、小茴香、乌药等各适量，水煎服。治癥瘕积聚，常配丹参、生牡蛎、土鳖虫等各适量，水煎服。治食积胀痛，可配焦神曲、焦山楂、焦麦芽、炒枳壳等各适量，水煎服。

此外，治疟疾，常配柴胡、青蒿、黄芩、常山、知母、草果等各适量，水煎服。

【用法用量】 内服煎汤3～10g，或入丸散。疏肝宜醋炒。

【使用注意】 因其辛散苦泄，性烈耗气，故气虚津伤者慎服。

橘　红

【歌诀】 橘红性温，宽中理气，燥湿化痰，健胃消积。

【来源】 芸香科植物橘 *Citrus reticulata* Blanco 及其栽培变种的干燥成熟外层果皮。

【药性】 辛、苦，温。芳香。归肺、脾经。

【性能特点】 辛香行散，苦燥温化，入脾肺经。善理气、燥湿而宽中、健胃、消积、化痰。与陈皮相比，轻浮温燥，燥湿力强，兼能发表，凡湿滞、食积、痰阻、寒凝所致的气滞皆宜，兼表证者尤佳。

【功效应用】 理气宽中，燥湿化痰，兼发表。治脾胃气滞、脘腹胀满，常配香附、苏梗各适量，水煎服。治湿中阻、脘腹痞满，常配厚朴、苍术等各适量煎服。治胃虚食积胀满，常配炒枳壳、焦神曲、焦麦芽、焦山楂等各适量，水煎服。治脾虚食少便溏，常配党参、白术、茯苓、甘草等各适量煎服。治肝气乘脾，常配炒白芍、防风、白术等各适量煎服。治痰湿咳喘，属寒者，常配半夏、茯苓、甘草等各适量，水煎服；属热者，常配黄芩、桑白皮、石膏等各适量，水煎服。

此外，又常与补虚药配伍，使补虚而不滋腻碍胃。

【用法用量】 内服煎汤3～9g，或入丸散。

【使用注意】 因其辛苦燥散，温能助热，故舌红少津、内有实热及吐血者慎服，气虚及阴虚燥咳者不宜服。久服多服能损人元气。

化橘红

【歌诀】 化红温香，化痰力强，理气燥湿，痰咳喉痒。

【来源】 芸香科植物化州柚 *Gitrum grandis* ‘Tomentos’ 等的未成熟或近成熟果实的干燥外层果皮。

【药性】 辛、苦，温。芳香。归脾、肺经。

【性能特点】 辛香行散，苦燥温化，入脾肺经。功似陈皮，化痰力强，并兼消食，善治咳嗽痰多喉痒及食积伤酒。

【功效应用】 理气宽中，燥湿化痰，消食。治咳嗽气喘、痰多喉痒，属湿痰者，常配半夏、苏子、苦杏仁等各适量，水煎服；属痰热者，常配黄芩、浙贝母、竹茹等各适量，水煎服。治脾胃气滞之脘腹胀痛，常配炒枳壳、苏梗、香附等各适量，水煎服。治食积脘腹胀痛，常配焦山楂、焦神曲、炒莱菔子等各适量，水煎服。治脾胃不和之气逆呕吐，常配半夏、旋覆花等各适量，水煎服。治妊娠恶阻，常配竹茹、黄芩等各适量，水煎服。

【用法用量】 内服煎汤3～9g，或入丸散。

【使用注意】 因其辛苦温燥，故舌红少津、内有实热者慎服，气虚及阴虚燥咳者不宜服。

佛　手

【歌诀】 佛手行散，辛温疏肝，理气止呕，痰咳可痊。

【来源】 芸香科植物佛手 *Citrus medica* L. var. *sarcodactylis* Swingle 的干燥果实。

【药性】 辛、苦，温。芳香。归肝、脾、胃、肺经。

【性能特点】 辛香行散，苦燥温通，亦药亦食。入肝胃经，疏肝理气；入脾肺经，和中化痰。与香橼相比，虽均能疏肝理气、和中化痰，药力平和，但长于理肝胃之气，肝郁、肝胃不和者皆宜，兼寒者尤佳。

【功效应用】 疏肝理气，和中化痰。治肝郁气滞，常配柴胡、香附、香橼等各适量，水煎服。治肝气犯胃之呕呃，常配香橼、柴胡、旋覆花、炒川楝子等各适量，水煎服。治痰湿壅滞之咳嗽痰多胸闷，常配法半夏、化橘红、厚朴等各适量，水煎服。

【用法用量】 内服煎汤3～10g，或入丸散，亦可泡茶饮。

【使用注意】 因其辛香温燥，能助火伤阴耗气，故阴虚火旺、无气滞者慎服。

香　橼

【歌诀】 辛温香橼，理气疏肝，善理脾胃，和中化痰。

【来源】 芸香科植物枸橼 *Citrus medica* L.、香橼 *Citrus wilsonii* Tanaka. 的干燥成熟果实。

【药性】 辛、微苦、酸，温。芳香。归肝、脾、肺经。

【性能特点】 辛香行散，苦燥温通，又兼酸味，入肝脾肺经。既疏肝理气，又和中化痰。与佛手相比，虽均能疏肝理气、和中化痰，药力平和，但长于理脾胃之气，脾胃不和或肝气犯胃者皆宜，兼寒者尤佳。

【功效应用】 疏肝理气，和中化痰。治肝郁气滞，常配柴胡、香附、佛手等各适量，水煎服。治肝气犯胃，常配佛手、柴胡、川楝子等各适量，水煎服。治脾胃气滞或夹湿，常配陈皮、木香、法半夏、厚朴等各适量，水煎服。治痰湿壅滞之咳嗽痰多胸闷，常配法半夏、化橘红、厚朴等各适量，水煎服。

【用法用量】 内服煎汤3～10g，或入丸散。

【使用注意】 因其辛香温燥，能助火伤阴耗气，故阴虚血燥及孕妇气虚者慎服。

金　橘

【歌诀】 金橘性温，解郁理气，化痰消食，解酒亦宜。

【来源】 芸香科植物橘 *Fortunella margarita* (Lour.) Swingle、金弹 *Fortunella crassifolii* Swingle 及金柑 *Fortunella japonica* (Thanb.) Swingle 的新鲜或干燥成熟果实。

【药性】 辛、甘，温。芳香。归肝、脾、胃经。

【性能特点】 辛香行散，甘益温化，亦药亦食，入肝脾胃经。善理气、解郁而宽中、健胃、化痰。与陈皮相比，轻浮温燥，燥湿力强，兼能发表，凡湿滞、食积、痰阻、寒凝所致的气滞皆宜，兼表证者尤佳。

【功效应用】 理气解郁，消食化痰，解酒。治肝胃不和之胸闷郁结，常配柴胡、香附、炒枳壳等各适量，水煎服。治脾胃不和之脘腹痞胀，轻者单用，重者常配陈皮、炒枳壳等各适量，水煎服。治食滞纳呆，轻者单用，重者常配炒莱菔子、焦神曲、焦麦芽等各适量，水煎服。治咳嗽痰多，常配炒莱菔子、化橘红、法半夏、茯苓等各适量，水煎服。治百日咳，可配百部、紫菀、款冬花等各适量，水煎服。治伤酒口渴，常配枳椇子、葛花等各适量，水煎服。治口臭，轻者单用口嚼服；或配薄荷、佩兰等各适量，水煎漱口。

此外，兼生津止渴，治津伤口渴，轻者单用，重者可配麦冬、知母、花粉等各适量，水煎服。

【用法用量】 内服煎汤3～9g，鲜品15～30g，或捣汁，或泡茶，或口嚼。

橘　络

【歌诀】 橘络性平，疏络通经，化痰理气，胸痛尤灵。

【来源】 芸香科植物橘 *Citrus reticulata* Blanco 及其栽培变种的成熟果实中里皮的维管束。

【药性】 甘、微苦，平。归肝、肺、脾经。

【性能特点】 甘缓平凉，微苦泄散，属筋宣通，亦食亦药，入肝脾肺经。既通经络滞气，又驱皮膜外之痰，还化肺经之痰，并兼解酒，尤善治痰滞经络或咳痰胸痛。

【功效应用】 理气，通络，化痰。治咳嗽胸痛，属痰湿量多者，常配半夏、茯苓、化橘红等各适量，水煎服；属肺热痰黄者，常配瓜蒌、黄芩、浙贝母等各适量，水煎服；属痨嗽痰少带血者，常配白及、丝瓜络、川贝母等各适量，水煎服。治胸胁痛，属肝郁气滞者，常配柴胡、郁金、瓜蒌皮等各适量，水煎服；属风痰阻络兼口㖞者，常配钩藤、天麻、赤芍等各适量，水煎服；属扭挫伤者，常配柴胡、川芎、当归、香附等各适量，水煎服。

此外，治伤酒口渴，常配葛花、车前子、陈皮、枳椇子等各适量，水煎服。

【用法用量】 内服 3～6g，煎汤或入丸散。

枳　实

【歌诀】 枳实微寒，导滞消痰，沉降破气，痞除胸宽。

【来源】 芸香科植物酸橙 *Citrus aurantium* L. 或香橼 *Citrus wilsonii* Tanaka. 和枸橘（枳）*Poncirus trifoliata*（L.）Raf. 的干燥成熟或将成熟果实。

【药性】 苦、辛，微寒。归脾、胃、大肠经。

【性能特点】 苦降下，辛行散，微寒而不温燥，入脾胃大肠经。既破气、缓通大便而消积、除胀满，又化痰而除痞满。其为未成熟果实，气锐力猛，为破气消积、化痰除痞之要药。凡食、痰所致气滞皆宜，兼热者最佳，兼寒者应炒用以减其寒性。

【功效应用】 破气消积，化痰除痞。治食积便秘胀痛，症轻者常配厚朴、大黄各适量煎服，即《伤寒论》小承气汤；症重者常配厚朴、大黄、芒硝各适量煎服，即《伤寒论》大承气汤。治泻痢里急后重，可配大黄、黄芩、黄连等各适量，为丸或煎汤服，如《内外伤辨惑论》枳实导滞丸。治痰湿阻滞之胸脘痞满，常配厚朴、半夏曲、白术等各适量，煎汤或为丸服，如《兰室秘藏》枳实消痞丸。治胸阳不振、痰滞胸痹，常配薤白、桂枝、瓜蒌等各适量煎服，如《金匮要略》枳实薤白桂枝汤。治痰热虚烦不眠、惊悸不宁，常配竹茹、陈皮、茯苓、半夏等各适量煎服，如《千金要方》温胆汤。

此外，治脏器脱垂、胃扩张，常取大量并配黄芪、人参、柴胡、升麻等。制成注射液，静脉点滴，能升血压、抗休克。

【用法用量】 内服煎汤3～10g，大剂量可用15g，或入丸散。外用适量，研末调涂或炒热熨。

【使用注意】 因其苦降辛散破气，故脾胃虚弱及孕妇慎服。

枳　壳

【歌诀】 枳壳微寒，似实力缓，行气宽中，除痞化痰。

【来源】 芸香科植物酸橙 *Citrus aurantium* L. 或香橼 *Citrus wilsonii* Tanaka. 和枸橘（枳）*Poncirus trifoliata* (L.) Raf. 的干燥成熟或将成熟果实。

【药性】 苦、辛，微寒。归脾、胃、大肠经。

【性能特点】 苦泄降，辛行散，微寒而不温燥，入脾胃大肠。既行气、缓通大便而消积、宽中、除胀满；又化痰而除痞满。其为将成熟果实，功似枳实而缓和，长于理气宽中，凡食、痰所致气滞轻症皆宜，兼热者最佳，兼寒者当炒用以减寒性。原与枳实不分，南北朝《雷公炮炙论》始分出。

【功效应用】 理气宽中，化痰除痞。治胸腹气滞诸证，属痰气壅结之喘嗽胸满者，常配桔梗、苏子、陈皮等各适量，水煎服；属肠胃停饮之痞满呕呃者，常配半夏、茯苓、生姜等各适量，水煎服；属饮食停滞之脘腹胀满者，常配厚朴、白术、焦三仙等各适量，水煎服；属肝郁气滞之胁肋刺痛者，常配柴胡、川芎、延胡索等各适量，水煎服。治热痢滞下里急后重，常配芍药、黄连、槟榔、马齿苋等各适量，水煎服。治虚劳气弱大便不爽，常配生白术、当归、阿胶等各适量，水煎服。治痰湿阻滞之胸脘痞满，可配厚朴、陈皮、半夏等各适量，水煎服。治痰滞胸痹，常配陈皮、桂枝、瓜蒌、薤白等各适量，水煎服。治痰热虚烦不眠、惊悸不宁，可配竹茹、陈皮、茯苓、半夏、胆南星等各适量，水煎服。

此外，治肠风下血、痔肿便血，常配槐花、地榆、黄芩、防风炭等各适量，水煎服。治风疹瘙痒，常配荆芥穗、防风、苍耳子、地肤子等各适量，水煎服。治脏器脱垂、胃扩张，常取大量并配黄芪、人参、柴胡、升麻等各适量，水煎服。制成注射液，静脉点滴，能升血压、抗休克。

【用法用量】 内服煎汤3～10g，大剂量可用30g，或入丸散。外用适量，煎汤洗或炒热熨。

【使用注意】 因其行气，故脾胃虚弱及孕妇慎服。

代代花

【歌诀】 代代花平，理气宽胸，和胃止呕，症轻每用。

【来源】 芸香科植物代代花 *Citrus aurantium* L. var. *amara* Fngl. 的干燥花蕾。

【药性】 辛、甘、微苦，平。芳香。归脾、胃经。

【性能特点】 辛香行散，微苦而泄，甘平和缓，入脾胃经，亦药亦食。既理气宽胸，又和胃止呕。治脾胃气滞或兼上逆者常用，轻者最宜，无论寒热皆可。

【功效应用】 理气宽胸，和胃止呕。治胸腹气滞胀满，轻者单用泡茶饮，或配玫瑰花、厚朴花等各适量煎服；重者常配枳壳、苏梗、香附、陈皮等各适量，水煎服。治脘腹胀痛，兼寒者常配苏梗、木香、延胡索等各适量，水煎服；兼热者常配川楝子、延胡索、生枳壳等各适量，水煎服。治恶心呕吐，属胃寒气滞者，可配陈皮、半夏、生姜等各适量，水煎服。治不思饮食，属脾虚弱者，常配党参、茯苓、焦神曲等各适量，水煎服；属饮食停滞之脘腹胀满者，常配焦槟榔、鸡内金、焦三仙等各适量，水煎服；属湿停气滞者，常配藿香、佩兰、厚朴等各适量，水煎服。

【用法用量】 内服煎汤1.5～3g，或泡茶。

木 香

【歌诀】 木香性温，香燥行气，脘腹胀痛，呕吐泻痢。

【来源】 菊科植物木香 *Aucklandia lappa* Decne等的干燥根。

【药性】 辛、苦，温。芳香。归脾、胃、大肠、胆经。

【性能特点】 辛散香燥，苦降温通，可升可降，主入脾胃经，兼入大肠与胆经。生用专于行散，能行气调中而止痛、消食、开胃、健脾。煨用行中有止，能实肠止泻。通理三焦，重在脾胃，尤善行胃肠气滞，为行气止痛之要药。凡食积、湿滞、寒凝导致的脾胃或胃肠气滞皆可选投。

【功效应用】 行气调中，止痛，消食健脾。治脘腹胀痛，属气滞有寒者，常配延胡索各适量为丸或水煎服，即《青囊秘传》胃灵丹。治湿热泻痢，常配黄连各适量水煎或为丸服，即《太平惠民和剂局方》香连丸。治食积气滞、实热互阻、泻痢后重，可配槟榔、枳壳、大黄、黄连等各适量水煎或为丸服，如《儒门事亲》木香槟榔丸。治气滞不匀之胸膈痞闷，常配檀香、白豆蔻、藿香等，如《太平惠民和剂局方》匀气散。治寒疝腹痛，常配青皮、丁香、小茴香等各适量，水煎服。治脾胃气虚不运，常配砂仁、人参、白术等各适量，水煎服。治湿热蕴蒸之肝胆结石，可配金钱草、茵陈、郁金、海金沙、虎杖等各适量，水煎服。

此外，常与补虚药同用，以促进补力吸收。

【用法用量】 内服煎汤3～10g，或入丸散。生用专行气，煨用行气兼止泻。

【使用注意】 因其辛温香燥，故阴虚、津亏、火旺者慎服。

香 附

【歌诀】 香附性平，理气宜用，疏肝解郁，调经止痛。

【来源】 莎草科植物莎草 *Cyperus rotundus* L.的干燥根茎。

【药性】 辛、微苦、微甘，平。芳香。归肝、三焦经。

【性能特点】 辛香行散，微苦略降，微甘能和，性平不偏。入肝三焦经。善疏肝理气而止痛、调经，生用并兼发表。通理三焦气滞而作用偏于肝，气病之总司，妇科之主帅，为行气止痛之良药。凡气滞、肝郁诸证，无论兼寒兼热皆宜。

【功效应用】 疏肝理气，调经止痛。治肝郁气滞，常配枳壳、柴胡、川芎等各适量，水煎服。治肝胃不和，常配柴胡、青皮、佛手等各适量，水煎服。治寒凝气滞之脘腹胀痛，常配高良姜各适量为丸或水煎服，即《良方集腋》良附丸。治寒疝腹痛，常配乌药、青皮、小茴香等各适量，水煎服。治月经不调，常配柴胡、当归、白芍等各适量，水煎服。治痛经，常配川芎、当归、红花等各适量，水煎服。治乳房胀痛，常配柴胡、当归、橘叶等各适量，水煎服。治胎前产后诸疾，可据情酌配他药各适量，水煎服。

此外，治表证兼气滞，常以生香附配陈皮、紫苏各适量煎服，即《太平惠民和剂局方》香苏散。治扁平疣，临床报道以大量生香附煎汤外洗。

【用法用量】 内服煎汤6～12g，或入丸散。外用适量，研末撒、调敷或作饼热熨外用。醋炙止痛力增强。

【使用注意】 因其虽平和，但终属辛香之品，故气虚无滞及阴虚血热者慎服。

薤　白

【歌诀】 薤白苦温，散结通阳，下气散结，胸痹宜尝。

【来源】 百合科植物小根蒜 *Allium macrostemon* Bge. 等的干燥鳞茎。

【药性】 辛、苦，温。归心、肺、胃、大肠经。

【性能特点】 辛散温通，苦泄滑利。入心肺经，善散阴寒之凝结而通阳散结。入胃与大肠经，善行胃肠滞气而行气导滞。上开胸痹，下泄气滞，善条达凝郁，为治胸痹之要药。

【功效应用】 通阳散结，行气导滞。治痰凝闭阻、阳气被遏之胸痹疼痛，常配瓜蒌等各适量，水煎服。治胃肠气滞之下痢后重，属寒湿者，单用或配槟榔、木香等各适量，水煎服；属湿热者，常配黄连、马齿苋等各适量，水煎服。

【用法用量】 内服煎汤 5～10 g，或入丸散。外用适量，捣敷或捣汁涂。

【使用注意】 因其辛苦温散，并有蒜味，故气虚无滞、胃弱纳呆及不耐蒜味者慎服。

洋　葱

【歌诀】 洋葱辛温，降脂杀虫，理气健胃，解毒消肿。

【来源】 百合科植物洋葱 *Allium cepa* L. 的鳞茎。

【药性】 辛、甘，温。归脾、胃、大肠经。

【性能特点】 辛散温通，甘润滑利，食药兼用，既入脾胃经，又入大肠经。善理气健胃、解毒消肿、杀虫降脂。多鲜用，内服外用皆宜。

【功效应用】 理气健胃，解毒消肿，杀虫降脂。治食少腹胀，单用适量或配其他食料炒食、炖汤，也可生食。治高脂血症，单用适量配餐食，或配炒决明子水煎服。治创伤、溃疡，取鲜品适量捣敷，或捣烂绞汁涂。治滴虫性阴道炎，鲜洋葱、鲜芹菜各等分，捣烂取汁，加醋适量，临睡前用带绒棉球蘸药汁塞入阴道，次晨取出，连用一周。

此外，还有抗血小板凝聚作用。

【用法用量】 内服煎汤 30～120g，或做菜、凉拌。外用适量，捣烂敷或捣汁涂。

【使用注意】 因其辛温行散，故有内热口疮目赤者慎服。

荔枝核

【歌诀】 荔枝核温，理气散寒，疝瘕腹痛，服之俱安。

【来源】 无患子科植物荔枝 *Litchi chinensis* Sonn. 的干燥成熟种子。

【药性】 甘，温。归肝、胃经。

【性能特点】 甘温行散，入肝胃经。善行气散寒而止痛，肝胃气滞有寒者宜用，为治寒疝腹痛之要药。

【功效应用】 理气止痛，祛寒散滞。治寒疝腹痛，常配小茴香、青皮、橘核、延胡索等各适量，水煎服。治睾丸偏坠痛，常配夏枯草、昆布、川楝子、延胡索等各适量，水煎服。治经寒痛经，常配当归、小茴香、川芎、艾叶等各适量，水煎服。治产后腹痛，常配炮姜、当归、川芎等各适量，水煎服。治乳房胀痛，常配柴胡、香附、夏枯草、蒲公英等各适量，水煎服。治胃寒胀痛，可配高良姜、香附、苏梗等各适量，水煎服。

此外，还能降血糖，治寒凝气滞兼血糖高者，大量单用或入复方。

【用法用量】 内服煎汤10～15g，或入丸散。入汤剂打碎。

玫瑰花

【歌诀】 玫瑰花温，疏肝解郁，理气调中，活血行瘀。

【来源】 蔷薇科植物玫瑰 *Rosa rugosa* Thunb. 的干燥花蕾。

【药性】 甘、微苦，温。芳香。归肝、脾经。

【性能特点】 质轻味甘，微苦兼泄，香温行散，入肝脾经。善疏理肝脾经气滞而解郁、和胃、散瘀。其与绿萼梅虽均为芳香疏理之品，但性温兼散瘀和血，肝郁气滞兼瘀有寒者宜用。

【功效应用】 疏肝解郁，理气和胃，散瘀和血。治肝胃不和、气机不畅之胁肋脘胀痛，常配炒川楝子、延胡索、香附等各适量；兼纳食不香者，再配青皮、炒枳壳、麦芽等各适量，水煎服。治肝郁气滞血瘀，属月经不调者，常配柴胡、当归、香附、白芍等各适量，水煎服；属痛经者，常配当归、川芎、益母草、续断等各适量，水煎服。治跌打伤肿，症轻者单用鲜品捣敷，症重者配丹参、红花等各适量，水煎服。

【用法用量】 内服煎汤3～6g，浸酒或熬膏。入汤剂不宜久煎。

【使用注意】 因其性温，故阴虚火旺及内热未清者忌服。

绿萼梅

【歌诀】 绿萼梅平，解郁疏肝，理气和胃，功力和缓。

【来源】 蔷薇科植物梅 *Prunus mume* (Sieb.) Sieb. et Zucc. 的干燥花蕾。

【药性】 微酸、微苦，平。芳香。归肝、胃经。

【性能特点】 微苦能泄，质轻香疏，微酸而平，入肝胃经。善疏理肝胃经气滞而解郁、和胃。其与玫瑰花虽均为芳香疏理之品，但性平，治肝郁气滞无论兼寒兼热皆宜，尤以梅核气为佳。

【功效应用】 疏肝解郁，理气和胃。治肝胃不和、气机不畅之胁肋脘胀痛，常配炒川楝子、延胡索、香附等各适量，水煎服；兼纳食不香者，再配青皮、炒枳壳、焦神曲各适量，水煎服等。治肝郁气滞、痰气交阻之梅核气，症轻者常配玫瑰花各3g，沸水泡服；症重者常配半夏、厚朴、茯苓、苏梗等各适量，水煎服。

【用法用量】 内服煎汤3～6g，或入丸散。外用适量，敷贴。入汤剂不宜久煎。

豌　豆

【歌诀】 豌豆甘平，下气和中，通乳利水，解毒消肿。

【来源】 豆科植物豌豆 *Pisum stivum* L. 的干燥种子。

【药性】 甘，平。归脾、胃经。

【性能特点】 质重沉降，甘补和利，平而不偏，食药兼用，入脾胃经。既和中下气通乳，治霍乱吐逆、泻痢腹胀、消渴、乳妇缺乳；又利水解毒，治脚气水肿、疮痈。药力平和，内服外用皆宜。

【功效应用】 和中下气，通乳利水，解毒。治霍乱之吐利转筋逆、心膈烦闷，以豌豆60g，配香薷10g、广藿香10g，水煎半小时服。治泻痢腹胀，可配陈皮、木香、马齿苋等各适量，水煎服。治消渴（糖尿病），《食物中药与便方》单用青豌豆适量，煮熟不加调料淡食。治脚气喘满，可配葱白、椒目各适量，水煎服。治水肿，可配茯苓、冬瓜皮、陈皮等各适量，水煎服。治乳妇乳少，豌豆适量，配猪蹄1只，通草适量，炖汤，吃肉食豆，喝汤。治痘疹（即天花），《秘传经验痘疹方》四圣珍珠散，以豌豆、绿豆各四十九粒烧灰，血余炭适量，珍珠七粒，共为细末，胭脂汁调涂痘疹四周。治鹅掌风，《万氏秘传外科心法》以白豌豆一升，入川楝子同煎，泡洗患处，每日七次。

【用法用量】 内服煎汤60～125g，或煮食。外用适量，煎汤洗，研末或烧灰调涂。

【使用注意】 因其味甘，多食发气痰，故过量服食。

刀　豆

【歌诀】 刀豆甘温，温肾助阳，降气和胃，止呃勿忘。

【来源】 豆科植物刀豆 *Canavalia gladiata* (Jacq.) DC. 的干燥种子。

【药性】 甘，温。归胃、肾经。

【性能特点】 质重甘补温散，药食兼用。入胃经，善降逆止呃；入肾经，善温肾助阳。尤善治虚寒呃逆。

【功效应用】 降逆止呃，温肾助阳。治虚寒呃逆呕吐，常配丁香、沉香、生姜等各适量，水煎服。治肾虚腰痛，常配炒杜仲、狗脊、熟附片等各适量，水煎服。

【用法用量】 内服煎汤10～15g，或烧存性研末。

【使用注意】 因其性温，故胃火炽盛者慎服。

柿　蒂

【歌诀】 柿蒂苦平，止呃降逆，常配丁香，寒呃尤宜。

【来源】 柿科植物柿 *Diospyros kaki* Thunb. 的干燥宿萼。

【药性】 苦，平。归胃经。

【性能特点】 苦降性平，专入胃经，善降逆止呃，凡呃逆呕吐不论寒热皆宜。

【功效应用】 降逆止呃。治呃逆呕吐，属寒者，常配丁香、生姜等各适量煎服，如《严氏济生方》柿蒂汤；属热者，常配竹茹、芦根、黄芩、旋覆花等各适量，水煎服。

【用法用量】 内服煎汤3～12g，或入丸散。

娑罗子

【歌诀】 娑罗子温，除胀消痛，疏肝理气，和胃宽中。

【来源】 七叶树科植物七叶树 *Aesculus chinensis* Bge. 或天师栗 *Aesculus wilsonii* Rehd. 等的干燥果实。

【药性】 甘，温。归肝、胃经。

【性能特点】 温散甘和，入肝胃经，温散疏理。既疏肝理气又宽中和胃，善治肝郁气滞、肝胃气滞及疝气腹痛，兼寒者尤佳。

【功效应用】 疏肝理气，宽中和胃。治肝胃气痛，常配佛手、炒川楝子、延胡索等各适量，水煎服。治肝郁胁痛，常配柴胡、香附、郁金、炒枳壳等各适量，水煎服。治乳房胀痛，常配路路通、香附、柴胡等各适量，水煎服。治寒疝腹痛，常配炒川楝子、延胡索、青皮、乌药等各适量，水煎服。

【用法用量】 内服煎汤 3～10g，或入丸散。

【使用注意】 因其性温，故阴虚有热者忌服。

花　红

【歌诀】 甘温花红，下气宽胸，生津消痰，和中止痛。

【来源】 蔷薇科植物花红 *Malus asiatica* Nakai 的成熟果实。原名林檎。

【药性】 甘、酸，温。归胃、大肠经。

【性能特点】 甘酸和益，温能通散，入胃大肠经，亦食亦药。既下气宽胸、和中止痛，又生津、消痰，善治痰饮食积之胸膈痞塞、霍乱吐泻腹痛、痢疾、消渴等，兼寒者尤宜。

【功效应用】 下气宽胸，和中止痛，生津，消痰。治痰饮食积之胸膈痞塞，症轻者单用生食或捣汁服；症重者可配半夏、厚朴、陈皮等各适量，水煎服。治霍乱吐泻腹痛，可配藿香、陈皮、茯苓等各适量，水煎服。治水痢，《食医心境》以半熟林檎（花红）十枚，以水二升，煮取一升，和林檎空心食。治消渴，可单用鲜品适量洗净生食，或榨汁服。

【用法用量】 内服煎汤 30～90 g，或生食，或捣汁。外用适量，捣碎敷。

【使用注意】 因其甘酸温，故不宜过量服食。

第九章 消食类食疗药

消食类食疗药即以消食化积、增进食欲为主要功效的食疗中药。

本类药味多甘；性多平，少数温；主入脾、胃经，多炒焦用。主能健运脾胃、增强消化机能、消食除胀和中，兼能化痰、活血、下气、排石等。主治食积不消、脾胃不健、消化不良，兼治咳喘痰多、瘀血痛经或经闭、肝胆结石等。

使用时须据情恰当选择本类药，并酌配他类药。

麦 芽

【歌诀】 麦芽甘平，健脾消食，又疏肝气，还回乳汁。

【来源】 禾本科植物大麦 *Hordeum vulgare* L. 的成熟果实经发芽干燥而成。

【药性】 甘，平。归脾、胃、肝经。

【性能特点】 甘益中，平不偏，芽生发，焦健胃。既入脾胃经而益脾养胃、消积和中，又入肝经而疏肝。长于消面积，无论寒热咸宜。炒焦健胃消积力强，为消食常用药。生用疏肝健脾，治肝郁食积者每用。此外，大量用回乳。

【功效应用】 消食和中，疏肝，回乳。治食积不化，常配焦神曲、焦山楂、炒莱菔子等各适量，水煎服。治脾虚消化不良，常配党参、白术、茯苓、陈皮等各适量，水煎服。治肝郁兼食积，常配柴胡、香附、陈皮、神曲等各适量，水煎服。断奶或兼乳胀，取焦麦芽 100 g、蒲公英 15 g，水煎服。

【用法用量】 内服煎汤 10～15 g，大剂量 30～120 g，或入丸散。回乳应大剂量用，健脾养胃、疏肝宜生用，消积宜炒用或炒焦用。

【使用注意】 因其能回乳，故妇女授乳期不宜服。

【歌诀】 矿麦蘖温，食欲不振，积胀吐泻，效捷平稳。

【来源】 禾本科植物裸麦 *Hordeum vulgare* var. *nudum* Hook. f. 的发芽颖果。又名**青稞芽**。

【药性】 甘，温。归脾、胃经。

【性能特点】 甘益中，温散寒，入脾胃经，食药兼用。善益脾养胃而消食和中，兼散寒气，治食积胀满、食欲不振、呕吐泄泻。能消化一切米、面、诸果食积，兼寒者尤宜。

【功效应用】 消食和中。治食积胀满、食欲不振，症轻者单用适量，水煎服；症重者常配焦神曲、焦山楂、炒莱菔子等各适量，水煎服。治脾虚消化不良，常配党参、白术、茯苓、陈皮等各适量，水煎服。治肝郁食积，常配柴胡、香附、陈皮、神曲等各适量，水煎服。治食积有寒之胀满腹鸣、呕吐泄泻，可配木香、砂仁、陈皮、法半夏、生姜等各适量，水煎服。

【用法用量】 内服煎汤 10～15g，或入丸散。

【使用注意】《日华子本草》云其能“催生落胎”，故孕妇及备胎者慎用。

稻　芽

【歌诀】 稻芽甘平，消食和中，健脾开胃，平不伤阴。

【来源】 禾本科植物稻 *Oryza sativa* L. 的成熟果实经发芽干燥而成。

【药性】 甘，平。归脾、胃经。

【性能特点】 甘益中，平不偏，芽生发，焦健胃。入脾胃经，善益脾养胃、消积和中。性平少偏，长于消谷积，无论寒热咸宜。不燥烈伤阴，病后脾气与胃阴被伤之不饥食少尤佳。炒焦健胃消积力强，消积力弱于麦芽，为消食常用药。

【功效应用】 消食和中，健脾开胃。治食积不化，常配焦神曲、焦山楂、炒莱菔子等各适量，水煎服。治脾虚消化不良，常配党参、白术、茯苓、陈皮等各适量，水煎服。治病后脾气与胃阴被伤之不饥食少，常配山药、太子参等各适量，水煎服。

【用法用量】 内服煎汤 10～15 g，大剂量 30 g，或入丸散。生用长于和中，炒用偏于消食，炒焦消食力强，也可生熟同用。

谷　芽

【歌诀】 谷芽甘温，健脾养胃，消食和中，兼寒尤宜。

【来源】 禾本科植物粟 *Staria italica* （L.) Beauv. 的成熟果实经发芽干燥而成。

【药性】 甘，温。归脾、胃经。

【性能特点】 甘温益中，芽能生发，焦味健胃。入脾胃经，健脾养胃、消积和中。炒焦健胃消积力强，为消食常用药，消积力虽弱于麦芽，但性温，长于消谷积，治食积兼胃寒者尤宜。

【功效应用】 消食和中。治食积不化，常配焦神曲、焦山楂、炒莱菔子等各适量，水煎服。治脾虚消化不良，常配党参、白术、茯苓、陈皮等各适量，水煎服。治胸闷腹胀、食少，常配炒莱菔子、陈皮、焦槟榔等各适量，水煎服。

【用法用量】 内服煎汤 10～15 g，大剂量 30 g，或入丸散。生用长于和中，炒用偏于消食，炒焦消食力强，也可生、焦同用。

神　曲

【歌诀】 神曲性温，饮食停滞，消化不良，胀满泻利。

【来源】 面粉和其他药物混合后经发酵而成的干燥加工品。

【药性】 甘、辛，温。归脾、胃经。

【性能特点】 甘温益中辛散，焦味健胃。入脾胃经，善益脾养胃兼行气而消积和中。炒焦健胃消积力强，为消食常用药。药力较强，长于消谷积，兼寒者尤佳。

【功效应用】 消食和中。治食积不化，常配焦麦芽、焦山楂、焦谷芽等。治食积兼气滞，常配焦麦芽、焦山楂、陈皮等各适量，水煎服。治脾虚消化不良，常配党参、白术、茯苓、陈皮等各适量，水煎服。

此外，丸剂中有矿物药者常用本品作糊丸剂，一则赋形，二则助消化。

【用法用量】 内服煎汤6～15g，或入丸散。消食宜炒焦用。

【使用注意】 因其性偏温燥，故脾阴虚、胃火盛者不宜服。

红　曲

【歌诀】 红曲微温，血瘀食滞，跌打伤损，赤白下痢。

【来源】 曲霉科真菌紫色红曲霉 *Monanscum purpireus* Went 寄生在粳米上而成的红曲米。

【药性】 甘，微温。归脾、肝、大肠经。

【性能特点】 甘能益补，微温行散，色红入血，主入脾肝经，兼入大肠经，既健脾消食，又活血化瘀，或兼降脂。凡食积、血瘀者皆宜，积瘀互兼者尤佳。效力较强，药食兼用，味不苦易服，生用即可。

【功效应用】 健脾消食，活血化瘀。治饮食积滞、脘腹胀满，常配焦麦芽、焦山楂、陈皮等各适量，水煎服。治赤白下痢，可配马齿苋、黄连、木香等各适量，水煎服。治妇人血气腹痛，症轻者单用适量水煎服即可；兼寒者，可配生姜等各适量煎服；兼热者，可配益母草等各适量煎服；兼气血虚者，可配党参、大枣等各适量煎服。治产后恶露不尽，常配当归、川芎、益母草、藕节炭、景天三七等各适量煎服；内寒重者，可再加炮姜、红糖等各适量煎服。治跌打损伤，内服可配铁苋菜、丹参、山楂等各适量煎汤，外敷单用研末罨敷；有脓液者，则排尽脓液后罨敷。治高脂血症属湿瘀互结者，可配茵陈、山楂、泽泻等各适量，水煎服；兼便秘者可再加决明子等各适量，水煎服。治小儿头疮，因伤湿入水成毒，脓汁不尽，《百一选方》以口嚼红曲，罨之即效。

【用法用量】 内服煎汤6～15g，或研末入丸散。外用适量，捣敷。

【使用注意】 因其微温活血，故妇女妊娠期慎服。

山　楂

【歌诀】　山楂微温，肉食积滞，经闭瘀凝，泻痢疝气。

【来源】　蔷薇科植物山里红 *Crataegus pinnatifida* Bge. var. *major* N. E. Br. 或山楂 *Crataegus pinnatifida* Bge. 的干燥或新鲜果实。

【药性】　酸、甘，微温。归脾、胃、肝经。

【性能特点】　酸化生，甘益中，微温行散。既入脾胃经，开胃、消食积而和中、降脂；又入肝经，活血化瘀。酸甜可口，药食兼用。消积力强，善消油腻肉积，为消食良药。集消食、化瘀、降脂于一体，治食积兼血瘀或血瘀兼血脂高者宜用。

【功效应用】　消食化积，活血化瘀。治油腻肉积，单用适量或配神曲、麦芽、莱菔子等各适量，水煎服。治小儿乳积，常配鸡内金、焦神曲、炒枳壳等各适量，水煎服。治痛经、经闭，单用或配玫瑰花各适量泡茶饮。治产后瘀阻腹痛，单用或配当归、川芎、桃仁等各适量，水煎服。

此外，能降血脂，治肥胖、高脂血症，常配茵陈蒿、泽泻、决明子等各适量煎服。炒炭能止血止痢，治痢疾便血，常配马齿苋、木香、黄连等各适量煎服。

【用法用量】　内服煎汤 10～15 g，大剂量 30 g，或入丸散。消食导滞宜炒焦。

【使用注意】　因其味酸，故胃酸过多者忌服，胃溃疡患者不宜服。

刺玫果

【歌诀】　刺玫果温，食欲不振，肺痨咳嗽，经乱经疼。

【来源】　蔷薇科植物山刺玫 *Rosa davurica* Pall. 或光叶刺玫 *Rosa davurica* Pall. var. *glabra* Liou 的干燥或新鲜成熟果实。

【药性】　酸、苦，温。归脾、肝、肺经。

【性能特点】　酸化收敛，苦温行散，药食兼用。入脾肝肺经，善健脾消食、活血调经、敛肺止咳，治消化不良、食欲不振、脘腹疼痛、腹泻、月经不调、痛经、动脉粥样硬化、肺结核咳嗽。集消食、化瘀于一体，治食积兼瘀或血瘀兼食积者皆可。

【功效应用】 健脾消食，活血调经，敛肺止咳。治消化不良、食欲不振、脘腹疼痛、腹泻，症轻者单用适量煎服，症重者可配焦山楂、焦神曲、陈皮、苏梗等各适量煎服。治月经不调、痛经，症轻者单用或山楂各适量动煎服；症重者可配当归、川芎、柴胡、香附等各适量煎服。治动脉粥样硬化，可单用适量水煎代茶饮。治肺结核咳嗽，可配百部、百合、款冬花等各适量煎服。

此外，《长白山植物药志》治维生素 C 缺乏症，以其适量水煎服。《黑龙江常用中草药手册》治顽固淋病，以刺玫果 1 束，水煎服。

【用法用量】 内服煎汤 3～6 g。

【使用注意】 因其味酸，故胃酸过多者慎服，胃溃疡患者不宜服。

莱菔子

【歌诀】 莱菔子辛，熟降生升，食积泻痢，痰喘能平。

【来源】 十字花科植物莱菔 *Raphanus sativus* L. 的干燥成熟种子。

【药性】 辛、甘，平。归脾、肺经。

【性能特点】 辛消散，甘益中，平不偏，能升能降。炒用降而不升，入脾经，消食下气而除胀满；入肺经，化痰降气而止咳喘。消积力强，善消面积，无论寒热咸宜，兼气滞者尤佳。集消积、降气、化痰于一体，治痰咳气逆兼食积最佳。此外，生用但升不降，能催吐风痰，今之临床少用。

【功效应用】 炒用消食除胀，下气化痰；生用催吐风痰。治食积气滞，常配山楂、神曲、大腹皮等各适量，水煎服。治积滞内停、泻痢后重，可配木香、大黄等各适量，水煎服。治喘咳痰多，常配苏子、芥子、葶苈子等各适量，水煎服。治痰闭神昏，可以生品配皂角研末吹鼻，以开窍醒神救急。

此外，还治大便秘结，可单用大量炒研末服，或调入润燥滑肠的蜂蜜，以助通便；治肠梗阻等急腹症，常配炒枳实、厚朴、大黄等各适量，水煎服。

【用法用量】 内服煎汤6～10g，打碎，或入丸散。消食宜炒用。

【使用注意】 因其辛散耗气，故气虚及无食积、痰滞者慎服。不宜与人参同服。

莱菔叶

【歌诀】 莱菔叶平，积滞腹满，泻痢乳胀，咽痛咳痰。

【来源】 十字花科植物莱菔 *Raphanus sativus* L. 的基生叶。又名**萝卜缨**。

【药性】 辛、苦，平。归脾、胃、肺经。

【性能特点】 辛能消散，苦能泄降，平凉兼清，食药两兼，入脾胃肺经。善消食理气、清肺利咽、解毒消肿。治食积气滞、脘腹痞满、呃逆吐酸、泄泻、痢疾、咳痰、喑哑、咽喉肿痛、妇女乳房胀痛、乳汁不通；外用兼散瘀血，治跌打瘀肿。集消积、理气、化痰、解毒、清热于一体，治食积、痰咳气逆最佳，兼热者尤宜。

【功效应用】 消食理气、清肺利咽、解毒消肿。治食积气滞、脘腹痞满、呃逆吐酸，症轻者单用适量煎服，或沸水焯后凉拌食；症重者可配炒莱菔子、焦神曲、炒枳壳等各适量，水煎服。治中暑发痧、腹痛泄泻（包括急性胃肠炎），《食物中药与便方》以鲜品适量捣汁服，或干品100～125g浓煎汤服，亦可入复方配他药煎服。治痢疾，可配马齿苋、铁苋菜等各适量，水煎服。治肺热咳痰，可配车前草、竹茹、化橘红、桔梗等各适量，水煎服。治喑哑、咽喉肿痛，《安徽中草药》以莱菔叶15g、玄参9g，桔梗、生甘草各6g，水煎服。治妇人奶结、红肿疼痛、乳汁不通，《滇南本草》以鲜叶不拘多少，洗净捣汁，煨热，兑水酒或烧酒服；今之临床可配蒲公英、漏芦、银花、王不留行等各适量，水煎服。治小便出血，单用鲜品捣汁，每取适量，加好墨汁少许服。

此外，兼化瘀血，治跌打瘀肿，单用鲜品捣烂外敷。

【用法用量】 内服煎汤10～15g，或研末，或鲜品捣汁服。外用适量，鲜品捣敷，或干品研末调敷。

【使用注意】 因其辛苦泄散耗气，故气虚者慎服。

萝　卜

【歌诀】 萝卜辛凉，化痰止血，消食下气，利尿解渴。

【来源】 十字花科植物萝卜 *Raphanus sativus* L. 的鲜根。

【药性】 生者辛、甘，凉。熟者甘、微辛，平。归脾、胃、肺、大肠经。

【性能特点】 生者辛消散，甘益利，凉可清。熟者甘益利，微辛散，平不偏。味不苦易食，食药兼用。入脾胃大肠经，消食下气而除胀满、解渴；入肺脾经，化痰降气而止咳喘；并能止血、利尿。集消积、降气、化痰、止血、解渴、利尿于一体。善消面积，无论寒热咸宜，兼气滞者尤佳。治痰咳气逆兼食积最佳。此外，还可治症轻之出血诸证、消渴及淋浊等。

【功效应用】 消食下气，化痰止血，解渴利尿。治食积气滞之胀满、吞酸、吐食，或消化不良、腹泻，单用生食或煮熟食；或配陈皮、焦神曲、焦麦芽、槟榔等各适量，水煎服。治积滞便秘，轻者常配枳实、厚朴、蜂蜜等各适量煎服；重者常配芒硝、大黄等各适量煎服。治赤白痢疾之腹痛、里急，单用捣汁服，或配木香、黄连等各适量煎服。治痰热咳嗽、咽喉不利，单用捣汁或口嚼服，或配生姜汁、鲜芦根汁、梨汁等各适量合对服。预防咽喉肿痛，可配鲜橄榄煎汤代茶饮。治咳血、吐血、衄血，可单用煎汤服或捣汁服，或再配鲜藕汁服。治肠风便血，可配荷叶炭、生蒲黄、槐花等各适量煎服。治消渴，单用汁煮粥常食，或配天花粉、黄连等各适量煎服。治淋浊，可单用生食或捣汁服，或配车前草、白茅根等各适量煎服。治疮肿、伤损瘀肿，单用捣烂外敷。治烧烫伤，单用捣汁涂。冻疮初起，单用煮水熏洗或切片外擦。

此外，治偏头痛，单用捣汁滴鼻；治滴虫性阴道炎，单用捣泥作栓剂外用。

【用法用量】 内服生食 30～100g，或捣汁服，或煎汤、煮食。外用适量，捣敷，捣汁涂，滴鼻，煎水洗。消食宜炒用。

【使用注意】 因其生用辛散耗气，故气虚及无食积、痰滞者慎服。不宜与人参同服。

胡荽子

【歌诀】 胡荽子温，理气止疼，健脾消积，解毒透疹。

【来源】 伞形科植物胡荽 *Coriandrum sativum* L. 的干燥果实。又名香菜子、芫荽子。

【药性】 辛、酸，温。芳香。归肺、胃、大肠经。

【性能特点】 辛香温散，酸可安蛔。既入肺胃经，又入大肠经。能健胃消积、理气止痛、透疹解毒，并可安蛔、调味。力较缓，食积气滞有寒宜投，麻疹初起未透者宜用，蛔虫腹痛可选。药食兼用，内服外用均可。

【功效应用】 健胃消积，理气止痛，透疹解毒。治食积、胸膈满闷，可配焦神曲、焦麦芽、炒枳壳、炒莱菔子等各适量，水煎服。治脾虚食欲不振，可配党参、茯苓、山药、鸡内金等各适量，水煎服。治脘腹胀痛，可配陈皮、炒枳壳、炒川楝子等各适量，水煎服。治呕恶反胃，可配炒莱菔子、丁香、生姜等各适量，水煎服。治泻痢，可配木香、黄连等各适量煎服。治肠风便血不止，《圣济总录》胡荽子散，以胡荽子配补骨脂各等量为散，陈米饮送服。治脱肛，《食疗本草》单用适量醋煮熨之。治寒疝腹痛，可配小茴香、青皮、炒川楝子、延胡索等各适量煎服。治麻疹痘疹不透，单用适量，煎水洗。治风寒头痛，可配川芎、白芷等各适量煎服。治牙痛，单用适量，水煎含之。治中耳炎，芫荽子略炒，配枯矾等量、冰片少许，研极细末，每取少许，吹入耳中。

此外，兼安蛔，治胆道蛔虫，单用50g，捣碎，加水300mL，浓煎取汁待温，一次服下，5岁以下小儿减半。

【用法用量】 内服煎汤6～12g，或入丸散。外用适量，研末撒，煎水含漱或熏洗。

【使用注意】 因其辛香温散，故麻疹已透或热毒内壅者忌服。

荞　麦

【歌诀】 荞麦甘寒，消积健脾，解毒敛疮，宽肠下气。

【来源】 蓼科植物荞麦 *Fagopyrum esculentum* Moench 的干燥种子。

【药性】 甘、微酸，寒。归脾、胃、大肠经。

【性能特点】 甘益解毒，微酸收敛，寒能清泄。入脾胃经，能健脾消积、解毒；入大肠经，下气宽肠；外用还解毒敛疮。食药兼用，凡食积、热毒兼大便不畅者宜用，内服外用皆宜。

【功效应用】 健脾消积，下气宽肠，解毒敛疮。治肠胃积滞，轻者单用，重者可配焦神曲、焦麦芽、焦山楂、炒枳壳等各适量，水煎服；兼便秘者，常配大黄、炒决明子等各适量，水煎服。治泄泻、白带，荞麦炒后研末，水泛为丸服；或配茯苓、炒薏苡仁、炒山药等各适量，水煎服。治禁口痢疾，单用荞麦面，每服 6 g 砂糖水调下。治绞肠痧，单用荞麦面，炒黄，水烹服。治白浊、带下，荞麦炒焦为末，鸡子白和，丸如梧桐子大，盐汤送下。治自汗、盗汗，荞麦面做汤圆，或配糖做饼吃。治丹毒，荞麦面适量，醋调敷患处。治痈疽，荞麦面，或配硫黄各适量调匀外敷。治瘰疬，炒荞麦配僵蚕、海藻各等分，研末为丸服。治汤火伤，荞麦面炒黄，井花水调敷。

此外，还能降压、降脂，可作为高血压、高血脂病的辅助食品。

【用法用量】 内服煎汤 10～15 g，或入丸散。

【使用注意】 因其性寒缓通大便，故脾胃虚寒、便溏者不宜服。

大　麦

【歌诀】 大麦甘凉，健脾宽肠，和中利水，平和效良。

【来源】 禾本科植物大麦 *Hordeum vulgare* L. 的成熟颖果。

【药性】 甘，凉。归脾、肾经。

【性能特点】 甘益中，凉兼清，入脾肾经，食药兼用。善健脾和中、宽肠、利水，略兼清热，治腹胀、食滞泄泻、小便不利，兼热者尤宜。

【功效应用】 健脾和中，宽肠，利水。治食饱烦胀、但欲卧者，《肘后方》以大麦面炒微香，每服方寸匕（约 1 g），白汤送下。治食滞泄泻，轻者单用适量水煎服，重者可配木香、砂仁、陈皮、炒山药、炒扁豆等各适量，水煎服。治卒小便淋涩痛，《圣惠方》以大麦三两（90 g），水两大盏，煎取一盏三分，去滓，入生姜汁半合、蜜半合，相和，分为三服，食前服之。治汤火灼伤，《本草纲目》以大麦面适量，炒黑，油调搽之。

【用法用量】 内服煎汤30～60g，或入丸散。外用适量，炒研调敷，或煎汤洗。

鸡内金

【歌诀】 内金甘平，消食运脾，排石化坚，固精止遗。

【来源】 雉科动物家鸡 *Gallus gallus domesticus* Brisson 的干燥砂囊内壁。

【药性】 甘，平。归脾、胃、肝、肾、膀胱经。

【性能特点】 甘平运化涩敛。入脾胃经，善运脾消食。入肝肾膀胱经，既化坚消石而消、排肝胆或泌尿系结石，又化瘀血而消癥瘕，还固精止遗。消积力强，各种食积均消，为运脾消食之良药。既化瘀血，又增进消化以生新血，治久瘀、癥瘕兼血虚者宜用。既排石又消食，治结石兼食积者尤佳。

【功效应用】 运脾消食，化坚排石，化瘀消癥，固精止遗。治食积不消，单用或配神曲、麦芽等各适量，水煎服。治脾虚食少，常配山药、白术、茯苓等各适量，水煎服。治小儿疳积，单用或配使君子、榧子等各适量，水煎服。治结石，属泌尿系者，常配猫须草、海金沙、石韦、乌药等各适量，水煎服；属肝胆者，常配金钱草、海金沙、郁金、木香等各适量，水煎服。治癥瘕积聚，常配丹参、土鳖虫、莪术、三棱等各适量，水煎服。治遗精遗尿，常配菟丝子、沙苑子、金樱子等各适量，水煎服。

【用法用量】 内服煎汤3～10g；研末每次1.5～3g；或入丸散服。本品微炒研末服，疗效比入汤剂好。

【使用注意】 因其消食化积力强，故脾虚无积滞者慎服。

玉　米

【歌诀】 玉米甘平，开胃调中，亦食亦药，利水消肿。

【来源】 禾本科植物玉蜀黍 *Zea mays* L. 的种子。

【药性】 甘、淡，平。归胃、大肠经。

【性能特点】 甘和益，淡渗利，平不偏，食药两兼。入胃大肠经，善开胃调中、利尿消肿，治食欲不振、小便不利、水肿、尿路结石。兼补虚，鲜嫩者香美可口，尤宜老人或体虚者。

【功效应用】 开胃调中，利水消肿。治食欲不振，症轻者单用鲜者煮食、喝汤；症重者可配焦神曲、焦麦芽、焦山楂、陈皮等各适量，水煎服；兼便秘者，常配鲜南瓜瓤、炒决明子等各适量，水煎服。治小便不利，轻者单用玉米粉煮粥食，重者鲜玉米棒配冬瓜皮或车前草各适量煎煮，待煮熟后吃玉米棒，喝汤。治水肿，轻者单用玉米棒煮食喝汤；重者可配冬瓜皮或黄瓜皮各适量，水煎服；兼脾虚者，取玉米粉、生山药各适量，或玉米粉、茯苓粉各适量，煮粥食。治糖尿病，可单用玉米 500 g，分 4 次煮食，或玉米棒适量煮食、喝汤。治尿路结石，玉米、玉米须各适量煎汤服；或带须之鲜玉米棒煮熟，吃玉米喝汤；或鲜玉米须适量，切碎煮开，再加玉米粉煮粥食。

此外，还可作为糖尿病、高血脂病的辅助食品。

【用法用量】 内服煎汤 30～60 g，或煮食，或制成粉煮粥食。

陈仓米

【歌诀】 陈仓米平，和胃调中，渗湿止泻，除烦有功。

【来源】 禾本科植物稻 *Oryza sativa* L. 经加工储存年久的粳米。又名**陈廪米**。

【药性】 甘、淡，平。归脾、胃、大肠经。

【性能特点】 甘益和，淡渗利，生平偏凉，炒平偏温，入脾胃大肠经，食药两兼。善调中和胃、渗湿止泻、除烦，兼下气，治脾胃虚弱、食少、泄泻反胃、噤口痢、烦渴等，兼热者宜生用，兼寒者宜炒用。

【功效应用】 调中和胃，渗湿止泻，除烦。治脾胃虚弱、翻胃食少，《续济生方》太仓丸，以土炒陈仓米配白豆蔻、砂仁各适量，为细末生姜汁为丸，淡姜汤送服。治反胃及膈气不下食，《普济方》以陈仓米焙干为末，沉香末各适量，和匀服。治暑月吐泻，《本草纲目》以陈仓米二升，麦芽、黄连（切）各四两（125 g），同蒸熟，焙干，研为末，水泛为丸梧子大，每服百丸，白汤送下。治噤口痢，不分赤白，《古今医鉴》仓连煎，以陈仓米赤痢用三钱（9g），白痢用七钱（21g），赤白痢相兼用五钱（15g）；黄连赤痢用七钱（21g），白痢用三钱（9g），赤白相兼用五钱（15g）；锉为末，水一盅半，煎至七分，露一宵，空腹温服。治冷痢，可配薤白、羊脂、豆豉等各适量，煎汤服。治烦渴，单用或配他药各适量煎服。

【用法用量】 内服适量，煎汤，或入丸散。

米皮糠

【歌诀】 米皮糠甘，温而降散，脚气效良，噎嗝能安。

【来源】 禾本科植物稻 *Oryza sativa* L. 的颖果经加工而脱下的果皮。又名**米糠**、**杵头康**、**谷白皮**。

【药性】 甘、辛，温。归胃、大肠经。

【性能特点】 甘补辛散，温通降下，入胃大肠经，食药两兼。善开胃消积下气，治噎嗝、反胃、脚气。物美价廉，多单用，很少入复方。

【功效应用】 开胃，下气。治膈气，咽喉噎塞、饮食难下，《圣惠方》以其蜜丸如弹子大，不计时候，含一丸，细细咽津。治噎嗝不下食、翻胃，《医学正传》大力夺命丸，以杵头糠、牛转草各半斤（250g），糯米一斤（500g），共为细末，取黄母牛口中涎沫为丸，如龙眼大，入锅中慢火煮熟食之，加砂糖二三两（60g或90g）入内丸尤佳。治咽喉妨碍如有物、吞吐不下，《圣济总录》以杵头糠、人参、炒石莲肉各一钱（3g），水煎服。治各种恶性肿瘤及白细胞减少症，温源凯《常用抗癌中草药》取新鲜鹅血滴入米糠中和匀，做成黄豆大小颗粒，每日服20～30粒；无鹅血可用新鲜鸭血代之。治脚气常发作，《千金翼方》谷白皮粥，以谷白皮五升，水一斗，煮取七升，去滓，煮米粥常食之，即不发。

【用法用量】 内服煎汤9～30g，或入丸散。

芜　菁

【歌诀】 芜菁苦辛，甘而性平，食积胀满，肿毒疮疔。

【来源】 十字花科植物芜菁 *Brassica rapa* L. 的根或叶。又名**地蔓菁**。

【药性】 辛、甘、苦，平。归胃、肝经。

【性能特点】 辛苦泄散，甘解平温，入胃肝经。既消食下气，治宿食不化、食积胀满；又解毒消肿，治疔疮肿毒。力和缓，食药两兼，生食熟食均宜，做菜煎汤均可。

【功效应用】 消食下气，解毒消肿。治宿食不化，单用或配焦山楂、炒莱菔子等各适量，水煎服。治脘腹冷痛，常配生姜或干姜、陈皮等各适量，水煎服。治卒毒肿起、急痛，《肘后方》以芜菁根去皮，捣烂，苦酒和如泥，煮三沸，急搅之，倒出，敷肿，帛裹之，日再三易。治毒热肿，《近效方》以芜菁根、芸薹根叶各三两（90 g），捣筛为散，鸡子清和贴之，干即易。治乳痈疼痛寒热，《兵部手集方》以芜菁根叶适量，净择去土，不用洗，加盐适量捣敷乳上。治瘰疬结核久不瘥，《圣济总录》异效散，以芜菁四十九枚，麒麟竭（血竭）一两（30g），同于藏瓶中烧过，地上出火毒，研细，每服半钱匕（0.6g），米饮调下，加至一钱匕（1.2g）。治漆疮，《普济方》用浓煎芜菁汤，看冷热洗之。治饮酒后酒气袭人，《圣济总录》以干蔓菁根，不拘多少，蒸一次，切，焙干，捣罗为散，每服二钱匕（2.4 g），饮酒后用新汲水送下。预防时行瘟疫瘴疠，《圣济总录》以芜菁根不拘多少，捣取汁，立春后遇庚子日，合家大小各服一二盏。

【用法用量】 内服适量，煮食，或捣汁饮，或做菜食。

【使用注意】 不宜过量食，脾胃虚弱者不宜生食。

刺　梨

【歌诀】 刺梨涩酸，甘平凉偏，食积饱胀，腹泻肠炎。

【来源】 蔷薇科植物缫丝花 *Rosa raxburghiii* Tratt.、单瓣缫丝花 *Rosa raxburghiii* Tratt. f. *norimalis* Rehd. et Wils. 的果实。

【药性】 甘、酸、涩，平。归脾、胃经。

【性能特点】 甘益多汁，酸涩收敛，平而偏凉，酸甜可口，食药兼用，入脾胃经。既健胃消食，又涩肠止泻，略兼补虚，治食积饱胀、肠炎腹泻，兼体虚而热不甚者尤宜。并含大量维生素 C，治维生素 C 缺乏者也宜。

【功效应用】 健胃，消食，止泻。治食积饱胀，症轻者单用生食或沸水泡服；症重者可配焦山楂、焦麦芽、焦神曲、炒枳壳等各适量，水煎服。治肠炎腹泻，症轻者单用适量，生吃或煎汤服、炖服；症重者可配木香、黄连、地锦草各适量，水煎服。治婴幼儿秋季中、轻度腹泻，可以鲜刺梨子3000g，加水3000mL，文火煎煮，浓缩至1500mL，一岁以内每次服10mL，1～2岁每次15mL，2岁以上每次20mL，每日3次，空腹，温开水送服。治维生素C缺乏病，每日适量生食或榨汁服。

【用法用量】 内服煎汤15～30g，或生食1～2枚，或榨汁，或蒸食，或熬膏。外用适量，捣敷，或汁点眼。

【使用注意】 因其凉清润，故中寒便溏、肺寒咳嗽者忌服，产妇慎服。

涩梨

【歌诀】 涩梨涩酸，微温略偏，食积饱胀，泄泻可痊。

【来源】 蔷薇科植物台湾林檎 *Malus doumeri* (Bois) Chev. 的果实。

【药性】 甘、酸、涩，微温。归脾、胃经。

【性能特点】 甘益微温，酸涩可敛，食药兼用，入脾胃经。既消食导滞，又理气健脾，治食积停滞、脘腹胀痛、脾虚泄泻。炒炭后收敛性增，治脾虚便溏尤宜。

【功效应用】 消食导滞，理气健脾。治食积停滞、脘腹胀痛，症轻者单用饭后生食或开水泡服；症重者可配焦山楂、焦麦芽、焦神曲、炒枳壳等各适量，水煎服。治脾虚泄泻，症轻者《广西本草选编》单用涩梨炭10g，水煎服；症重者可配党参、茯苓、炒扁豆等各适量，水煎服。

【用法用量】 内服涩梨，煎汤9～15g，或生食1～2枚，或榨汁，或蒸食，或熬膏；涩梨炭，每次6～15g，水煎服。

【使用注意】 因其甘补酸敛，故内热邪实者忌用。

草　莓

【歌诀】 草莓甘凉，口渴津伤，食欲不振，消化不良。

【来源】 蔷薇科植物草莓 *Fragaria ananassa* Duch. 的果实。

【药性】 甘、微酸，凉。归脾、胃经。

【性能特点】 甘益多汁，微酸凉清，食药兼用，入脾胃经。善清凉止渴、健胃消食，治口渴、食欲不振、消化不良，兼热者尤宜。

【功效应用】 清凉止渴，健胃消食。治口渴，单用鲜品洗净生吃，或捣汁服。治食欲不振、消化不良，单用鲜品生吃，或饭后食；也可配鲜山楂各适量，绞汁服；或配焦山楂各适量，水煎服。

【用法用量】 内服适量，生食或捣汁。

【使用注意】 因其凉清润，故中寒便溏、肺寒咳嗽者忌服，产妇慎服。

番木瓜

【歌诀】 番木瓜平，消食下乳，除湿通络，杀虫解毒。

【来源】 番木瓜科植物番木瓜 *Carica papaya* L. 的成熟果实，鲜用或切片晒干。

【药性】 甘，平。归胃、脾、肝经。

【性能特点】 甘益多汁，平而偏凉，食药兼用，入胃脾肝经。既消食健脾下乳，治消化不良、胃及十二指肠溃疡病、乳汁稀少；又除湿通络、解毒杀虫，治风湿痹痛、肢体麻木、湿疹、湿疮及肠道寄生虫病。略兼凉清，兼热者尤宜。

或云其为清凉剂，可清暑解渴、利大小便治红白痢疾。现代研究药理证明，其含蛋白酶能助消化，还有抗生育、抗肿瘤、抗氧化、抗菌与寄生虫等作用。

【功效应用】 消食下乳，除湿通络，解毒杀虫。治胃病、消化不良，《食物中药与便方》以番木瓜适量生食或煮熟吃；或以番木瓜干粉，每服3～6g，每日2次。治乳汁稀少，《全国中草药汇编》以鲜番木瓜、韭菜各适量，煮熟食；《广西本草选编》以鲜番木瓜250～500g，猪蹄脚适量，炖服。治脚气浮肿，《广西本草选编》以鲜番木瓜250～500g，猪蹄脚适量，炖服。治腰痛，《广西本草选编》以未成熟番木瓜1只，切开一小段，去种子，放入好白酒适量，照原样封好，放火内煨熟后，取酒内服外搽。治肢体麻木，可以干品配天麻、全蝎等各适量，水煎服。治足跟肿痛（足跟炎），《广西本草选编》以鲜番木瓜1个，煨熟，趁热踏熨患处。治婴儿湿疹，《食物中药与便方》以干燥的未成熟番木瓜，研细粉，撒布患处，每日2～3次。治远年烂脚，《陆川本草》以番木瓜60g、生薏苡仁30g、猪脚1条，共煲服。治蜈蚣咬伤，《福建药物志》以鲜番木瓜汁涂被咬处。治蛲虫病，《福建药物志》以鲜番木瓜1个，切开挖出种子，先食果肉，后将种子煎汤服。治绦虫、蛔虫等肠道寄生虫病，《食物中药与便方》以未熟番木瓜干粉，每次9g，晨起空腹服。

【用法用量】 内服煎汤6～15g，或鲜品适量生食。外用适量，鲜品取汁涂，或干品研细粉撒。

【使用注意】 因其所含番木瓜碱对中枢神经有麻痹作用，故不宜过量食。

鸡腿蘑

【歌诀】 鸡腿蘑平，脾虚食少，神疲乏力，疗痔亦好。

【来源】 伞菌科真菌毛鬼伞 *Coprnus comatus* (Muell. ex Fr.) Gray 的子实体。

【药性】 甘，平。归胃、脾经。

【性能特点】 甘益滑润，平而偏凉，食药兼用，入胃脾经。既益胃消食、健脾提神，又疗痔，治脾虚胃弱、食欲不振、神疲乏力、痔疮。药力平和，可久用常服。

【功效应用】 益胃消食，健脾提神，疗痔。治脾虚胃弱、食欲不振，刘波《中国药用真菌》方单用常食即可，或配太子参、茯苓、焦神曲等各适量，水煎服。治神疲乏力，症轻者单用佐餐常食，或配刺五加、茯苓、党参等各适量，水煎服。治痔疮，症轻者单用佐餐常食，或配槐花、炒枳壳、黄芩各适量，水煎服。

此外，治糖尿病，刘波《中国药用真菌》云单用适量佐餐常食即有辅助治疗作用。

【用法用量】 内服煎汤 30～60 g，或入丸散。

【使用注意】 不宜与酒同食。

蘑　菇

【歌诀】 蘑菇平甘，食药两兼，健脾开胃，提神平肝。

【来源】 伞菌科真菌毛鬼伞 *Coprnus comatus* (Muell. ex Fr.) Gray 的子实体。

【药性】 甘，平。归脾、胃、肝经。

【性能特点】 甘补益，平偏凉，食药兼用，入脾胃肝经。善健脾开胃、平肝提神，主治饮食不消、纳呆、乳汁不足、神疲欲眠，辅治高血压病。药力平和，可久用常服。

【功效应用】 健脾开胃，平肝提神。治饮食不消、纳呆，刘波《中国药用真菌》以鲜蘑菇 150 g 洗净，炒食或煮食。治哺乳期乳汁分泌减少，《全国中草药汇编》单用适量炒食或煮食。治高血压症轻者，刘波《中国药用真菌》以鲜蘑菇 180 g，煮熟，分两次食用；症重者可配天麻、钩藤、生磁石等各适量，水煎服。治神疲欲眠，刘波《中国药用真菌》单用鲜品适量常煮食。治小儿麻疹透发不快，《食物中药与便方》以鲜蘑菇 18 g、鲜鲫鱼 1 条，清炖（少放盐）喝汤。

此外，预防脚气病、糙皮病、各种贫血，刘波《中国药用真菌》单用适量佐餐常食。

【用法用量】 内服煎汤 6～9 g，鲜品 150～180 g，或入丸散。

【使用注意】 因其甘补益，故脾胃气滞者慎服。

鸡纵菌

【歌诀】 鸡纵平甘，脘腹胀满，消化不良，痔疮可蠲。

【来源】 白蘑科真菌鸡纵菌 *Termitomyces albuminosus* (Berk.) Heim. 的

子实体。

【药性】 甘，平。归脾、胃、大肠经。

【性能特点】 甘益辛散，平而偏凉，食药兼用，入脾胃大肠经。善健脾和胃、疗痔，治脘腹胀满、消化不良、痔疮。药力较缓，食多药少，多做辅助治疗用。

【功效应用】 健脾和胃，疗痔。治脘腹胀满，单用适量水煮食，或配炒莱菔子、陈皮、炒枳壳等各适量，水煎服。治消化不良，可配太子参、焦麦芽、鸡内金等各适量，水煎服。治痔疮肿痛，症轻者单用适量水煮食，或配餐做菜食；症重者可配生地榆、槐角、黄芩、虎杖、炒枳壳各适量，水煎服。

【用法用量】 内服煎汤，干品6～9g，鲜品加量。

羊肚菌

【歌诀】 羊肚菌甘，平而不偏，消食和胃，理气化痰。

【来源】 羊肚菌科真菌羊肚菌 *Morhcella esculenta* (L.) Pres 等的子实体。

【药性】 甘，平。归脾、胃、肺经。

【性能特点】 甘和益，平不偏，食药兼用，入脾胃肺经。既消食和胃，治消化不良；又化痰理气，治咳嗽痰多。药力平和，可久用常服。

【功效应用】 消食和胃，化痰理气。治消化不良，单用适量水煮常食，或配太子参、茯苓、焦神曲等各适量，水煎服。治痰多咳嗽，症轻者单用佐餐常食，或配陈皮、竹茹、法半夏、桔梗等各适量，水煎服。

【用法用量】 内服煎汤30～60g，或煮食。

茼　蒿

【歌诀】 茼蒿凉甘，消积通便，益脾和中，安神祛痰。

【来源】 菊科植物蒿子杆 *Chrysanthenum carinatum* Schousb. 或南茼蒿 *Chrysanthenum segetum* L. 的茎叶。

【药性】 甘、辛，凉。归脾、胃、心经。

【性能特点】 甘能益利，辛可行散，凉可清泄，食药兼用，入脾胃心经。善消积通便、益脾和中、祛痰利尿、养心安神，治食积停滞、脾胃不和、便秘、小便不畅、痰热咳嗽、烦热不安。药力平和，可久用常服。

【功效应用】 消积通便，益脾和中，祛痰利尿，养心安神。治食积停滞、脾胃不和，症轻者可单用适量做成菜食或煎汤服；症重者可配萝卜、陈皮、炒枳壳等各适量煎服。治习惯性便秘有热者，症轻者单用适量煮或水焯凉拌常食；症重者可配番薯等润肠通便药各适量同食。治湿热下注之小便不畅，可单用或配鲜车前草、鲜鱼腥草、鲜蒲公英、冬瓜皮等各适量水煎服。治热咳痰浓，症轻者《食物中药与便方》以鲜茼蒿 90 g，水煎去渣，加冰糖适量，分 2 次服；症重者可配鱼腥草、芦根、桔梗、牛蒡子等各适量，水煎服。治烦热头昏、睡眠不安，《食物中药与便方》以鲜茼蒿菜、鲜菊花脑（嫩苗）各 60～90 g，煮汤，每日分 2 次饮服。治高血压性头昏脑胀，《食物中药与便方》以鲜茼蒿菜一握，洗净切碎，捣烂取汁，每次 1 酒杯，温开水和服，日 2 次。

此外，治感冒、咳嗽痰多，症轻者《现代实用中药》单用适量水煎服，症重者可配菊花、桑叶、苦杏仁、桔梗、生甘草、鱼腥草等各适量水煎服。

【用法用量】 内服煎汤鲜品 60～90 g。

【使用注意】 因其甘凉通肠，故中寒便溏者不宜服；古云多服易动风气，故不宜过量服。

湖北海棠

【歌诀】 湖北海棠，化滞消积，酸甘性平，和胃健脾。

【来源】 蔷薇科植物湖北海棠 *Malus hupehensis* (Pamp.) Rehd. 的嫩叶或果实。又名**花红茶**、**茶海棠**。

【药性】 酸、甘，平。归脾、胃经。

【性能特点】 酸化生，甘补益，平不偏，食药兼用，入脾胃经。善消积化滞、和胃健脾，治食积停滞、消化不良、泻痢、小儿疳积。药力平和，可久用常服。

【功效应用】 消积化滞，和胃健脾。治食积停滞、消化不良，《福建药物志》以湖北海棠嫩叶适量，开水冲泡，当茶饮。治胃呆，《浙江药用植物志》以鲜湖北海棠果 60 g，水煎服。治血滞胃呆，《天目山药用植物志》以鲜湖北海棠果 60～90 g，水煎，冲黄酒或红糖适量服。治泻痢，症轻者可单用鲜湖北海棠叶或果适量煎服；症重者可配马齿苋、野苋菜、地肤苗等各适量，水煎服。治小儿疳积，可单用嫩叶或鲜果水煎，冲冰糖少许服。

【用法用量】 内服嫩叶适量泡茶饮，鲜果煎汤 60～90 g。

第十章　驱虫类食疗药

驱虫类食疗药即以去除或杀灭人体寄生虫为主要功效的食疗中药。

本类药味多苦；性有温、平、寒之分；多入脾、胃或大肠经。主对人体肠道寄生虫有毒杀作用，善驱虫或杀虫；兼能开胃、消积、下气、利水、通便。主治人体各种寄生虫病，主要是指肠道寄生虫病症，即蛔虫证、蛲虫证、钩虫证、绦虫证；兼治食积、水肿、便秘等。

使用本类药物时注意选择配伍，体弱者补虚为先，或补虚驱虫并施。注意服药方法，多数宜早晨空腹服；常配泻下药，以促进虫体排出。

使君子

【歌诀】 使君子温，驱蛔蛲虫，健运脾胃，消积有功。

【来源】 使君子科植物使君子 *Quisqualis indica* L. 的干燥成熟果实。

【药性】 甘，温。归脾、胃经。

【性能特点】 甘润气香而温，入脾胃经。既驱虫，又健脾、消疳积。甘香易食，小儿最宜，杀虫的主要成分为使君子酸钾。

【功效应用】 杀虫，健脾消积。治蛔虫病，单用炒香嚼服，或配苦楝皮、牵牛子、大黄等各适量，水煎服。治蛲虫病，常配苦楝皮、槟榔、大黄等各适量，水煎服，连用五天。治钩虫病，常配榧子、苦楝皮、牵牛子、大黄等各适量，水煎服。治小儿疳积，常配山楂、鸡内金、神曲等各适量，水煎服。治乳食停滞，常配木香、槟榔等各适量为丸服，如《中国药典》肥儿丸。

【用法用量】 内服6～10g。小儿每岁1粒半，一日总量不超过20粒。空腹服，连用2～3天。去壳取仁，水煎，或炒香嚼服，或入丸散服。

【使用注意】 因其大量服用可致呃逆、眩晕、呕吐等，故不宜超量服。若与热茶同服，亦可引起呃逆，故服药期间忌饮茶。

榧　子

【歌诀】 榧子甘平，燥咳便秘，钩蛔蛲虫，炒熟嚼食。

【来源】 红豆杉科植物榧 *Torreya grandis* Fort. 的干燥成熟种子。

【药性】 甘，平。归肺、胃、大肠经。

【性能特点】 甘润香甜，平而不偏，入胃肺大肠经。既驱杀肠道寄生虫；又润肺与大肠之燥。香甜可口，甘润多脂，力缓而不伤胃。缓泻，可促使虫体排出体外。

【功效应用】 杀虫，润燥。治虫积腹痛，属钩虫者，单用或配贯众、槟榔等各适量，水煎服；属蛔虫者，常配使君子、苦楝皮、乌梅等各适量，水煎服；属绦虫者，常配槟榔、南瓜子、鹤草芽等各适量，水煎服。治肺燥咳嗽（症较轻），可配甜杏仁、百部等各适量，水煎服。治肠燥便秘（症较轻），可配炒枳壳、火麻仁、郁李仁等各适量，水煎服。

【用法用量】 内服30～50g，炒熟去壳取种仁嚼食；或去壳生用，打碎入煎。治钩虫病等，每天用30～40个，炒熟去壳，早晨空腹一次嚼食，连服至便中虫卵消失为止。炒熟服效佳。

【使用注意】 因其甘润滑肠，故不可过量服，肺热痰咳者忌服。

南瓜子

【歌诀】 南瓜子平，无毒杀虫，绦蛔血吸，大剂服用。

【来源】 葫芦科植物南瓜 *Cucurbita moschata* (Duch.) Poiret 的干燥成熟种子。

【药性】 甘，平。归胃、大肠经。

【性能特点】 甘香油润，平而不偏，入胃大肠经。既驱杀绦、蛔、血吸虫，又润肠通便而有利于虫体排出体外。药食兼用而力较缓，杀虫成分为南瓜子氨酸。为驱绦良药，与槟榔有协同作用。兼杀蛔虫与血吸虫，但用量须大。

【功效应用】 杀虫，润肠通便。治绦虫病，常配槟榔各120g，晨起先嚼食南瓜子，再服槟榔液。治蛔虫病，常配槟榔、使君子、苦楝皮、鹤虱等各适量，水煎服。治血吸虫病，每日服去油粉剂240～300g，30天为一疗程。治肠燥便秘，常配火麻仁、郁李仁、决明子（兼热时）等各适量，水煎服。

此外，大量生用口嚼服，防治前列腺、乳腺增生、膀胱炎有一定疗效。

【用法用量】 内服60～120g，生用连壳或去壳研细粉冷开水调服，或去壳嚼服。杀虫当生用，润肠通便生、炒用皆宜。

蚕　蛹

【歌诀】 蚕蛹甘咸，杀虫疗疳，生津止渴，平而效专。

【来源】 蚕蛾科动物家蚕 *Bombyx mori* L. 的蛹。

【药性】 甘、咸，平。归肺、胃、大肠经。

【性能特点】 甘益咸软，平而不偏，食药兼用，入肺胃大肠经。既杀劳瘵虫，又杀蛔虫而疗疳，还生津止渴，治肺痨、小儿疳积、蛔虫病、消渴。凡劳瘵虫、蛔虫引发的病证皆宜，兼体虚者尤佳。

【功效应用】 杀虫疗疳，生津止渴。治劳瘵骨瘦如柴，《泉州本草》以蚕蛹不拘多少，炒熟食。治蛔虫病，《圣济总录》蚕蛹汁，以蚕蛹二合，研烂，生布绞取汁，空心顿饮之；或蚕蛹暴干，捣罗为末，和粥饮服之。治小儿疳积，以蚕蛹炒熟，蜜调吃。治结核消瘦、慢性胃炎、胃下垂，《食物中药与便方》以僵蚕焙干研粉，每服1.5～3g，日2次。治消渴热或心神烦乱，《圣惠方》以蚕蛹一两（30g），用无灰酒一中盏，水一大盏，同煮取一中盏，澄清，去蚕蛹服之。

此外，以蚕蛹配陈皮各适量，治慢性肝病；单用蚕蛹油，治高胆固醇血症而取效。

【用法用量】 内服炒食或煎汤酌量，研末3～6g。

第十一章　止血类食疗药

止血类食疗药即以制止机体内外出血为主要功效的食疗中药。

本类药味多苦、甘，少数兼涩、酸；性多寒凉或平，少数温；绝大多数归肝经，兼归肺、心、胃及大肠经。主能止血，兼能清热凉血、活血化瘀、温经通阳等。主治咯血、咳血、吐血、衄血、便血、尿血、崩漏、紫癜、外伤出血等，兼治血热、血瘀、疮肿及胃寒等证。

本类药又可分为四类：

① 凉血止血类，味或苦或甘，性均寒凉，能清血分之热而止血。主治血热妄行之出血证，过量滥用有留瘀之害。

② 化瘀止血类，性味虽各异，但却均能消散瘀血而止血。主治瘀血内阻、血不循经之出血证，有止血而不留瘀、活血而不动血之长，为治出血证之佳品。

③ 收敛止血类，味多涩，或质黏，或为炭类，性多平，或凉而不甚寒，虽善涩敛止血，但有留瘀恋邪之弊。主治出血而无瘀滞者，若有瘀血或邪实者慎用。

④ 温经止血类，性温热，能温脾阳、固冲脉而统摄血液，功善温经止血。主治脾不统血、冲脉失固之虚寒性出血，滥用有伤阴助火之弊。

使用本类药时需做到：出血证初期不宜过早使用收敛性较强的止血药，以防留瘀；若瘀血未尽，应加活血化瘀药，不能单纯止血，但遇一时性大出血则当例外，此时当以止血为主，不管有无瘀血；大出血有虚脱现象者，当先补气固脱，而后再止血，此乃有形之血不能速生、无形之气当先实固，即血脱益气法。对于血热兼瘀之出血证，不能用大量的寒凉药，以防加重瘀血。关于炒炭能止血，不能一概而论，应在提高临床疗效的前提下，根据每药的具体特性区别对待。据情恰当选择本类药，并酌配其他药。

第一节　凉血止血类

大　蓟

【歌诀】 大蓟凉苦，凉血止血，解毒散瘀，消痈效确。

【来源】 菊科植物蓟 *Cirsium japonicum* Fisch. ex DC. 的新鲜或干燥地上部分或根。

【药性】 甘、苦，凉。归心、肝经。

【性能特点】 苦凉清泄，甘能解毒，入心肝经。既凉血、解热毒而止血，又散瘀流畅血脉而消肿，善治血热有瘀诸出血，炒炭可增强止血作用。虽与小蓟功效相似，但药力较强，常相须为用，以增药效。

【功效应用】 凉血止血，化瘀消肿，兼解毒。治血热出血诸证，属咳血衄血者，常配小蓟、栀子、白及、桑白皮等各适量，水煎服；属咯血吐血者，常配小蓟、黄芩、槐花、藕节炭等各适量，水煎服；属便血尿血者，常配槐花、地榆、小蓟、白茅根等各适量，水煎服；属崩漏者，常配小蓟、苎麻根、贯众炭等各适量，水煎服。治痈肿疮毒，常配小蓟、金银花、连翘、蒲公英等各适量，水煎服。

此外，兼降压，治高血压属肝热阳亢者，常配夏枯草、钩藤、天麻、车前子等各适量，水煎服。

【用法用量】 内服煎汤 10～15g，大剂量可至 30g，鲜品 30～60g，或入丸散，或捣汁服。外用适量，研末调敷；或鲜品捣敷，或取汁涂擦。鲜品长于凉血止血、化瘀消痈，炒炭长于止血。

【使用注意】 因其凉清散瘀，故孕妇慎服，脾胃虚寒者忌服。

小　蓟

【歌诀】 小蓟凉甘，凉血止血，解毒消痈，利尿亦可。

【来源】 菊科植物刺儿菜 *Cirsium setosum* (Willd.) MB. 的新鲜或干燥地上部分。

【药性】 甘，凉。归心、肝经。

【性能特点】 甘凉清解渗利，入心肝经。既凉血、解热毒、兼散瘀流畅血脉而止血，又利尿而导热邪从小便出。善治血热有瘀诸出血，炒炭可增强止血作用。虽与大蓟功效相似，但药力较弱，并兼利尿，最善治尿血。常相须为用，以增药力。

【功效应用】 凉血止血，清热消肿，利尿。治血热出血诸证，属咳血衄血者，常配大蓟、栀子、白及、桑白皮等各适量，水煎服；属咯血吐血者，常配大蓟、黄芩、槐花、藕节炭等各适量，水煎服；属便血者，常配槐花、地榆、当归、黄芩、虎杖等各适量，水煎服；属尿血者，常配藕节、栀子、蒲黄等各适量煎服，如《济生方》小蓟饮子；属崩漏者，常配苎麻根、大蓟、仙鹤草等各适量，水煎服。治痈肿疮毒，常配大蓟、金银花、连翘、蒲公英等各适量，水煎服。治血淋，常配栀子、白茅根、海金沙等各适量，水煎服。治湿热黄疸，常配茵陈、栀子、虎杖、垂盆草等各适量，水煎服。

此外，近年用治肝炎、肾炎等。

【用法用量】 内服煎汤 10～30 g，鲜品 30～60 g，或入丸散，或捣汁服。外用适量，研末撒或鲜品调敷，或煎汤外洗。止血宜炒炭。

【使用注意】 因其性凉，故脾虚便溏或泄泻者慎服，重症肝炎不宜服。

侧柏叶

【歌诀】 柏叶微寒，收敛凉血，止血功良，兼清湿热。

【来源】 柏科植物侧柏 *Platycladus orientalis* (L.) Franco 的干燥枝梢及叶。

【药性】 苦、涩，微寒。归肺、肝、大肠经。

【性味归经】 苦寒清泄而燥，味涩质黏而敛，入肝肺大肠经。生用凉血收敛止血兼燥湿祛痰，出血属血热兼湿或痰者宜用；炒炭平凉涩敛，虚寒或热不明显之出血者宜选，可谓止血通用药。生用既凉血又燥湿而生发乌发，血热夹风湿之头发早白或脱落者最宜。

【功效应用】 凉血收敛止血，清热燥湿止带，生发乌发，祛痰止咳。

治血热妄行诸出血证，常配生地、丹皮、紫珠、白茅根等各适量，水煎服；或配生地、生艾叶、生荷叶各适量煎服，如《校注妇人良方》四生丸。治虚寒出血，炒炭后配干姜、艾叶炭等各适量，水煎服。治湿热带下，常配椿皮、苍术、黄柏等各适量，水煎服。治脱发，属血热者，单用适量泡酒外涂，并配生地、赤芍、墨旱莲等各适量煎服；属血虚夹湿者，常配当归、枸杞、苍术、防风等各适量，水煎服。治须发早白，属血热者，常配生地、赤芍、墨旱莲等各适量，水煎服；属肝肾亏虚者，常配何首乌、女贞子、黑芝麻等各适量，水煎服。治咳嗽痰多而黏，常配瓜蒌、浙贝母、竹茹、黄芩等各适量，水煎服。

此外，治疮肿，可配金银花、连翘、蒲公英等各适量，水煎服；治热毒血痢，可配金银花、马齿苋、黄连等各适量，水煎服。

【用法用量】 内服煎汤 10～15 g，或入丸散。外用适量，煎汤洗或研末调敷，鲜品捣敷或涂擦。凉血止血、祛痰止咳宜生用，收敛止血宜炒炭。

【使用注意】 因其苦寒黏涩，故虚寒者不宜单用，出血有瘀血者慎服。

槐　花

【歌诀】 槐花微寒，降压清肝，凉血止血，应用广泛。

【来源】 豆科植物槐 *Sophora japonica* L. 的干燥花及花蕾。后者称槐米。

【药性】 苦，微寒。归肝、大肠经。

【性能特点】 苦泄降，微寒清，质轻散，入肝大肠经。善清肝与大肠之火而凉血止血。虽与槐角功效相似，但清火力较缓，止血作用较强，应用范围广泛，凡血热出血皆宜，便血、尿血、崩漏、衄血常用，兼肝火者尤佳。

【功效应用】 凉血止血，清肝降压。治便血，属火热炽盛者，常配栀子、黄芩、大黄等各适量，水煎服；属风火相搏者，常配防风炭、荆芥炭、黄芩、升麻等各适量，水煎服；属兼气滞者，常配炒枳壳或炒枳实、当归、黄芩等各适量，水煎服。治痔疮出血，属火热炽盛者，常配栀子、黄芩、地榆、大黄等各适量，水煎服；属湿热蕴结者，常配地榆、苦参、黄芩、虎杖等各适量，水煎服。治血热鼻衄，常配黄芩、栀子、白茅根、桑白皮等各适量，水煎服。治血热崩漏，常配生地、黄芩、苎麻根、贯众炭等各适量，水煎服。治热毒血痢，常配黄连、黄柏、白头翁、秦皮等各适量，水煎服。治肝火头晕目眩（或高血压病属肝火上炎者），常配石决明、赤芍、夏枯草、车前子等各适量，水煎服。治肝火目赤肿痛，常配夏枯草、菊花、青葙子等各适量，水煎服。

【用法用量】 内服煎汤 10～15 g，或入丸散。外用适量，研末调敷。凉血泻火与降血压宜生用，止血宜炒炭或炒用。

【使用注意】 因其苦微寒，故脾胃虚寒者慎服。

槐　角

【歌诀】 槐实苦寒，凉血清肝，止血润肠，降压有验。

【来源】 豆科植物槐 *Sophora japonica* L. 的干燥果实。又名**槐实**。

【药性】 苦，寒。归肝、大肠经。

【性能特点】 苦寒清泄，质重沉降，纯阴之品，入肝大肠经。既善清肝与大肠之火而凉血止血；又兼润肠而促排便、导火外出。止血作用虽弱于槐花，但清降泄火力却强，且能润肠，治肠热痔漏便血最宜，并常配地榆。

【功效应用】 凉血止血，清肝降压，兼润肠。治便血，属火热炽盛者，常配栀子、黄芩、黄连等各适量，水煎服；属风火相搏者，常配防风炭、荆芥炭、黄芩、升麻等各适量，水煎服；属火兼气滞，常配炒枳壳或炒枳实、当归、黄芩等各适量，水煎服。治痔疮出血，属火热炽盛者，常配地榆、黄芩、当归等各适量，水煎服；属湿热蕴结者，常配地榆、苦参、黄芩、黄柏等各适量，水煎服。治热毒血痢，常配黄连、黄柏、马齿苋、木香等各适量，水煎服。治血热崩漏，常配生地、黄芩、苎麻根、贯众炭等各适量，水煎服。治血热吐衄，常配黄芩、栀子、白及、白茅根等各适量，水煎服。治肝火心烦头痛目赤（或高血压病见此症状者），可配石决明、赤芍、夏枯草、菊花等各适量，水煎服。

此外，古人有单服本品养生者，今人保健将其制成还童茶口服。

【用法用量】 内服煎汤10～15g，或入丸散。槐角沉降主下焦，槐花轻浮主全身。

【使用注意】 因其苦寒沉降，故孕妇及脾胃虚寒者忌服。

白茅根

【歌诀】 茅根甘寒，凉血止血，清热利尿，生津解渴。

【来源】 禾本科植物白茅 *Imperata cylindrica* Beauv. var. *major* (Nees) C. E. Hubb. 的新鲜或干燥根茎。

【药性】 甘，寒。归心、肺、胃、膀胱经。

【性能特点】 甘淡渗利，寒能清解。既入心经，凉血而止血；又入肺胃经，清肺胃热而止咳、生津、止呕；还入膀胱经，清利湿热而利尿通淋、退黄。血热出血皆宜，兼津伤及呕、咳、渴、淋者尤佳。且药力较缓，寒不伤胃，甘不腻膈，不燥不腻。与芦根相比，芦根入气以清透泄利为功，茅根入血分以清降泄利为能。

【功效应用】 凉血止血，清热生津，利尿通淋。治血热出血诸证，属尿血者，单用或配苎麻根、栀子、小蓟等各适量，水煎服；属吐血者，单用或配大蓟、黄芩、槐花等各适量，水煎服；属便血者，可配槐花、地榆、当归、黄芩、虎杖等各适量，水煎服；属崩漏者，常配贯众炭、大蓟、仙鹤草等各适量，水煎服；属紫癜者，常配羊蹄、紫草、丹皮等各适量，水煎服；属咯血衄血者，单用或配白及、小蓟、栀子等各适量，水煎服。治胃热呕哕，常配竹茹、陈皮、芦根、枇杷叶等各适量，水煎服。治热病烦渴，常配生石膏、知母、芦根、竹叶等各适量，水煎服。治肺热咳嗽，常配黄芩、地骨皮、桑白皮等各适量，水煎服。治血淋，常配栀子、海金沙、小蓟、石韦等各适量，水煎服。治热淋，可配车前草、淡竹叶、萹蓄等各适量，水煎服。治湿热黄疸，可配茵陈、栀子、金钱草、黄柏等各适量，水煎服。治水肿兼热，可配车前子、泽泻、冬瓜皮等各适量，水煎服。

【用法用量】 内服煎汤15～30g，鲜品30～60g，或捣汁服。外用适量，煎汤外洗，或鲜品捣敷。生用清热生津、凉血止血、利尿，鲜品更佳。止血宜炒炭。

【使用注意】 因其寒清凉血，故脾胃虚寒及血分无热者不宜服。

马　兰

【歌诀】 马兰性凉，凉血止血，解毒消肿，利湿清热。

【来源】 菊科植物马兰 *Kalimeris indica* (L.) Sch. –Biq. 的全草或根。

【药性】 苦、甘，凉。归肺、胃、肝、大肠经。

【性能特点】 苦凉清泄，甘淡渗利，食药兼用，上入肺胃经，下入肝与大肠经。善凉血止血、清热利湿、解毒消肿，治吐血、衄血、血痢、崩漏、创伤出血、黄疸、水肿、淋痛、感冒、咳嗽、咽喉肿痛、痔疮、痈肿、丹毒。凡血热、热毒、湿热者皆可酌选，鲜嫩茎叶可作蔬食。

【功效应用】 凉血止血，清热利湿，解毒消肿。治血热出血，症轻者单用适量水煎服；症重属吐血者、衄血，可配白茅根、小蓟、槐花等各适量煎服；属尿血者，可配白茅根、海金沙、石韦、小蓟、乌药等煎服；属崩漏者，可配藕节炭、地榆炭、仙鹤草、当归等各适量煎服。治血痢，可配马齿苋、铁苋、地锦草等各适量煎服。治紫癜，《安徽中草药》以马兰头（连根）、地锦草各 15g，水煎服。治创伤出血，可以干马兰、孩儿茶、白及等适量，研末外敷伤口。治湿热黄疸，可配茵陈、积雪草、水飞蓟、金钱草等各适量煎服。治水肿，可配冬瓜皮、茯苓、车前子等各适量，水煎服。治湿热淋痛，可配车前草、连翘、白茅根、萹蓄、木通等各适量，水煎服。治咽喉肿痛，可配桔梗、生甘草、金银花、黄芩板蓝根等各适量煎服。治痔疮，症轻者单用适量煎汤或炒菜食；症重者可配生地榆、槐角、黄芩、炒枳壳、虎杖等各适量煎服。治痈肿，可配蒲公英、金银花、紫花地丁、赤芍等各适量煎服，或鲜品捣烂外敷。治丹毒，可配野菊花、紫花地丁、赤芍、玄参、大青叶等各适量煎服。治急性结膜炎，《常用青草药选编》以鲜马兰嫩叶 60g，捣烂拌少量茶油服。治中耳炎，《广西中草药选编》以鲜马兰根捣烂取汁，加冰片或醋酸少许滴耳道。

此外，或云其兼辛味，有发散表邪之能，治感冒咳嗽，可配桔梗、生甘草、前胡、鱼腥草、芦根、穿心莲等各适量，水煎服。

【用法用量】 内服煎汤 10～30g，鲜品 30～60g，或捣汁。外用适量，捣敷或煎汤熏洗。

【使用注意】 因其苦凉，故脾胃虚寒者慎服。

蕹　菜

【歌诀】 蕹菜甘寒，凉血止血，清热利湿，解毒莫缺。

【来源】 旋花科植物蕹菜 *Ipomoea aquatic* Forsk. 的新鲜或干燥茎叶。习称空心菜。

【药性】 甘，寒。归肺、大肠、膀胱经。

【性能特点】 甘淡渗利，寒滑清解，食药兼用。入肺经，清解热毒、凉血而止血、消肿；入大肠经，清热滑肠而缓通便；入膀胱经，清利湿热而利尿通淋；凡血热、热毒、湿热者皆可酌选，兼便秘者尤宜。此外，还解蛇虫毒，治蛇虫咬伤；散肿结，治折伤。

【功效应用】 凉血止血，清热利湿，解毒，滑肠。治血热出血，属鼻衄者，取鲜品适量捣烂取汁服，或配黄芩、栀子、白茅根等煎服；属尿血者，取鲜品适量捣烂取汁服，或配小蓟、白茅根、生蒲黄等煎服；属便血者，取鲜品适量捣烂取汁服，或配槐角、地榆、虎杖等煎服。治便秘，轻者可做菜食，重者常配炒决明子、炒枳壳、瓜蒌仁、蜂蜜等各适量煎服。治淋浊，取鲜品适量捣烂取汁和蜂蜜服，或配鱼腥草、白茅根、车前草等各适量煎服。治痔疮肿痛，轻者单用鲜品煮食，重者可配槐角、生地榆、炒枳壳等各适量煎服。治肿毒，单用鲜品适量捣烂外敷患处。治折伤，单用鲜品适量捣烂外敷。治蛇咬伤，单用鲜品适量捣汁和酒服，渣敷伤处。治蜈蚣咬伤，鲜品适量、盐少许，共搓烂擦伤处。

【用法用量】 内服煎汤 60～120 g，或捣汁服。外用适量，煎汤外洗，或鲜品捣敷。

荠　菜

【歌诀】 荠菜凉甘，明目平肝，清热利湿，药力和缓。

【来源】 十字花科植物荠菜 *Cpaslla bursa-pastoris* (L.) Medic. 的全草。

【药性】 甘、淡，凉。归肝、脾、膀胱经。

【性能特点】 甘益淡渗凉清，入肝脾膀胱经。既凉血止血、平肝明目，又清利湿热，治血热出血、肝阳头晕目胀、目赤肿痛、湿热泻痢肾炎水肿及乳糜尿等。药力较缓，食药两兼，煎汤做菜绞汁服均宜。

【功效应用】 凉血止血，平肝明目，清热利湿。治血热咯血、咳血、吐血、衄血，症轻者单用大量水煎服，或鲜品捣烂绞汁服；症重者可配小蓟、白茅根、槐花等各适量，水煎服。治崩漏或月经过多，可以荠菜配仙鹤草各30g，水煎服；兼气血虚可配黄芪、当归各适量，水煎取汤，冲服三七粉1g。治流产出血，可配益母草、藕节炭等各适量，水煎服。治尿血，可单用大量或配白茅根、海金沙、小蓟各适量，水煎服。治高血压头晕目胀，症轻者单用鲜荠菜煮熟食之；症重者可配夏枯草、钩藤、天麻、车前子等各适量，水煎服；兼大便秘结者，再配大量决明子水煎服。治暴发火眼之目赤涩痛，《圣惠方》以鲜荠菜根适量，洗净绞汁点眼；当代以其配桑叶、菊花等各适量，水煎洗眼并口服。治目生翳膜，《圣济总录》以荠菜焙干研细末，临卧时洗净眼，取少许点眼内眦。治湿热泄泻或痢疾，可配马齿苋、铁苋菜、地锦草等各适量，水煎服。治肾炎水肿、乳糜尿，症轻者可单用水煎服；症重者可配鱼腥草、车前草、冬瓜皮、萆薢、石韦等各适量，水煎服。

【用法用量】 内服煎汤15～30g，鲜品加倍，或煮食，或绞汁饮，或入丸散。外用适量，煎汤洗眼，绞汁或研末点眼。

【使用注意】 因其甘凉，故脾胃虚寒者不宜生食。

猪　肠

【歌诀】 猪肠微寒，止血尤擅，清热祛风，补虚亦善。

【来源】 猪科动物猪 *Sus scrofa domestica* Brisson 的肠。

【药性】 甘，微寒。归大肠、小肠经。

【性能特点】 甘能补，微寒清，食药兼用，入大肠、小肠经。既善清热、祛风、止血，又兼补虚，治肠风便血、血痢、痔漏、脱肛。为血肉有情之品，凡肠热出血皆可，兼体虚脱肛者尤宜。

【功效应用】 清热，祛风，止血，兼补虚。治肠风痔漏下血，《鲁府禁方》以猪肠头五寸，黄连适量为末，相和捣极烂如泥，丸如桐子大，每服七十丸，空心盐汤下；《世医得效方》以猪肠1条，切，控干，将炒槐花末塞入，两头线缚定，用好米醋于磁石器内慢火煮烂，切片，于沙钵内研烂为丸梧子大，每服二十丸，煎当归酒下；《丹溪心法治要》以猪脏头1枚，纳胡荽缚之，煮熟，露一宿，空腹服之。治内痔，《本草蒙筌》连壳丸，以黄连（酒煮）十两（312g）、枳壳（麸炒）四两（125g），用猪大肠七寸，如水浸糯米于内，煮烂捣为丸服。治内外痔，《惠直堂经验方》以雄猪大肠三尺（去肛门七寸），刺猬皮三张（新瓦煅存性），明矾、槐米各四两（125g），后三味为末入大肠内，两头扎紧，铜锅煮烂，捣匀，加炒米粉适量为丸，每日清晨开水送服四五钱（12～15g）。治滑泄，《百一选方》以吴茱萸适量拣净，猪大肠2条，将吴茱萸装满肠内，扎定两头，熟炭火煮令极烂，研细，丸如桐子大，早晚食前各以米饮吞下五十丸。

此外，治体虚羸弱，以猪肠适量，加葱、姜、茴香、盐等调料炖食。

【用法用量】 内服适量，煮食或入丸散。

【使用注意】 患外感表证者不宜服。

第二节　化瘀止血类

三　七

【歌诀】 三七性温，止血化瘀，消肿定痛，并能补虚。

【来源】 五加科植物三七 *Panax notoginseng* (Burk.) F. H. Chen 的干燥根。

【药性】 甘、微苦，温。归肝、胃经。

【性能特点】 微苦泄散，甘补温通，走守兼备，泄中兼补，入肝胃经。止血与化瘀力均强，并能补虚，有止血而不留瘀、活血而不耗气之优，内服外用皆效，凡出血及瘀肿即可投之，偏寒兼虚者最宜，偏热无虚者当配清热凉血及相应之品。

【功效应用】 化瘀止血，消肿定痛，兼补气血。治各种出血，单用适量内服或外敷，或据寒热虚实酌配他药。治胸痹心痛，属血瘀有寒者，单用适量研末服，或配川芎、红花等各适量煎服；属血瘀有热者，单用适量研末服，或配丹参、赤芍等各适量煎服；属血瘀气虚者，症轻者单用研末服，症重者配黄芪、刺五加等各适量煎服；属肝郁血瘀者，常配柴胡、香附、川芎、红花等各适量煎服；属痰瘀互结者，常配瓜蒌、薤白、炒枳壳、半夏等各适量，水煎服。治血瘀经闭、痛经，单用适量研末服，或配当归、川芎、赤芍、红花等各适量煎服。治癥瘕，常配丹参、莪术、三棱、土鳖虫等各适量，水煎服。治跌打肿痛，单用适量研末服，或配蚤休等各适量研末内服或调敷，如云南白药。治痈肿疮毒，单用适量研末或配大黄等各适量研末内服或外敷。治气血亏虚或血虚乏力，单用适量炖鸡服，或配黄芪、当归等各适量炖服。

此外，解雷公藤中毒，每日取凤尾草500g煎汤分3次饮，每次冲服三七粉3g。治急性坏死性节段性小肠炎，每次口服三七粉0.5至1g，日3次，连服至愈后继服15日，以巩固疗效。

【用法用量】 内服煎汤3～10g，或入丸散；研粉吞服，每次1～1.5g。外用适量，磨汁涂，研末掺或调敷。生用研末效佳。

【使用注意】 因其温通活血，故血热及阴虚有火者不宜单服，孕妇慎服。若出血见阴虚口干者，当配滋阴凉血药同用。

景天三七

【歌诀】 景三七平，消肿定疼，化瘀止血，养心安神。

【来源】 景天科植物景天三七 *Sedum aizoon* L. 的全草或根。嫩茎叶为野菜。

【药性】 苦、甘，平。归肝、心经。

【性能特点】 苦泄散，甘益养，平偏凉，入肝心经。既化瘀止血、消肿定痛，又养心安神。功似三七而力较弱。化瘀止血力虽弱，但疗效确切，并能养心安神，出血有瘀无论寒热虚实皆可，兼心神不安者尤宜。

【功效应用】 化瘀止血，消肿定痛，养心安神。治咳吐衄血，大量单用煎汤或鲜品捣汁服，或配他药煎汤服。治尿血，单用或配小蓟、石韦、海金沙等各适量，水煎服。治崩漏，单用或配仙鹤草、蒲黄、茜草炭等各适量，水煎服。治血小板减少性紫癜，单用水煎或制成糖浆服。治创伤出血，单用干品或配儿茶等各适量研末外敷。治跌打肿痛，单用研末或鲜品适量捣烂外敷。治痈肿疮毒、水火烫伤，鲜品适量捣烂外敷。治惊悸失眠，民间以其与鲜猪心（不去心内血）炖服。治血虚脏躁，常配小麦、大枣、甘草、珍珠母等各适量，水煎服。

【用法用量】 内服煎汤15～30g，鲜品加倍；外用适量，鲜品捣敷。

蒲　黄

【歌诀】 蒲黄甘平，炒敛生行，化瘀止血，利尿亦灵。

【来源】 香蒲科植物水烛香蒲 *Typha angustifolia* L.或同属植物的干燥花粉。

【药性】 甘，平。归肝、心包经。

【药性特点】 甘缓滑利，性平不偏，生行炒敛，入肝心包经。花粉类常用药。生用滑利，主行瘀而止血，兼利小便；炒炭敛兼散，主以收敛，略兼散瘀。为化瘀止血之要药，尤善治崩漏及尿血。出血瘀重有热者宜生用，而无瘀或瘀轻、热不明显者则宜炒炭用。单用或入复方，内服或外敷皆可，并常配五灵脂。

【功效应用】 化瘀止血，利尿。治出血诸证，属尿血者，常配小蓟、生地、栀子、白茅根等各适量，水煎服；属肺热衄血者，可配青黛、黄芩、生地、血余炭等各适量，水煎服；属吐血唾血者，单用或配大蓟、小蓟、仙鹤草等各适量，水煎服；属崩漏者，常配五灵脂、仙鹤草、三七、棕榈炭等各适量，水煎服；属外伤出血者，常单用或配乌贼骨等份研末外敷。治瘀血诸证，属心腹瘀痛者，单用或配川芎、红花、延胡索等各适量煎服；属痛经者，常配五灵脂等各适量煎服，如唐《经效方》失笑散；属经闭者，常配五灵脂、桃仁、红花、当归等各适量，水煎服；属产后瘀阻有寒者，常配五灵脂、当归、熟地、炮姜等各适量煎服，如《太平惠民和剂局方》黑神散；属产后瘀阻兼热者，常配丹皮、生地、荷叶等各适量煎服，如《太平惠民和剂局方》蒲黄散；属伤损瘀肿者，单用或配丹参、红花、乳香等各适量，水煎服。治疮疖肿痛者，可配金银花、连翘、蒲公英等各适量，水煎服。治血淋涩痛，常配栀子、木通、藕节、滑石等各适量煎服，如《济生方》小蓟饮子。

【用法用量】 内服煎汤3～10g，布包煎，或入丸散。外用适量，掺用或调敷。止血炒炭、生用皆可，活血、利尿当生用。

【使用注意】 因其生用能收缩子宫，故孕妇慎服。

茜 草

【歌诀】 茜草苦寒，血热能清，止血炒炭，血瘀能行。

【来源】 茜草科植物茜草 *Rubia cordifolia* L. 的干燥根及根茎。

【药性】 苦，寒。归肝经。

【性能特点】 苦泄散，寒清凉，入肝经。炒炭行中有止，善化瘀、凉血而止血；生用则专于凉散，善活血凉血而化瘀通经。有止血而不留瘀、活血而不动血之长，凡出血无论属血瘀夹热还是血热夹瘀者皆宜，尤以血热血瘀兼出血者用之最佳。

【功效应用】 化瘀止血，凉血活血。治血瘀有热诸出血证，属吐衄者，常配栀子、生地、桑白皮等各适量，水煎服；属尿血者，常配小蓟、白茅根、栀子等各适量，水煎服；属便血者，可配侧柏叶、大黄、棕榈炭等各适量，水煎服；属崩漏者，常配五灵脂、仙鹤草、黄芩等各适量，水煎服。治气虚不摄之崩漏，常炒炭配黄芪、乌贼骨等各适量煎服，如《医学衷中参西录》固冲汤。治血热瘀血诸证，属痛经者，常配五灵脂、蒲黄、当归等各适量，水煎服；属经闭者，常配五灵脂、桃仁、红花、当归等各适量，水煎服；属产后瘀阻者，常配五灵脂、当归、川芎等各适量，水煎服。治跌打瘀肿，症轻者单用适量煎服；症重者常配丹参、红花、乳香等各适量，水煎服。治关节痹痛，单用或配川芎、红花、延胡索等各适量，水煎服。

此外，治气滞血瘀之肝着证，常配柴胡、郁金、旋覆花等各适量，水煎服。治过敏性紫癜，可配大枣、鸡血藤、紫草、丹参等各适量，水煎服。治喘息性气管炎，可配陈皮等各适量，水煎服。

【用法用量】 内服煎汤10～15g，大剂量可用30g，或入丸散。生用清热凉血力强，炒炭止血力强，血热出血属热盛有瘀宜生用，热轻无瘀宜炒炭用。

【使用注意】 因其苦寒清泄，故脾胃虚弱、精虚血少、阴虚火旺及无瘀血者慎服。

葱　汁

【歌诀】 葱汁辛温，鼻衄头痛，疮毒损伤，虫积耳聋。

【来源】 百合科植物葱 *Allium fistulosum* L. 的茎或全株捣取的汁。

【药性】 辛，温。归肝、肺经。

【性能特点】 辛散温通，入肝肺经，走血走气，药食兼用。既散瘀而止血、消肿；又通窍、驱虫、解毒。善治衄血、尿血、外伤出血、头痛、耳聋、虫积、伤痛及痈肿等，内服外用皆宜。

【功效应用】 散瘀止血，通窍，驱虫，解毒。治鼻衄血，以葱白捣取汁，加酒少许，滴入鼻腔。治尿血，轻者每用，以白茅根 30 g 煎汤，加少许葱汁和服。治金疮出血不止，葱炙热，挼取汁，涂患处。治头痛鼻塞，以白芷适量煎汤，加葱汁少许服。治耳聋，以石菖蒲、生磁石各适量，煎汤服，并以葱汁滴耳。治小儿蛔虫性不全肠梗阻，以大葱汁、香油各 15～30 g，成人加倍；先服葱汁，过 2 小时后再服香油，若服后 12 小时未排出，可连续再服，直至虫排出为止。治金疮出血不止，葱炙热，挼取汁，涂患处。治头痛鼻塞，以白芷适量煎汤，加葱汁少许服。治跌打伤肿，葱新折者，入塘灰火煨，乘热去皮，擘开其间有涕，便将罨伤处。治疮痈肿痛，生葱捣烂敷患处。

【用法用量】 内服 5～10 mL，单饮，和酒服，或泛丸。外用适量，涂搽、滴鼻、滴耳。

【使用注意】 因其辛温发汗，故表虚多汗者慎服。

第三节　收敛止血类

白　及

【歌诀】 白及微寒，止血收敛，补肺生肌，消肿有验。

【来源】 兰科植物白及 *Bletilla striata* (Thunb.) Reichb. f. 的干燥块茎。

【药性】 苦、甘、涩，微寒。归肺、肝、胃经。

【药性特点】 涩黏能敛，苦寒清泄，甘而兼补，入肺肝胃经。既收敛止血兼补肺，又消肿生肌而敛疮。收敛止血力强，善治肺胃出血与外伤出血，兼热者最宜，内服外用皆可。治疮肿初起未脓可消，溃后不收口可收，脓多或脓成未溃不用。

【功效应用】 收敛止血，消肿生肌。治肺胃损伤咯血呕血衄血，单用研末，糯米汤送服，即《医方集解》独圣散；或配三七（2∶1）作散剂服，效果更佳。治劳嗽咳血，可配枇杷叶、藕节、阿胶、蛤粉等各适量，水煎服。治胃痛泛酸呕血，可配乌贼骨等各适量，水煎服。治外伤出血，可单用或配煅石膏、三七、血竭等研末外敷。治疮肿，初期未脓者，常配金银花、天花粉、皂角刺等各适量，水煎服；溃久不愈者，单用或配儿茶等各适量，研末外敷，以加速疮口愈合。治肺痈后期咳吐脓血痰，常配桔梗、鱼腥草、合欢皮等各适量，水煎服。治水火烫伤，单用或配大黄、地榆、虎杖等研末，油调敷。治肛裂、皮肤皲裂，单用研末干掺或凡士林等调敷。

此外，治肺结核咳血，用抗结核西药效差，可加用白及。治肺空洞出血，可以白及 60g，百部、白胶香各 50g，研末服；无空洞咯血属肺阴虚者，可配百合、百部等各适量，水煎服。治支气管扩张之咳痰带血，可配石韦、浙贝母、枇杷叶、金荞麦等各适量，水煎服。治胃十二指肠出血，可在辨证组方的基础上，以其研末服。

【用法用量】 内服煎汤 3～10g，大剂量可用至 30g，或入丸散；研末，1.5～3g。外用适量，研末撒或调涂。

【使用注意】　因其质黏性涩，故外感咳血、肺痈初起、肺胃出血属实热火毒盛者慎服。反乌头，故不宜与附子、川乌、草乌等乌头类药同用。

仙鹤草

【歌诀】　仙鹤草涩，收敛补虚，出血可止，劳伤能愈。

【来源】　蔷薇科植物龙芽草 *Agrimonia pilosa* Ledeb. 的干燥地上部分。

【药性】　苦、涩，平。归肺、肝、大肠经。

【性能特点】　苦涩收敛，平而不偏，入肺肝脾经。既收敛止血，兼补虚；又解毒止痢、截疟；还杀虫、止咳、抗癌。止血力强而可靠，凡出血无论寒热虚实皆宜。

【功效应用】　收敛止血，解毒止痢，截疟，止咳，兼补虚。治出血诸证，属寒热不显者，单用水煎、研粉或提取仙鹤草素服；属血热妄行者，常配黄芩、生地、丹皮、侧柏叶等各适量，水煎服；属瘀血出血者，常配三七、茜草、藕节炭等各适量，水煎服；属阳虚有寒者，常配附子、炮姜、艾炭、灶心土等各适量，水煎服；属气不摄血者，常配黄芪、党参、升麻、柴胡等各适量，水煎服；属阴虚有热者，常配知母、黄柏、墨旱莲、龟甲等各适量，水煎服；属产后出血者，常配当归、黄芪、檵木、炮姜等各适量，水煎服。治脱力劳伤或贫血体弱，仙鹤草 30 g，大枣 10 枚，煎煮后喝汤吃枣。治疮肿、乳痈，单用茎叶熬膏，蜜调外敷；或配连翘、金银花等各适量，水煎服。治泻痢，属久痢赤白者，单用或配白木槿花、鸡冠花、石榴皮等各适量，水煎服；属热毒血痢者，常配马齿苋、黄连、白头翁等各适量，水煎服。治疟疾寒热，单用大量或配常山、槟榔、青蒿各适量等煎服。治阴道滴虫病，单用仙鹤草 120 g 煎汁，冲洗阴道或坐浴。治痰咳日久，常配百部、紫菀、款冬花、枇杷叶等各适量，水煎服。

此外，能抗癌，治癌肿，可配夏枯草、半枝莲、猫爪草等各适量，水煎服。

【用法用量】　内服煎汤 10～15 g，大剂量可用 30～60 g，或入丸散。外用适量，捣绒外敷，或研末掺，或煎汤外洗，或鲜品捣敷。

藕　节

【歌诀】 涩平藕节，功专止血，略兼化瘀，力缓和谐。

【来源】 睡莲科植物莲 *Nelumbo nucifera* Gaertn. 的新鲜或干燥根茎节部。

【药性】 甘、涩，平。归肝、肺、胃经。

【性能特点】 涩能收敛，甘平力缓，入肝肺胃经。既收敛止血，又略兼化瘀，且药力和缓。止血而不留瘀，凡出血无论寒热虚实皆宜。多做辅助品用。

【功效应用】 收敛止血。治出血诸证，属血热妄行者，常配黄芩、生地、侧柏叶等各适量，水煎服；属瘀血出血者，常配三七、茜草、大蓟、蒲黄等各适量，水煎服；属阳虚有寒者，常配附子、炮姜、艾炭、灶心土等各适量，水煎服；属气不摄血者，常配黄芪、党参、升麻、柴胡等各适量，水煎服；属阴虚有热者，常配知母、黄柏、墨旱莲、龟甲等各适量，水煎服；属产后出血者，常配当归、黄芪、檵木、炮姜等各适量，水煎服。

【用法用量】 内服煎汤10～30g，鲜品加倍，或入丸散，或鲜品捣汁。生用性平偏凉，止血散瘀力强，鲜品更佳，血热出血宜用。炒炭性偏温，收敛止血效佳，虚寒出血宜投。

花生衣

【歌诀】 花生衣涩，收敛止血，甘平力缓，出血选可。

【来源】 豆科植物落花生 *Arachis hypogaea* L. 的干燥种皮。

【药性】 甘、微苦、涩，平。归肝、脾经。

【性能特点】 涩敛微苦，甘平力缓，入肝脾经。收敛止血，凡出血无论寒热虚实皆宜，多做辅助品。

【功效应用】 收敛止血。治出血诸证，属血热妄行者，常配栀子、生地、侧柏叶等各适量，水煎服；属瘀血出血者，常配三七、茜草、大蓟、藕节炭等各适量，水煎服；阳虚有寒者，常配附子、炮姜、艾炭、灶心土等各适量，水煎服；属气不摄血者，常配黄芪、党参、升麻、柴胡等各适量，水煎服；属阴虚有热者，常配知母、黄柏、墨旱莲、龟甲等各适量，水煎服；属产后出血者，常配当归、黄芪、檵木、炮姜等各适量，水煎服。

此外，现代临床用治血友病、类血友病。

【用法用量】 内服煎汤10～30g。

柿　饼

【歌诀】 柿饼平涩，收敛止血，止咳润肺，健脾止泻。

【来源】 柿科植物柿 *Diospyros kaki* Thunb. 的近成熟果实的饼状加工品。

【药性】 甘、微涩，平。归肺、脾、心、大肠经。

【性能特点】 甘补质润，微涩兼敛，平而偏温，甜美可口，食药两用。入肺脾心与大肠经。既收敛止血、润肺止咳，又健脾益胃、涩肠止泻。集止血、润肺、健脾、涩肠于一体，凡出血、脾虚泄泻皆可选用，尤宜燥咳久嗽痰中带血及脾虚久泻便血者。

【功效应用】 收敛止血，润肺止咳，健脾益胃，涩肠止泻。治痰嗽带血，《丹溪纂要》以大柿饼蒸熟，每取1枚，切开，加青黛3g，卧时食之，薄荷汤下。治咳嗽吐痰，《滇南本草》以干柿饼烧灰存性，蜜为丸，开水送服。治咯血、吐血、便血、尿血，《本草汇言》以其配枇杷叶、白果肉、熟地黄、麦冬、天冬、生姜皮炭、百部各适量，制成滋膏剂，每服1汤匙，白汤送下。治血淋，《世医得效方》以柿饼烧灰存性，为末，米饮调服。治反胃，《经验方》以柿饼适量，同干饭日日食之，绝不用水饮。治脾虚消化不良，轻者单用烧热吃，重者可配鸡内金粉食。治脾虚泄泻，轻者单用烤熟吃。治小儿秋季痢疾，《食疗本草》单用做饼或糕吃，或煮粥食。治喉干音哑，可与桔梗、甘草各适量，煎汤服。

此外，《本草拾遗》云多食可去颜面黑斑。

【用法用量】 内服适量，煎汤、嚼食，或烧存性入丸散。

【使用注意】 因其甘而微涩，故痰湿内盛、气滞腹胀者慎服。

第四节　温经止血类

炮　姜

【歌诀】 苦温炮姜，温经擅长，收敛止血，散寒效彰。

【来源】 姜科植物姜 *Zingiber officinale* Rosc. 的干燥往年根茎的炮制品。

【药性】 苦、辛、微涩，温。归脾、胃、肝经。

【性能特点】 未成炭名炮姜，苦辛温散，微涩兼收，入脾胃经，既温中散寒而止痛止泻；又入肝经，温经止血。已成炭名姜炭，苦涩温敛，微辛兼散，既入肝经，温经止血；又入脾胃经，温中散寒而止痛止泻。前者长于散寒温中止痛，善治虚寒腹痛吐泻。后者长于温经止血，善治阳虚失于统摄之吐血、便血、崩漏。

【功效应用】 温经止血，温中止痛。治虚寒吐血、便血、崩漏，常配灶心土、三七、仙鹤草等各适量，水煎服。治脾胃虚寒之腹痛、吐泻，常配陈皮、半夏、高良姜等各适量，水煎服。

【用法用量】 内服煎汤 3～6 g，或入丸散。外用适量，研末调敷。止血用姜炭。

【使用注意】 因其苦辛温燥，故孕妇慎服，阴虚有热者忌服。

第十二章　活血化瘀类食疗药

活血化瘀类食疗药即以疏通血脉、促进血行、消散瘀血为主要功效的食疗中药。

本类药味多辛苦，性或温或寒少数平，归肝、心、脾经。主能通行血脉、活血散瘀、破血逐瘀消癥、消肿止痛、祛瘀生新，兼能行气、清热、散寒、利胆、散风等。主治包括妇、内、外、伤、皮、肿瘤等各科瘀血或兼瘀的各种病症，如月经不调、痛经、经闭、产后恶露不尽、胎盘滞留、癥瘕痞块、崩漏有血块；肝脾肿大、胸痹绞痛、脘腹刺痛、瘀血出血、关节久痹、瘀血攻心之谵语发狂、面色黧黑；痈肿疮毒、肠痈、肺痈、肝痈、胃痈、冻疮、痔疮肿痛；跌打瘀肿、闪挫损伤；紫癜、疹痒（色红或紫黯）、鱼鳞病、皮肤甲错；癌肿等。兼治湿热黄疸、结石、食积等。

本类药大多因活血通经或破血逐瘀而能堕胎或增加月经量，故孕妇慎用或忌用，妇女经期及月经过多慎用，血虚痛经者不宜单用。多与行气药配伍，此乃血为气母、气为血帅、气行血行、气滞血凝之故。恰当选择本类药，据情配伍其他药。

川　芎

【歌诀】 川芎温辛，活血通经，行气祛寒，散风止痛。

【来源】 伞形科植物川芎 *Ligusticum chuanxiong* Hort. 的干燥根茎。

【药性】 辛，温。芳香。归肝、胆、心包经。

【性能特点】 辛香行散温通，入肝胆心包经。上行头颠，下走血海，内行血气，外散风寒。活血力强，并善行气，血瘀气滞兼寒或风寒者宜用。

【功效应用】 活血行气，散风止痛。治月经不调、痛经经闭、产后瘀阻，常配当归、地黄、芍药各适量煎服，即《太平惠民和剂局方》四物汤。治癥瘕积聚，常配丹参、三棱、鳖甲等各适量，水煎服。治肝郁气滞之胸胁刺痛，常配柴胡、香附、赤芍等各适量，水煎服。治胸痹绞痛，常配红花、丹参、赤芍等各适量，水煎服，如《经验方》冠心二号。治跌打损伤，常配当归、红花、血竭等各适量，水煎服。治痈肿疮毒，属热毒者，常配蒲公英、赤芍、银花等各适量，水煎服；属气血亏兼瘀者，可配当归、黄芪、甘草等各适量，水煎服。治头痛，属头风日久不愈者，常配细辛、白芷、独活等各适量，水煎服；属风寒者，常配羌活、白芷、荆芥穗等各适量，水煎服；属血瘀者，常配红花、苏木、赤芍等各适量，水煎服；属风热者，常配菊花、蔓荆子、白芷、生石膏等各适量，水煎服；属气虚兼瘀者，常配黄芪、党参、红花等各适量，水煎服；属血虚兼瘀者，常配当归、熟地、苏木等各适量，水煎服。治风寒湿痹日久不愈，常配威灵仙、川乌、草乌、蕲蛇等各适量，水煎服。

此外，通过扩张周围血管还有助于降血压，常配菊花、牛膝各10 g，车前子12 g（包），夏枯草、泽泻各15 g，薄荷6 g（后下）。每日1剂水煎服。

【用法用量】 内服，煎汤3～10 g，研末1～1.5 g。外用适量，研末敷或煎汤洗。

【使用注意】 因其辛温升散，故阴虚火旺、气虚多汗、气逆呕吐、月经过多及出血性疾病不宜用。

姜　黄

【歌诀】 姜黄性温，破血行气，通经止痛，散风疗痹。

【来源】 姜科植物姜黄 *Curcuma longa* L. 的干燥根茎。

【药性】 辛、苦，温。归肝、脾经。

【性能特点】 辛散苦泄温通，入肝脾经。内行血气而通经止痛，外散风寒而疗痹止痛，善横走肢臂。功似川芎而散寒力强，血瘀气滞有寒兼风者宜用，肩痹痛麻尤佳。

【功效应用】 破血行气，通经止痛，散风疗痹。治痛经、经闭，常配当归、红花、川芎等各适量，水煎服。治产后瘀阻寒盛，常配当归、川芎、炮姜等各适量，水煎服。治癥瘕积聚，常配丹参、土鳖虫、莪术等各适量，水煎服。治心腹冷痛，常配高良姜、干姜、乌药等各适量，水煎服。治肝郁两胁痛，常配柴胡、枳壳、赤芍、苏木等各适量，水煎服。治跌打损伤，常配川芎、红花、乳香等各适量，水煎服。治风寒湿肩臂痛，常配羌活、桂枝、黄芪等各适量，水煎服。

此外，治风冷牙痛，可配细辛、白芷各等分研末外擦患处；治疮肿初起，常配大黄、白芷、天南星、天花粉等为末调敷，如《外科正宗》如意金黄散；治肝胆结石属寒湿郁结，常配茵陈、茯苓、猪苓、金钱草等各适量煎服。

【用法用量】 内服煎汤3～10g，或入丸散。外用适量，研末敷。

【使用注意】 因其辛散温通苦泄，故孕妇、经多及血虚无气滞血瘀者慎服。

月季花

【歌诀】 月季花温，解郁调经，瘰疬可治，疮肿可平。

【来源】 蔷薇科植物月季 *Rosa chinensis* Jacq. 的干燥或新鲜花蕾或初开之花。

【药性】 甘，温。芳香。归肝经。

【性能特点】 甘温通利，芳香疏理，入肝经。既善活血疏肝、解郁而调经、止痛，又消肿、解毒。药力平和，肝郁血滞有寒者宜用。

【功效应用】 活血疏肝，解郁调经，消肿解毒。治月经不调，常配玫瑰花、香附、当归等各适量，水煎服。治痛经、经闭，常配川芎、赤芍、红花等各适量，水煎服。治痈肿疮毒，常配金银花、连翘、蒲公英等各适量，水煎服。治瘰疬结肿，常配夏枯草、连翘、浙贝母等各适量，水煎服。治跌打损伤，常配当归、红花、赤芍等各适量，水煎服。

【用法用量】 内服煎汤3～6g，或入丸散。外用适量，捣敷。

【使用注意】 因其活血，多用久服可致溏泻，故孕妇及脾虚便溏者慎服。

桃 仁

【歌诀】 桃仁苦平，破血润肠，咳喘肺痈，蓄血发狂。

【来源】 蔷薇科植物桃 *Prunus persica* (L.) Batsch 等的干燥成熟种子。

【药性】 苦、甘，平。归心、肝、肺、大肠经。

【性能特点】 苦泄降，甘能润，平不偏。入心肝经，破血行瘀而通经、生新血；入肺大肠经，既润降肺气又润肠而通便、止咳平喘。药力较强，凡血瘀不论寒热新旧均宜，兼肠燥便秘或咳喘者尤佳。治咳喘兼瘀或肠燥、肠燥兼瘀或咳喘，无论寒热皆可酌选。与红花常相须为用，以增强药力。

【功效应用】 破血化瘀，润肠通便，止咳平喘。治痛经、经闭，常配红花、当归、赤芍等各适量煎服，如《医宗金鉴》桃红四物汤。治产后瘀阻腹痛，常配当归、川芎、炮姜等各适量煎服，如《傅青主女科》生化汤。治癥瘕积聚，常配桂枝、丹皮、茯苓等各适量为丸服，如《金匮要略》桂枝茯苓丸。治胸痹绞痛，常配红花、川芎、丹参、降香等各适量煎服，如《经验方》冠心二号。治肝脾肿大，常配丹参、莪术、土鳖虫等各适量，水煎服。治蓄血发狂，症轻者常配桂枝、大黄、芒硝各适量煎服，如《伤寒论》桃核承气汤；症重者常配大黄、水蛭、虻虫，如《伤寒论》抵当汤。治肠燥便秘，常配郁李仁、杏仁、火麻仁等各适量煎服，如《世医得效方》五仁丸。治肠痈腹痛，常配大黄、丹皮、芒硝等各适量煎服，如《金匮要略》大黄牡丹皮汤。治跌打损伤，常配柴胡、红花、当归、大黄等各适量煎服，如《医学发明》复元活血汤。治痰多咳喘，常配苦杏仁、苏子、当归等各适量，水煎服。治肺痈吐脓，常配苇茎或芦根、冬瓜仁、生薏苡仁等各适量煎服，如《千金要方》苇茎汤。

【用法用量】 内服煎汤 6～9g，入煎剂宜捣碎，或入丸散。

【使用注意】 因其活血力强，故孕妇及血虚者忌服；含苦杏仁苷，故不宜过量服。

红　花

【歌诀】 红花辛温，活血功良，经闭瘀阻，伤损痈疡。

【来源】 菊科植物红花 *Carthamus tinctorius* L. 的干燥花。

【药性】 辛，温。归心、肝经。

【性能特点】 辛散温通，入心肝经。善活血行瘀而通经消肿、止痛，药力较强，血瘀有寒者宜用。与桃仁相比，辛温行散力强，除活血化瘀外，又通经、消肿、止痛，治疮肿及豆疹夹斑色不红活。疮肿各期均可酌用，但热毒炽盛者需配清热凉血、消肿解毒之品。

【功效应用】 活血化瘀，通经止痛。治痛经、经闭，常配桃仁、当归、赤芍等各适量，水煎服。治癥瘕积聚，常配桃仁、丹参、莪术、土鳖虫等各适量，水煎服。治包衣不下，常配桃仁、益母草、牛膝等各适量，水煎服。治产后瘀阻腹痛，常配桃仁、川芎、当归、益母草等各适量，水煎服。治胸痹绞痛，常配川芎、赤芍、丹参等各适量，水煎服。治痘疹夹斑色不红火，常配当归、紫草、牛蒡子、大青叶等各适量，水煎服。治痈肿疮毒，常配蒲公英、连翘、野菊花等各适量，水煎服。治跌打瘀肿，常配苏木、血竭、麝香、乳香等各适量，水煎服。

此外，治血栓闭塞性脉管炎，常配玄参、金银花、当归、乳香、没药、赤芍等各适量，水煎服。治静脉炎，常配金银花或忍冬藤、丹参、鸡血藤、红藤等各适量，水煎服。

【用法用量】 内服煎汤3～10g，或入丸散。小剂量活血通经，大剂量破血催产。

【使用注意】 因其辛温行散，活血力强，故孕妇及月经过多者忌服。

西红花

【歌诀】 西红花寒，活血祛瘀，解毒凉血，安神解郁。

【来源】 鸢尾科植物番红花 *Crocus sativus* L. 的干燥花柱头。

【药性】 甘，寒。归心、肝经。

【性能特点】 甘寒清泄，质轻行散，入心肝经。既活血行瘀、通经消肿而止痛；又凉血解毒、解郁而安神。其功虽与红花相似，但性寒，质优力强，血瘀有热者宜用。麻疹属热盛血郁，疹出不快或过密，色泽晦暗不鲜者亦宜用。

【功效应用】 活血化瘀，凉血解毒，解郁安神。治痛经、经闭，常配桃仁、当归、赤芍等各适量，水煎服。治月经不调，常配香附、当归、白芍、赤芍等各适量，水煎服。治产后瘀阻腹痛，常配桃仁、当归、川芎等各适量，水煎服。治癥瘕痞结，轻者单用，重者配桃仁、丹参、莪术等各适量，水煎服。治跌打瘀肿，常配苏木、血竭、乳香等各适量，水煎服。治血热出血，常配白茅根、侧柏叶、栀子等各适量，水煎服。治温毒发斑，常配大青叶、水牛角、紫草等各适量，水煎服。治麻疹属血热毒盛，常配大青叶、紫草、牛蒡子等各适量，水煎服。治痈肿疮毒，常配蒲公英、连翘、野菊花、金银花等各适量，水煎服。治忧郁气闷、惊悸发狂，症轻者单用，重者配郁金等各适量煎服。

【用法用量】 内服煎汤1～4g，或沸水冲服，或入丸散，或浸酒炖服。外用适量，研末调敷。

【使用注意】 因其质轻，善活血通经，故用量不宜过大，孕妇慎服。

丹　参

【歌诀】 丹参微寒，血活瘀散，凉血消肿，清心除烦。

【来源】 唇形科植物丹参 *Salvia miltiorrhiza* Bge. 的干燥根及根茎。

【药性】 苦，微寒。归心、肝经。

【性能特点】 苦能泄散，微寒清凉，入心肝经。既活血化瘀止痛，又凉血消肿疗痈，还清心除烦安神。凡血瘀有热或血热或热扰心神（失眠、心慌、心悸）者宜用。古云“一味丹参功同四物”，实为凉血活血、祛瘀生新之品。

【功效应用】 活血祛瘀，凉血消肿，清心除烦。治血瘀有热，症见月经不调者，轻者单用，重者配川芎、当归、熟地、赤芍等各适量煎服；症见痛经、经闭者，常配川芎、赤芍、当归等各适量，水煎服。治癥瘕痞块，常配莪术、三棱、郁金等各适量，水煎服。治肝脾肿大，常配土鳖虫、穿山甲、鳖甲等各适量，水煎服。治血瘀胸腹痛，常配赤芍、红花、川芎、降香各适量，水煎服。治血瘀肌肉关节痛，常配乳香、没药、瓜蒌等各适量，水煎服。治热痹红肿热痛，常配忍冬藤、络石藤、赤芍等各适量，水煎服。治痈肿疮毒，常配金银花、连翘、黄芩等各适量，水煎服。治热入营分之心烦不眠，常配赤芍、丹皮、生地黄等各适量，水煎服。治血虚有热之心烦不眠，常配生地、酸枣仁、麦冬等各适量，水煎服。

此外，大剂量丹参配郁金、瓜蒌等各适量煎服，可减少痰热型癫痫的发作次数。

【用法用量】 内服煎汤5～15g，大剂量30g，或入丸散。酒炒增其活血之功。

【使用注意】 因其活血通经，故月经过多及孕妇慎服。反藜芦，不宜同用。

益母草

【歌诀】 益母草苦，利尿解毒，活血行瘀，调经宜服。

【来源】 唇形科植物益母草 *Leonurus japonicus* Houtt. 的干燥地上部分。

【药性】 辛、苦，微寒。归心、肝、膀胱经。

【性能特点】 辛散苦泄，微寒清解。主入心肝经，既善活血祛瘀，促进子宫收缩，为妇科良药；又清热解毒消肿。兼入膀胱经，利水消肿。血瘀有热、水肿或疮肿兼瘀者皆宜。并能降血压，高血压兼小便不利者可用。

【功效应用】 活血祛瘀，利水消肿，清热解毒。治经行不畅，单用适量水煎，或加红糖适量收膏服。治月经不调，常配当归、川芎、赤芍、熟地等各适量，水煎服。治经闭、痛经，常配当归、续断、红花、延胡索等各适量，水煎服。治产后瘀阻腹痛，常配川芎、当归、桃仁、炮姜等各适量，水煎服。治包衣不下，常配桃仁、牛膝、当归、赤芍等各适量，水煎服。治放环漏血，常配当归、续断、牛膝、桑寄生等各适量，水煎服。治伤损肿痛，单用鲜品适量捣敷患处，或配入复方。治浮肿，属日久水瘀互结者，常配泽兰、茯苓、冬瓜皮等各适量，水煎服；属初起水肿兼热者，常配车前子、连翘、木通等各适量，水煎服。治小便不利，可配茯苓、猪苓、泽泻等各适量，水煎服。治痈肿疮毒，常配金银花、连翘、蒲公英等各适量，水煎服。治乳痈肿痛，常配蒲公英、牛蒡子、瓜蒌、漏芦等各适量，水煎服。

此外，治皮肤瘆痒，可配地肤子、紫草、苦参、荆芥穗等各适量，水煎服。治慢性肾炎、尿蛋白不退，常配石韦、鱼腥草、山药、桔梗等各适量，水煎服。

【用法用量】 内服煎汤10～15g，大剂量可用30g，或入丸散。外用适量，鲜品洗净，捣烂外敷。

【使用注意】 因其辛散苦泄，故孕妇及阴虚血亏慎服。

泽　兰

【歌诀】 泽兰微温，行瘀通经，痈疡伤损，水肿皆平。

【来源】 唇形科植物毛叶地瓜儿苗 *Lycopus lucidus* Turcz. var. *hirtus* Regel 等的干燥地上部分。

【药性】 苦、辛，微温。芳香。归肝、脾经。

【性能特点】 苦泄辛散，微温通达，芳香和脾，入肝脾经。疏肝和脾，行而不峻，肝郁散则血自行，脾气舒则水湿运，故善活血化瘀、行水消肿。力较平和而不伤正气，为妇科常用药，血瘀有寒、或血瘀与肝郁互见、或水肿兼瘀者用之为佳。

【功效应用】 活血化瘀，行水退肿。治月经不调，常配当归、川芎、香附等各适量，水煎服。治经闭、痛经，常配当归、赤芍、川芎、甘草等各适量，水煎服。治产后瘀阻腹痛，常配当归、赤芍、延胡索等各适量，水煎服。治伤损肿痛，常配当归、乳香、没药、红花等各适量，水煎服。治疮肿未脓，单用鲜品适量捣烂或干品适量研末调敷。治水肿兼瘀，常配益母草、茯苓、猪苓、防己等各适量，水煎服。治产后水肿，常配当归、生黄芪、车前子、茯苓等各适量，水煎服。

此外，还治慢性肾炎水肿兼瘀血，常配益母草、白茅根、生黄芪、茯苓等各适量，水煎服。

【用法用量】 内服煎汤10～15g，或入丸散。外用适量，研末调敷。

【使用注意】 因其苦泄辛散，故血虚无瘀者慎服。

牛　膝

【歌诀】 牛膝苦平，下行通淋，补益肝肾，逐瘀通经。

【来源】 苋科植物牛膝 *Achyranthes bidentata* Bl. 的干燥根。习称怀牛膝。

【药性】 苦、酸、甘，平。归肝、肾经。

【性能特点】 苦泄降，酸入肝，甘补渗，善下行，入肝肾经。生用苦多、平偏凉，通利泄降，既逐瘀通经、利尿通淋，又引药、引血、引火下行。制用甘多、平偏温，补而泄降，既补肝肾、强筋骨，又引药下行。生者主以通利泄降，血瘀有热或兼湿热宜用；制者主以补虚，兼以泄降，虚兼血瘀而无论兼寒兼热皆宜。

【功效应用】 生用逐瘀通经，通利关节，利尿通淋；制用补肝肾、强腰膝。治妇科血瘀之月经不调、痛经、经闭，常配丹参、赤芍、当归等各适量，水煎服。治癥瘕痞块，常配丹参、鳖甲、莪术等各适量，水煎服。治产后瘀阻，常配当归、川芎、桃仁等各适量，水煎服。治难产死胎，常配当归、益母草、虎杖等各适量，水煎服。治胎盘滞留，常配当归、红花、益母草等各适量，水煎服。治腰膝痹痛，常配独活、桑寄生、炒杜仲等各适量，水煎服。治热痹足膝红肿，常配黄柏、苍术、生苡仁各适量煎服，即《中国药典》四妙丸。治口舌生疮、牙龈肿痛，属虚火上炎者，常配熟地、知母、麦冬、生石膏等各适量煎服，如《景岳全书》玉女煎；属火热上炎，常配黄芩、升麻、金银花等各适量，水煎服。治火热上逆之吐衄、咯血，常配白茅根、赭石、栀子等各适量，水煎服。治肝阳上亢，常配生龟甲、生牡蛎、生白芍等各适量煎服，如《医学衷中参西录》镇肝息风汤。治肝火上炎，常配龙胆草、夏枯草、栀子等各适量，水煎服。治淋证涩痛，常配萹蓄、石韦、瞿麦、车前子等各适量，水煎服。治小便不利，可配木通、栀子、冬葵子等各适量，水煎服。治肝肾亏虚之腰膝酸软、筋骨无力，常配桑寄生、杜仲、续断等各适量，水煎服。

此外，引药下行，常在方中兼作引药下行、直达病所之品。

【用法用量】 内服煎汤6～15g，或入丸散，或泡酒。补肝肾、强腰膝须酒制。

【使用注意】 因其善下行逐瘀，故孕妇及月经过多者忌服。

川牛膝

【歌诀】 川牛膝平，逐瘀通经，引火引血，通利下行。

【来源】 苋科植物川牛膝 *Cyathula officinalis* Kuan 的干燥根。

【药性】 甘、微苦，平。归肝、肾经。

【性能特点】 微苦泄降，甘淡渗利，平偏凉，善下行，入肝肾经，通利泄降。既逐瘀通经、利尿通淋，又引药、引血、引火下行。有医家认为，川牛膝长于逐瘀通经、通利关节、利尿通淋，宜生用；而怀牛膝长于补肝肾、强筋骨，宜制用。

【功效应用】 逐瘀通经，通利关节，利尿通淋。治血瘀之月经不调、痛经、经闭，常配丹参、赤芍、当归等各适量，水煎服。治癥瘕痞块，常配丹参、鳖甲、莪术等各适量，水煎服。治产后瘀阻，常配当归、川芎、桃仁等各适量，水煎服。治难产死胎，常配当归、益母草、虎杖等各适量，水煎服。治胎盘滞留，常配益母草、赤芍、红花等各适量，水煎服。治腰膝痹痛，常配独活、桑寄生、炒杜仲等各适量，水煎服。治热痹足膝红肿，常配黄柏、生薏苡仁、忍冬藤等各适量，水煎服。治口舌生疮、牙龈肿痛，属虚火上炎者，常配熟地、知母、麦冬、生石膏等各适量，水煎服；属火热上炎者，常配黄连、升麻、金银花等各适量，水煎服。治火热上逆之吐衄、咯血，可配白茅根、赭石、栀子等各适量，水煎服。治肝阳上亢，常配生龟甲、生牡蛎、生白芍等各适量，水煎服。治肝火上炎，常配龙胆草、夏枯草、栀子等各适量，水煎服。治淋证涩痛，常配萹蓄、瞿麦、车前子等各适量，水煎服。治小便不利，可配木通、栀子、冬葵子等各适量，水煎服。

【用法用量】 内服煎汤6～10g，或入丸散，或浸酒。

【使用注意】 因其下行逐瘀，故孕妇忌服。

蛇接骨

【歌诀】 蛇接骨凉，跌打损伤，肺热咳嗽，肿毒痈疮。

【来源】 菊科植物平卧土三七 *Gynura procumbens* (Lour.) Merr. 的全草。又名**乌风七**、**见肿消**。

【药性】 辛、微苦，凉。归肝、肺经。

【性能特点】 行散凉清，微苦泄降，亦药亦食。入肝肺经，既散瘀消肿而止痛接骨，治跌打损伤、风湿性关节炎；又清肺热而止咳，治肺热咳喘、肺结核热咳；还清热而解毒，治疮痈肿毒。

【功效应用】 散瘀消肿，清热止咳，解毒消疮。治跌打损伤、软组织损伤，《云南中草药》以鲜蛇接骨捣烂，加胡椒末适量，外敷患处。治支气管肺炎咳喘，《云南中草药》以蛇接骨3g，炖肉服。治肺结核，可单用适量炖肉服，也可配百部、白及等各适量，水煎服。

【用法用量】 内服煎汤3～6g。外用适量，捣敷

【使用注意】 因其散瘀，故孕妇慎服。

银杏叶

【歌诀】 银杏叶苦，甘平小毒，活血养心，肺肠敛笃。

【来源】 银杏科植物银杏 *Ginkgo biloba* L. 的叶。又名**白果叶**。

【药性】 苦、甘、涩，平。有小毒。归心、肺、脾、大肠经。

【性能特点】 苦泄散，涩收敛，有小毒，甘平偏凉。入心经，善活血养心，治胸痹心痛；又入肺脾大肠经，善敛肺涩肠，兼祛湿，治喘咳痰嗽、泄泻痢疾、白带，兼热者尤宜。

【功效应用】 活血养心，敛肺涩肠，兼祛湿。治胸痹心痛，可单用制成胶囊服，或配丹参、薤白、川芎、红花等煎服。治高血压、心绞痛，常配天麻、钩藤、丹参、瓜蒌等各适量煎服。治血清胆固醇过高症，可配炒决明子、茵陈等各适量煎服。治咳喘痰嗽，症轻者可单用制成胶囊服；症重属寒者可配麻黄、苦杏仁、生甘草等各适量煎服；属热者，常配黄芩、麻黄等各适量煎服。治泻痢，《本草品汇精要》以银杏叶适量研末，和面

做饼，煨熟食。治小儿肠炎，《全国中草药汇编》以银杏叶3～9g煎水，擦洗患儿的脚心、手心、心口（巨阙穴周围），严重者擦洗头顶，日2次。治湿浊带下，属虚寒者可配白术、苍术、乌贼骨等各适量煎服；属湿热者常配黄柏、车前子、芡实等各适量煎服。治雀斑，《滇南本草》以鲜银杏叶捣烂，涂搽患处。

此外，南药《中草药学》治灰指甲，以银杏叶食疗煎水洗患指甲；治鸡眼，以鲜银杏叶10片，捣烂，包贴患处，2天后成白腐状，用小刀将硬丁剔出；治漆疮肿痒，单用银杏叶或配忍冬藤各适量煎水洗。

【用法用量】 内服煎汤3～9g，或用提取物制成片剂，或入丸散。外用适量，煎汤洗，或鲜品捣敷或搽。

【使用注意】 因其敛涩有小毒，故不可过量服，咳痰不利者慎服。

酒

【歌诀】 酒甘辛温，血脉能通，善行药势，饮服适中。

【来源】 以高粱、大麦、米、甘薯、玉米、葡萄等酿造而成的饮料。

【药性】 苦、甘、辛，温。有毒。归心、肝、肺、胃经。

【性能特点】 苦辛泄散，甘缓温助，既入心肝经，又入肺胃经。善通血脉兼散寒、缓急。凡血瘀、寒邪所致病痛可酌选，兼风者亦宜。能行药势，常与他药相伍，以助药力。

【功效应用】 通血脉，行药势。治风寒痹痛、筋脉挛急，常配杜仲、木瓜、牛膝、五加皮等各适量制成药酒服，如《圣济总录》虎骨木瓜酒、《圣惠方》五加皮酒。治鹤膝风痛，常配当归、牛膝、五加皮等各适量泡酒服，如《外科大成》五加皮酒。治胸痹心痛，常配瓜蒌、薤白等各适量煎服，如《金匮要略》瓜蒌薤白白酒汤。治脘腹冷痛或寒湿泄泻，单用适量饮服，或配炒白术、高良姜、砂仁、香附等各适量，水煎服。治产后腹痛，可配生地汁煎服。

【用法用量】 内服适量，温饮，或和药同煎，或浸药。外用适量，单用或制成成酒剂搽涂，或湿敷，或漱口。

【使用注意】 因苦辛泄散，甘缓温助，故阴虚、失血及湿热盛甚者忌服。

酒　糟

【歌诀】 酒糟辛甘，温通行散，活血止痛，温中散寒。

【来源】 以高粱、大麦、米等酿酒后剩余的残渣。

【药性】 甘、辛，温。归肝、脾经。

【性能特点】 甘缓温通，辛能行散，入肝脾经。善通血脉、散寒邪、止疼痛。凡血瘀、寒邪所致病痛均可选，兼风湿者尤佳。善治折伤瘀痛、风寒湿痹痛、冻伤及蛇伤蜂螫。多药少食，或外用或内服。

【功效应用】 活血止痛，温中散寒。治折伤恶血瘀滞疼痛，《圣济总录》糟米涂方，以酒糟二斤（1kg），糯米半斤（0.5kg），二者相和，酒煮稀稠，取出乘热敷患处，外封裹之，日再易。治冻疮，将酒糟加温后直接敷或包患处。治杖疮青肿，《简便方》先以湿纸铺伤处，再以烧过酒糟捣烂，厚铺纸上；良久，痛处如蚁行，热气上升即散。治鹤膝风，《本草纲目》以酒糟四两（125g），肥皂角1个去子，芒硝、五味子、糖各一两（30g），姜汁半瓯，研匀，日日涂之；或加入烧酒尤佳。治爆发红肿痛不可忍，以酒糟适量涂之。治蛇伤或蜂螫，可单用适量涂敷伤处。

【用法用量】 内服适量，炖温饮、煎汤。外用适量，罨敷。

【使用注意】 因其辛散甘缓温助，故阴虚、内火及湿热盛甚者忌服。

米　醋

【歌诀】 酸温米醋，安蛔解毒，散瘀消积，止血效著。

【来源】 以高粱、米、大麦、小米、玉米等或低度白酒酿制成的含乙酸的液体。亦有用食用冰醋酸加水和着色料配成；不加着色料即成白醋。

【药性】 酸、甘，温。归肝、胃经。

【性能特点】 酸敛安蛔，甘能解毒，温可行散，入肝胃经，药食兼用。既善散瘀血，又能收敛，不但能消癥瘕积聚，而且能使血流畅顺而循经不溢，显止血之效，凡血瘀无论有无出血皆可选用，兼寒者尤宜。又善安蛔消积治虫积腹痛可投，属蛔虫者最宜。此外，又解疮毒与鱼肉菜毒，治疮肿与烹调可用。

【功效应用】 散瘀消积，止血，安蛔，解毒。治产后血晕，单用大量在产房熏蒸即可。治癥瘕积聚，可配三棱、川芎、大黄等各适量煎服，如《普济方》醋煮三棱丸。治吐血、衄血，可配槐花、白茅根等各适量，水煎服。治便血，可配地榆、槐角等各适量，水煎服。治虫积腹痛属蛔厥者，单用即可，按年龄大小顿服酸醋 30～50 mL，待痛止，再服驱蛔药。治过食鱼腥、生冷水菜果实成积者，可用生姜适量捣烂，和米醋调食之。治喉痹，常配法半夏等各适量煎服，如《伤寒论》苦酒汤。治痈肿疮毒，取食醋 250 mL，乳香、没药各 6 g 研末，并加适量淀粉，加热调糊外敷。

此外，治急性黄疸型肝炎，每日 3 次，每次 10 mL，并配复合维生素 B。治高血压，将花生米泡入食醋中，7 日后服用，每次 3～4 粒，睡前嚼吞服，7 天为一疗程。预防感冒，取食醋滴鼻，每天 2 次，连用 3 天即可。

【用法用量】 内服煎汤 10～30 mL，或直接饮用，或浸渍，或拌制。外用适量，含漱，或调药敷，或熏蒸，或浸洗。

【使用注意】 因其酸敛味甘温散，有敛邪助火之虞，故脾胃湿重，痿痹、筋脉拘挛者慎服。多食损脾伤胃，故不宜多食。

第十三章　化痰止咳平喘类食疗药

化痰食疗药，即以祛痰或消痰为主要功效的食疗中药；止咳平喘食疗药，即以缓解或制止咳嗽与喘息为主要功效的食疗中药。两者合之，即称为化痰止咳平喘食疗药。

本类药多归肺经，兼归肝、脾经。主能化痰、止咳、平喘、降气、宣肺、润肺，兼能燥湿、散寒、清热、散结、解毒、平肝、软坚、利尿等。主治咳嗽痰多或痰少［包括百日咳（天哮、顿咳）］、痰喘气逆、痰饮眩晕、惊狂癫痫、中风痰壅、阴疽、瘰疬、痰核、瘿瘤等，兼治湿浊中阻、呃逆呕吐、疮毒、水肿等。

本类药可分三类：

① 温化寒痰类，性多温散燥热，善治寒、湿痰所致咳喘，兼治湿浊中阻、阴疽、瘰疬、痰核等。本类药有伤阴助火之弊，阴虚火旺不宜用。

② 清化热痰类，性多寒凉清润，善治热、燥痰，兼治瘰疬、痰核、瘿瘤、流注、惊狂癫痫等。有伤阳助湿之弊，阳虚有寒者不宜用。

③ 止咳平喘类，味多苦辛，性温、平、凉、微寒皆具，有的偏润，有的偏燥。适用于咳嗽喘息者，有痰无痰、新得旧患、有表无表皆可酌选。宣肺祛痰类或兼解表，善治外感咳喘表证未解或肺气不宣的咳喘；润肺止咳类善治燥咳、阴虚劳嗽、久咳；降气平喘类善治肺气不降的咳喘气逆。

以上各类是相对而言，凡内伤外感咳喘均可酌选，此乃咳喘多挟痰，痰多又每致咳喘，“肺为娇脏，喜润恶燥”之故。临证时，化痰与止咳平喘药常相须为用。

选用时须恰当选择本类药，并酌配其他药。有“治痰全在调气”之说，故常与行气药配伍。寒痰、湿痰不宜用清化热痰药，热痰、燥痰不宜用温化寒痰药。咳嗽兼咳血者，不宜用作用力强而有刺激性的桔梗等化痰止咳药。麻疹初起兼咳嗽者，忌用性温而带收敛作用的化痰止咳药，以免影响麻疹的透发。

第一节　温化寒痰类

芥　子

【歌诀】　芥子辛温，利气豁痰，消肿止痛，通络散寒。

【来源】　十字花科植物白芥 *Sinapis alba* L. 或芥 *Brassica juncea* (L.) Czern. et Coss 的干燥成熟种子。前者习称白芥子，后者习称黄芥子。

【药性】　辛，温。归肺经。

【性能特点】　辛散温通，气锐走散。既入肺经，温肺豁痰、利气机而定喘咳；又走经络，善散寒结、通经络而止疼痛。药力强，善治寒痰及痰饮，尤以痰在皮里膜外（深筋膜）与经络者最宜。药食兼用，调味常用。

【功效应用】　温肺豁痰利气，散寒通络止痛。治寒痰或痰饮咳喘，常配莱菔子、苏子各适量煎服，如元《皆效方》三子养亲汤；或外用冬喘夏治膏或姜汁调芥子末，三伏天贴肺俞穴等。治胸胁停饮、不能转侧，常配甘遂、大戟各适量煎服，如《三因方》控涎丹。治痰滞经络肩臂酸痛，可配肉桂、马钱子等各适量煎服，并单用研末敷。治痰湿流注、阴疽痰核，常配麻黄、鹿角胶、熟地黄等各适量，水煎服。

【用法用量】　内服煎汤3～10g，不宜久煎，或入丸散。外用适量，研末调敷。

【使用注意】　因其温燥有毒，故阴虚燥咳者忌用，气虚久咳者不宜用。大量服易致腹泻，故内服不宜过量。外敷能刺激皮肤，引起发泡，故皮肤过敏者慎用，溃烂处忌用。

芥　菜

【歌诀】　芥菜辛温，利肺豁痰，消肿散结，食药皆善。

【来源】　十字花科植物芥 *Brassica juncea* (L.) Czern. et Coss 或油芥菜 *Brassica juncea* (L.) Czern. et Coss var. *gracilis* Tsen et Lee 的嫩茎和叶。习称雪里蕻。

【药性】 辛，温。归肺、胃、肾经。

【性能特点】 辛散温通，食药兼用，入肺胃肾经。既利肺豁痰，治寒饮咳嗽、痰滞气逆、胸膈满闷，又消肿散结，治砂淋、石淋、牙龈肿烂、乳痈、痔疮、冻疮、漆疮，内服外用皆可。

【功效应用】 利肺豁痰，消肿散结。治痰饮咳嗽、痰滞气逆、胸膈满闷，症轻者可单用适量，水煎服；症重者，可配莱菔子、苏子、苦杏仁、紫菀、厚朴等各适量，水煎服。治牙龈肿烂出臭水者，《本草纲目》单用荠菜秆适量，烧存性，研细，频敷之。治乳痈结硬疼痛，《圣济总录》以和泥（即带泥土）芥菜半斤（250g），切碎，加水四升，煮取三升，倾于瓷瓶内，熏乳肿处，日三五度即瘥。治痔疮肿痛，《谈野翁试验方》以芥菜叶捣作饼，频坐之。治脱肛，《湖南中医杂志》（1987 年第 5 期）以野芥菜 500g，用木杵和瓦钵捣烂取汁，继用第二次淘米的米泔水和适量白糖调服。治漆疮瘙痒，《千金要方》单用荠菜煎汤洗之。

此外，兼利尿排石，治膀胱结石之小便不通，《福建药物志》以鲜芥菜 2.5kg，切碎，加水适量，煎取三碗，分数次服。

【用法用量】 内服煎汤 10～15g，或鲜品捣汁服。外用适量，煎水熏洗，或干品烧灰调敷。

【使用注意】 因其辛散温通，故目赤、疮疡、痔疮、便血及阴虚火旺者不宜服食。

桂　花

【歌诀】 桂花辛温，温肺化痰，芳香辟秽，止痛散寒。

【来源】 木犀科植物木犀 *Osmanthus fragrans* (Thunb.) Lour. 的花。

【药性】 辛，温。芳香。归肺、脾、肾经。

【性能特点】 辛散温通，芳化辟秽，药食兼用，入肺脾肾经。善温肺化痰、散寒止痛，治痰饮喘咳、脘腹冷痛、肠风血痢、经闭痛经、寒疝腹痛、牙痛、口臭。内服外用皆可。

【功效应用】 温肺化痰，散寒止痛。治痰饮喘咳，可配法半夏、橘红、茯苓、苦杏仁、炙麻黄等各适量，水煎服。治脘腹冷痛，《安徽中草药》以桂花、高良姜各 4.5g，小茴香 3g，水煎服。治胃寒气痛，《青岛中草药手册》以桂花3g，香附、高良姜各9g，砂仁6g，水煎服。治肠风血痢，可配防风炭、仙鹤草、炒豆腐渣各适量，水煎服。治经闭痛经，可配月季花、益母草、川芎、艾叶等各适量，水煎服。治寒疝腹痛，可配木香、延胡索、荔枝核等各适量，水煎服。治风虫牙痛，《本草纲目》以其配孩儿茶、百药煎各适量，制成饼噙化。治口臭，《安徽中草药》以桂花适量，煎水含漱；《青岛中草药手册》以桂花6g，蒸馏水500mL，浸泡一昼夜，漱口。

【用法用量】 内服煎汤3～9g，或泡茶。外用适量，煎汤漱口或干蒸热外熨。

【使用注意】 因其辛散温通，故目赤、疮疡、痔疮、便血及阴虚火旺者不宜服食。

第二节　清化热痰类

川贝母

【歌诀】 川贝微寒，润肺化痰，解毒散结，清热除烦。

【来源】 百合科植物川贝母 *Fritillaria cirrhosa* D. Don 等的干燥鳞茎。

【药性】 甘、苦、辛，微寒。归肺、心经。

【性能特点】 甘润辛散，苦微寒清泄，入肺心经。既清热化痰、润肺而止咳，又开郁散结而消散肿块。与浙贝母相比，虽微寒而清热力弱，但却又兼辛味而能行散开郁宣肺；还兼甘味而润，善润肺止咳。凡咳喘无论外感或内伤、有痰或无痰皆宜，以燥咳、虚劳咳多用，兼热而不盛者尤佳；并治疮肿、痰核瘰疬及痰热火郁胸中之心胸烦闷等。

【功效应用】 清热化痰，润肺止咳，散结消肿，兼能开郁。治痰热咳嗽，常配黄芩、瓜蒌、竹茹等各适量，水煎服。治外感咳喘，属风热者，常配桔梗、牛蒡子、黄芩、前胡等各适量，水煎服；属风寒者，常配紫苏、苦杏仁、麻黄、生甘草等各适量，水煎服。治肺痈吐脓，常配芦根、鱼腥草、金荞麦、桔梗等各适量，水煎服。治燥咳无痰或痰少而黏，常配知母、桑叶、苦杏仁、南沙参等各适量，水煎服。治虚咳劳嗽，常配知母、麦冬、天冬、百部等各适量，水煎服。治疮肿，常配金银花、连翘、赤芍、蒲公英等各适量，水煎服。治乳痈，常配蒲公英、漏芦、牛蒡子、瓜蒌等各适量，水煎服。治瘰疬痰核，常配夏枯草、玄参、连翘、猫爪草等各适量，水煎服。治瘿瘤，常配夏枯草、昆布、海藻、黄药子等各适量，水煎服。治痰热火郁之心胸烦闷，常配栀子、枳壳、丝瓜络、竹叶等各适量，水煎服。

此外，治胃溃疡，常配乌贼骨、白及、炒枳壳等各适量，水煎服。

【用法用量】 内服煎汤3～10g，研末每次1～1.5g，或入丸散。

【使用注意】 因其性微寒，故脾胃虚寒者慎服。反乌头，不宜与附子、乌头、草乌、天雄等乌头类药同用。

平贝母

【歌诀】 平贝微寒，化痰止咳，清热润肺，兼消肿结。

【来源】 百合科植物平贝母 *Fritillaria ussuriensisi* Maxim. 的干燥鳞茎。

【药性】 苦、微甘、辛，微寒。归肺经。

【性能特点】 苦泄辛散，微甘而润，微寒而清，专入肺经。既清热化痰、润肺而止咳，又兼消散肿块，治肺热燥咳、干咳少痰、阴虚痨嗽、痰中带血、瘰疬、乳痈。功似川贝母常替代之，但开郁少用。

【功效应用】 清热润肺，化痰止咳，兼散结消肿。治痰热咳嗽，常配黄芩、瓜蒌、竹茹等各适量，水煎服。治外感咳喘，属风热者，常配桔梗、牛蒡子、黄芩、前胡等各适量，水煎服；属风寒者，常配紫苏、苦杏仁、麻黄、生甘草等各适量，水煎服。治肺痈吐脓，常配芦根、鱼腥草、金荞麦、桔梗等各适量，水煎服。治肺热燥咳、干咳无痰或痰少而黏，常配知母、桑叶、苦杏仁、南沙参等各适量，水煎服。治阴虚痨嗽、痰中带血，可配知母、南沙参、百部、百合、白及等各适量，水煎或为丸服。治疮肿，常配金银花、连翘、赤芍、蒲公英等各适量，水煎服。治乳痈，常配蒲公英、漏芦、牛蒡子、瓜蒌等各适量，水煎服。治瘰疬痰核，常配夏枯草、玄参、连翘、猫爪草等各适量，水煎服。治瘿瘤，常配夏枯草、昆布、海藻、黄药子等各适量，水煎服。

【用法用量】 内服煎汤3～10g，研末每次1～2g，或入丸散。

【使用注意】 因其性微寒，故脾胃虚寒者慎服。又据《中国药典》，不宜与川乌、制川乌、草乌、制草乌、附子同用。

浙贝母

【歌诀】 浙贝苦寒，清热化痰，解毒散结，用当分辨。

【来源】 百合科植物浙贝母 *Fritillaria thunbergii* Miq. 的干燥鳞茎。

【药性】 苦，寒。归肺、心经。

【性能特点】 苦寒清泄，入肺心经。既清热化痰、止咳，又散结消肿、兼解毒。与川贝母相比，其苦寒清泄，不但清热力较强，治外感风热或肺热咳喘每用；而且长于散结消肿兼解毒，治疮肿、瘰疬属火热炽盛者也常用。

【功效应用】 清热化痰，散结解毒。治痰热咳嗽，常配黄芩、瓜蒌、竹茹等各适量，水煎服。治风热咳喘，可配麻黄、苦杏仁、黄芩等各适量，水煎服。治肺痈吐脓，常配芦根、鱼腥草、桔梗、金荞麦等各适量，水煎服。治疮肿，常配金银花、连翘、赤芍、蒲公英等各适量，水煎服。治乳痈，常配蒲公英、漏芦、牛蒡子、瓜蒌等各适量，水煎服。治瘰疬痰核，常配夏枯草、连翘、猫爪草、地榆等各适量，水煎服。治瘿瘤，常配夏枯草、昆布、海藻、黄药子等各适量，水煎服。

此外，治甲状腺肿瘤，常配夏枯草、莪术、海藻、昆布等各适量，水煎服。

【用法用量】 内服煎汤3～10g，研末每次1～1.5g，或入丸散。

【使用注意】 因其苦寒，故寒痰、湿痰者忌服。反乌头，不宜与附子、乌头、草乌、天雄等乌头类药同用。

湖北贝母

【歌诀】 湖北贝母，解毒散结，清热化痰，用当分别。

【来源】 百合科植物湖北贝母 *Fritillaria hupehensis* Hsiao et K. C. Hsia

的干燥鳞茎。

【药性】 苦、微甘，寒。归肺经。

【性能特点】 苦寒清泄，微甘润解，专入肺经。既清热化痰、止咳，又散结消肿，并兼解毒。功似浙贝母而可替代之。不但苦寒清泄，清热力较强，治外感风热或肺热咳喘每用；而且长于散结消肿兼解毒，治疮肿、瘰疬属火热炽盛者也常用。

【功效应用】 清热化痰，散结解毒。治痰热咳嗽，常配黄芩、瓜蒌、竹茹等各适量，水煎服。治风热咳喘，可配麻黄、苦杏仁、黄芩等各适量，水煎服。治肺痈吐脓，常配芦根、鱼腥草、桔梗、金荞麦等各适量，水煎服。治疮肿，常配金银花、连翘、赤芍、蒲公英等各适量，水煎服。治乳痈，常配蒲公英、漏芦、牛蒡子、瓜蒌等各适量，水煎服。治瘰疬痰核，常配夏枯草、连翘、猫爪草、地榆等各适量，水煎服。治瘿瘤，常配夏枯草、昆布、海藻、黄药子等各适量，水煎服。

此外，治甲状腺肿瘤，常配夏枯草、莪术、海藻、昆布等各适量，水煎服。

【用法用量】 内服煎汤6～15g，研末每次1～2g，或入丸散。

【使用注意】 因其苦寒，故寒痰、湿痰者忌服。又据《中国药典》，不宜与川乌、制川乌、草乌、制草乌、附子同用。

竹 沥

【歌诀】 竹沥甘寒，清火滑痰，中风惊狂，痰热咳喘。

【来源】 禾本科植物新鲜青秆竹 *Bambusa tuldoides* Munro 等茎秆经火烤灼流出的液汁。

【药性】 甘，寒。归心、肺、胃经。

【性能特点】 甘寒清泄，滑利透达，入心肺胃经。既清心肺胃三经之火、滑痰、润燥而除烦、定惊，又透达经络而通络。甘寒滑利力强于天竺黄，味不苦易服，清心肺胃经之火，除脏腑经络之痰，痰热两盛者宜用。治热咳痰稠有卓效，治中风痰迷与痰热惊痫、癫狂有良功，素有治痰（热痰）圣药之美誉。

【功效应用】 清热化痰，定惊通络。治痰热咳喘，属咳嗽痰稠者，单用或配黄芩、枇杷叶、瓜蒌等各适量，水煎服；属喘急气逆者，常配麻黄、苦杏仁、黄芩、生甘草等各适量，水煎服。治中风痰迷，常配生姜汁、鲜菖蒲汁，或牛黄、郁金（煎汁）等各适量兑服。治痰热惊痫，常配牛黄、胆南星、郁金、朱砂等各适量煎服。治痰热癫狂，常配生姜汁、黄芩、大黄、青礞石等各适量煎服。治痰滞经络之麻木拘急，可配威灵仙、木瓜、乌梢蛇等各适量煎汁兑服。

此外，还能除烦，治痰火郁结之子烦，症见妊娠妇女心惊胆怯、烦闷不安、头晕脘闷、恶心呕吐、多痰等，常配茯苓、黄芩、麦冬等各适量煎汁兑服。

【用法用量】 内服30～60g，不入汤剂，冲服或入膏滋剂。

【使用注意】 因其为液汁，其性寒滑，故不宜久藏，寒痰咳喘忌服，便溏者慎服。

竹 茹

【歌诀】 竹茹微寒，清热化痰，凉血安胎，止呕除烦。

【来源】 禾本科植物青秆竹 *Bambusa tuldoides* Munro 等茎秆的干燥中间层。

【药性】 甘，微寒。归肺、胃、胆经。

【性能特点】 甘微寒清泄，药力较缓，入肺胃胆经。既清肺热化痰而止咳，又清肺胃胆热而除烦止呕。兼入血分，凉血而止血、安胎。与竹沥、天竺黄相比，清热化痰除烦力较弱，善治痰热咳嗽、烦热不眠之轻症。又能清胃止呕、凉血安胎，治胃热呕吐、血热吐衄及胎热胎动等。

【功效应用】 清热化痰，除烦止呕，凉血安胎。治痰热咳嗽，症轻者单用或配姜汁等；症重者常配瓜蒌、黄芩、浙贝母等各适量，水煎服。治燥热咳嗽有痰，常配南沙参、麦冬、川贝母、桑叶等各适量，水煎服。治痰热郁结、虚烦不眠，常配茯苓、陈皮、半夏、黄芩等各适量，水煎服。治中风痰迷，常配胆南星、石菖蒲、茯苓、半夏等各适量，水煎服。治热证呕吐，属胃中痰热者，常配半夏、陈皮、黄连等各适量，水煎服；属胃虚有热者，常配陈皮、生姜、人参各适量，水煎服等；属胃热较重者，常配半夏、陈皮、黄连、生石膏等各适量，水煎服。治妊娠呕吐，常配黄芩、生姜、芦根、陈皮等各适量，水煎服。治血热吐衄、崩漏，常配生地、丹皮、黄芩、阿胶等各适量，水煎服。治胎热胎动不安，常配黄芩、苎麻根、白术等各适量，水煎服。

【用法用量】 内服煎汤6～9 g，或入丸散。外用适量，熬膏敷。鲜品药力较强，止呕宜用姜汁制。

【使用注意】 因其甘寒，故风寒或寒痰咳喘、胃寒呕吐及脾虚便溏者忌服。

毛竹笋

【歌诀】 毛竹笋寒，热痰咳嗽，食积胀满，出发疹痘。

【来源】 禾本科植物毛竹 *Phyllstostachys pubescens* Mazel ex H. de Leh. 的嫩苗。

【药性】 甘，寒。归肺、胃、大肠经。

【性能特点】 甘寒润清，滑利透达，食药兼用，既入肺胃经，又入膀胱经。善清热消痰、滑肠消胀、透痘疹（天花），治热痰咳嗽、食积腹胀、痘疹不出。

【功效应用】 清热消痰，滑肠消胀，透痘疹。治热痰咳嗽，症轻者可单用适量煎汤服，或煮熟切片，加生姜丝少许，凉拌食；症重者可配鱼腥草、桔梗、竹茹、瓜蒌等各适量，水煎服。治痰滞食积、胸膈烦闷，症轻者单用适量水煎服或做成菜食；症重者可配炒枳壳、炒莱菔子等各适量，水煎服。治食积腹胀兼便秘，可单用鲜笋片适量煮熟切片，菠菜250 g切碎水焯，加食盐、香油各少许，凉拌食。治小儿痘疹（天花）不出，汪颖《食物本草》以毛笋、粳米各适量，煮粥食。

此外，还解酒，治饮酒过量，可单用或配枳椇子、葛花等各适量，水煎代茶饮。

【用法用量】 内服煎汤30～60 g，鲜品加倍，或水焯凉拌食。

【使用注意】 因其甘寒滑肠，故不宜过量食，脾虚便溏者慎服。

丝　瓜

【歌诀】 丝瓜凉甘，清热化痰，凉血解毒，食药两兼。

【来源】 葫芦科植物丝瓜 *Luffa cylindrica*（L.）Roem.、粤丝瓜 *Luffa cautangula*（L.）Roem. 的鲜嫩果实，或霜后干枯的老熟果实（天骷髅）。

【药性】 甘，凉。归肺、肝、胃、大肠经。

【性能特点】 甘寒清泄滑利，入肺、肝、胃、大肠经，食药兼用。既清热化痰，又凉血、解热毒，还滑利二便而导热邪外出。凡痰热、血热、热毒所致者皆宜，兼二便不利者尤佳。此外，还兼通经络、下乳汁。老丝瓜虽不能滑利二便，但通经络、下乳汁力尤佳。

【功效应用】 清热化痰，凉血解毒，滑利二便。治痰热咳嗽，常配竹茹、黄芩、车前子、苦杏仁、生甘草等各适量；兼喘者，可加炙麻黄、前胡等各适量，水煎服。治水肿，常配车前草、冬瓜皮、灯芯草等各适量，水煎服。治热病烦渴，轻者单用嫩者，或配荸荠、莲藕、梨等各适量煎服。治肠风便血，《普济方》丝瓜散，以其 1 个烧灰存性，配槐花各等分为末，每服 6g，饭饮调服。治痔疮出血，可配槐角、地榆、黄芩、炒枳壳、虎杖等各适量，水煎服。治血淋，常配白茅根、车前草、栀子、海金沙、生甘草梢等各适量，水煎服。治崩漏，可配景天三七、藕节炭、小蓟等各适量，水煎服。治痈疽疮毒，单用嫩丝瓜捣烂外敷患处。治玉茎（阴茎）疮溃，丝瓜连子捣汁，和五倍子末，频搽患处。治手足冻疮，老丝瓜烧存性，和腊月猪脂涂之。治大小二便、热结不通，《方脉正宗》以老丝瓜 1 个、生甘草二钱（6g）、木通三钱（9g），煎汤频饮。

此外，兼能通乳，治乳汁不通，单用丝瓜连子烧灰存性，研末，每服 3～6g，酒送下，被覆取汗即通。老丝瓜通经络力强，可用治风湿热痹痛。古人还用其预防痘疮（即天花），痘疮初出时服用能稀痘，使“多者令少，重者令轻”。

【用法用量】 内服煎汤 9～15 g，鲜品 60～120 g；或烧存性研末，每次 3～9 g。外用适量，捣汁涂，或捣烂敷，或研末调敷。

【使用注意】 因其甘凉清泄滑利，故脾虚便溏者不宜大量服。

椒　目

【歌诀】　椒目苦寒，下气平喘，消痰行水，肿胀可痊。

【来源】　芸香科植物花椒 *Zanthoxylum bungeanum* Maxim. 或青椒 *Zanthoxylum schinifolium* Sieb et Zucc. 等的干燥种子。

【药性】　苦、辛，寒。有毒。归脾、肺、膀胱经。

【性能特点】　苦寒泄降，辛能行散，沉降下行，有毒力强，既入脾肺经，又入膀胱经。既下气平喘、消痰而平喘，又行水而消肿。尤善劫喘，治痰饮喘息不得平卧。

【功效应用】　下气平喘，消痰行水。治痰饮喘息不得平卧，单用或配瓜蒌、葶苈子等各适量，水煎服。治水肿胀满、小便不利，常配防己、茯苓、桑白皮等各适量，水煎服。

【用法用量】　内服煎汤 3～10g，或入丸散。

【使用注意】　因其苦辛而有伤阴之虞，故阴虚火旺者忌服。

蒟　蒻

【歌诀】　蒟蒻辛寒，散瘀化痰，消肿解毒，降脂可选。

【来源】　天南星科植物魔芋 *Amorphophallus rivieri* Durieu 的块茎。

【药性】　辛，寒。有毒。归肺、胃、肝经。

【药性特点】　辛散寒清，生用毒大力强，熟用毒减力缓，主以药用，兼可做食。入肺胃肝经。功善化痰消积、解毒散结、化瘀止痛。治痰浊，无论停肺之咳嗽或滞经络治瘰疬皆可，兼热兼瘀者尤佳；治食积，陈积夹痰者尤宜；治肿毒，无论热毒、疟毒、蛇毒所致者皆可；治癥瘕与伤肿，无论新久皆宜。此外，还有降脂、降糖、减肥等作用。

【功效应用】　化痰消积，解毒散结，化瘀止痛。治咳嗽有痰，单用或配桔梗、浙贝母、紫菀等各适量，水煎服。治积滞，单用久煎，或配焦神曲、焦山楂等各适量煎服。治久疟不愈，四川民间以之配制首乌炖鸡服。治瘰疬痰核，单用水煮 3 小时以上，去渣取汁服。治痄腮，单用醋磨汁涂患处。治癌肿，属脑部者，可配苍耳草、贯众、蒲黄根、重楼等各适量煎服；属鼻咽部者，可配地骨皮、鸭跖草、重楼各适量煎服；属淋巴肉瘤者，可配黄药子、天葵子、重楼等各适量煎服；属甲状腺癌者，可配苍耳草、重楼、海藻、玄参等各适量煎服。治跌打肿痛，单用捣绒酒炒热敷患处，或配韭菜、葱白、甜酒酿捣敷患处。治痈肿，配生甘草各等量，研细末，菜油调涂。治丹毒，单用捣烂，拌入嫩豆腐外敷。治汤火伤，单用干品研细末，麻油调涂。治毒蛇咬伤，单用鲜品加食盐少许捣烂敷伤处。

此外，治高脂血症（尤以降胆固醇效果为佳）、2 型糖尿病等，以从魔芋中提得的葡萄甘露聚糖粉、以魔芋精粉添加制成的食品等食用即可。

【用法用量】 内服煎汤 9～15g，久煎 3 小时以上。外用适量，捣敷或醋磨糊汁敷。

【使用注意】 因其生用毒大，故不宜生服，内服不宜过量。外用时间不可太长，以免起泡。

据报道，生食或误食其药渣可中毒，可刺激消化道，引起舌、咽喉灼热、痒痛、肿大等，严重者呼吸及运动中枢麻痹，甚至引起死亡，故需煮沸 3 小时以上方可内服。魔芋经石灰水处理后，制作魔芋豆腐可食用，但药渣仍有毒。

海　藻

【歌诀】 海藻咸寒，清利消痰，软坚利水，瘿瘤肿散。

【来源】 马尾藻科植物海蒿子 *Sargassum pallidum* (Turn.) C. Ag. 等的干燥藻体。

【药性】 咸，寒。归肝、胃、肾经。

【性能特点】 咸软寒清。入肝胃经，清热消痰、软坚散结；入肾经，利水消肿。肝脾肿硬多用，兼水肿者尤佳。又含碘，治缺典型粗脖子病（即瘿瘤）有效。与昆布相比，药力稍缓。

【功效应用】 清热消痰，软坚散结，利水消肿。治瘰疬痰核，常配昆布、夏枯草、猫爪草等各适量，水煎服。治瘿瘤，常配昆布、夏枯草、浙贝母、黄药子等各适量，水煎服。治睾丸肿痛，常配川楝子、延胡索、荔枝核、昆布等各适量，水煎服。治癥瘕肿块，常配丹参、鳖甲、土鳖虫等各适量，水煎服。治脚气浮肿，常配槟榔、木瓜、防己、土茯苓等各适量，水煎服。治水肿，常配猪苓、茯苓、泽泻等各适量，水煎服。

此外，还能降压、降脂，治高血压症，常配夏枯草、钩藤、天麻、生磁石等各适量，水煎服；治高脂血症，常配茵陈、泽泻、决明子等各适量，水煎服。

【用法用量】 内服煎汤10～15g，或入丸散。

【使用注意】 因其反甘草，故不宜与甘草同用。

昆　布

【歌诀】 昆布咸寒，清热消痰，利水消肿，散结软坚。

【来源】 昆布科植物海带 *Laminaria japonica* Aresch. 或翅藻科植物昆布 *Ecklonia kurome* Okam. 的干燥叶状体。

【药性】 咸，寒。归肝、胃、肾经。

【性能特点】 咸软寒清，食药兼用，入肝胃肾经。既清热消痰、软坚散结，又利水消肿。且含碘，治缺典型粗脖子病（即瘿瘤）有效，治肝脾肿硬亦可。与海藻相比，药力较强，兼止咳平喘。

【功效应用】 清热消痰，软坚散结，利水消肿。治瘰疬痰核，常配海藻、夏枯草、猫爪草等各适量，水煎服。治瘿瘤，常配海藻、夏枯草、浙贝母、黄药子等各适量，水煎服。治睾丸肿痛，常配川楝子、延胡索、荔枝核、海藻等。治癥瘕肿块，常配丹参、鳖甲、土鳖虫等各适量，水煎服。治脚气浮肿，常配槟榔、木瓜、防己、土茯苓等各适量，水煎服。治水肿，常配猪苓、茯苓、泽泻等各适量，水煎服。

此外，还能降压、降脂，治高血压症，常配夏枯草、钩藤、天麻、生磁石等各适量，水煎服；治高脂血症，常配茵陈、泽泻、决明子等各适量，水煎服。

【用法用量】 内服煎汤10～15g，或入丸散。

紫　菜

【歌诀】 紫菜咸寒，化痰软坚，利水止咳，养心除烦。

【来源】 红毛菜科植物坛紫菜 *Porphyra haitanensis* T. J. Chang et B. F.

Zheng、条斑紫菜 *Porphyra yezoensis* Ueda、圆紫菜 *Porphyra suborbiculata* Kjellm.、甘紫菜 *Porphyra tenera* Kjellm.、长紫菜 *Porphyra dentata* Kjellm. 等的藻体。

【药性】 甘、咸，寒。归肺、脾、心、膀胱经。

【性能特点】 甘益渗利，咸软寒清，清化利湿兼益阴，平和而食药兼用。既入肺脾经，善化痰软坚、利咽止咳；又入心与膀胱经，善养心除烦、利水除湿。治瘿瘤与痰嗽咽肿最宜，治脚气、水肿、烦躁失眠可投。味不苦易食，力平和宜久用。

【功效应用】 化痰软坚，利咽止咳，养心除烦，利水除湿。治瘿瘤结气，轻者单用佐餐常食，重者常配夏枯草、海藻、生牡蛎等各适量，水煎服。治热毒咽喉肿痛，常配桔梗、胖大海、生甘草、金银花等各适量，水煎服。治痰热或肺热咳嗽，常配桔梗、川贝母、鱼腥草等各适量，水煎服。治心阴虚有热之烦躁失眠，可配麦冬、竹叶、炒枣仁、小麦等各适量，水煎服。治脚气浮肿，常配车前草各 15 g，水煎服。治水肿、小便不利，常配茯苓、冬瓜皮、车前子、玉米须等各适量煎服。治高血压，可配决明子、夏枯草、钩藤各 15 g，水煎服。

此外，还解酒，可配葛花、枳椇子等各适量煎服；治泻痢，可配铁苋菜、马齿苋等各适量煎服。

【用法用量】 内服煎汤 10～15 g，或入丸散。

海　蜇

【歌诀】 海蜇平咸，清热化痰，消积润肠，降压平肝。

【来源】 根口水母科动物海蜇 *Rhopilema esculenta* Kishinouye 或黄斑海蜇 *Rhopilema hispidum* Vanhoeffen 的口腕部。

【药性】 咸，平。归肺、肝、肾经。

【性能特点】 咸软质润，平凉而清，食药兼用，入肺肝肾经。善清热化痰、消积润肠、降压平肝，治肺热咳嗽、痰热哮喘、食积痞胀、高血压病。味不苦易食，力平和宜久服，常与荸荠相须为用以祛痰热。

【功效应用】 清热化痰，消积润肠，降压平肝。治肺热咳嗽、痰浓黄稠，《食物中药与便方》以海蜇、荸荠各适量，煮汤常食即可。治慢性气管炎，《山东药用动物》以鲜海蜇 31 g（煎成浸膏后烤干研粉）、牡蛎 4.8 g（煅后磨粉）、蛤壳 4.8 g（煅后磨粉）、蜂蜜 2.7 g，混匀后压成片，为 1 天量，分 3 次饭后服，10 天为一疗程。治一切小儿积滞，《本草纲目拾遗》以海蜇、荸荠各适量同煮，去蜇食荠。治痞，《同寿录》以大荸荠一百个、海蜇 1 斤（500 g）、皮硝四两（125 g）、烧酒 3 斤（1500 g），共浸七日后，每早吃 4 个，加至 10 个止。治阴虚痰热、大便澡结，《绛雪园古方选注》雪羹汤，以海蜇一两（31 g）、荸荠四枚，煎汤服。治高血压之头昏脑胀、烦热口渴、便秘，《食物中药与便方》以海蜇头 60～90g，漂洗去咸味，同等量荸荠煮汤服。

此外，治乳少，《山东药用动物》以鲜海蜇（刚从海中捕捞的）用刀切碎，每服一饭碗，日一次，2 天后乳汁可增加。

【用法用量】 内服煎汤 30～60 g。

【使用注意】 因其平凉质润，故脾虚便溏者慎服。

荸　荠

【歌诀】 荸荠微寒，润肠明目，止渴生津，痰热宜服。

【来源】 莎草科植物荸荠 *Heleocharis dulcis* (Burm. f.) Trin. ex Henschel 的球茎。

【药性】 甘，微寒。归肺、胃、大肠经。

【性能特点】 甘微寒质润，清化而降，入肺胃大肠经。药食兼用，上清肺胃之热而化痰生津止咳，下清肠热而润肠通便。痰热咳嗽、阴虚燥咳、热病津伤皆宜，兼便秘者尤佳。外用点眼，能明目退翳。

【功效应用】 清热化痰，生津润燥，明目退翳。治痰热咳嗽，可配瓜蒌、川贝母、竹茹等各适量，水煎服。治阴虚燥咳，可配海蜇皮等，如《绛雪园古方选注》雪羹汤。治热病伤津烦渴便秘，常配芦根、麦冬、梨等，鲜品捣汁服。治目赤翳障，磨汁沉淀取粉配入复方点眼，如玉壶冰、干眼药。

【用法用量】 内服煎汤 60～120 g，或榨汁，或去皮食用。外用适量，捣汁澄粉点眼，或鲜品切片外擦患处。

【使用注意】 因其微寒清润，故中寒便溏者慎服。

梨

【歌诀】 梨凉甘酸，清热化痰，生津止渴，滑肠除烦。

【来源】 蔷薇科植物白梨 *Pyrus bretschneideri* Rehd.、沙梨 *Pyrus pyifola* (Burm. f.) Naki.、秋子梨 *Pyrus ussuriensis* Maxim. 等的果实。

【药性】 甘、微酸，凉。归肺、胃、心经。

【性能特点】 甘益多汁，微酸生津，质润凉清，甜美可口，食药兼用，入肺胃心经。既清肺胃心经之热而化痰除烦，又生津止渴并兼滑肠。治肺热燥咳、热病烦渴、津少口干、消渴、目赤、疮疡及烫火伤等，兼便秘者尤宜。

【功效应用】 清热化痰，生津止渴。治肺燥咳嗽，症轻者单用生吃或配川贝母各适量炖服；症重者可配桑叶、菊花、桔梗、南沙参、川贝母等各适量，水煎服。治热病烦渴，症轻者可单用榨汁服；症重者《温病条辨》五汁饮，以梨汁配荸荠汁、鲜苇根汁、麦冬汁、藕汁（或甘蔗汁）各适量口服。治津伤口干，症轻者可单用生食或绞汁服；胃火炽盛者可配生石膏、知母各适量，水煎服。治消渴，单用生食，或绞汁服。治目赤肿痛，鲜梨一枚绞汁，黄连一枝碎之，以绵裹渍梨汁中，待色变，仰卧点眼中。治疮疡或烫火伤，可以鲜梨捣敷或绞汁涂。

【用法用量】 内服煎汤 15～30g，或生食 1～2 枚，或榨汁，或蒸食，或熬膏。外用适量，捣敷，或汁点眼。

【使用注意】 因其凉清润，故中寒便溏、肺寒咳嗽者忌服，产妇慎服。

豆　浆

【歌诀】 豆浆平甘，清热化痰，利尿解毒，补润通便。

【来源】 豆科植物大豆 *Glycne mrax* (L.) Merr. 的种子制成的浆汁。

【药性】 甘，平。归肺、大肠、膀胱经。

【性能特点】 甘补多汁，平凉兼清，香美可口，食药兼用，入肺大肠膀胱经，扶正与祛邪并俱。善清热化痰、补润通便、利尿解毒，治虚劳咳嗽、痰火哮喘、肺痈、湿热黄疸、血崩、便血、肠燥便秘、小便淋浊及食物中毒等。

【功效应用】 清热化痰，补润通便，利尿解毒。治虚劳羸弱，《本草纲目拾遗》甜浆粥，以豆浆煮粥食。治体虚咳嗽，《本草纲目拾遗》以热豆腐浆五更冲鸡蛋，白糖点服。治痰火吼喘，《仙拈集》以饴糖二两（60g）、豆浆一碗，煮化顿服。治肺痈肺痿，《本草纲目拾遗》以热豆浆适量，冲半酒杯陈年芥菜卤服，服后胸中一块必塞上塞下，塞至数次必吐出恶脓，日服至愈。治黄疸，《本草纲目拾遗》引《刘羽仪经验方》每日空心冷食生豆浆一碗，食4～5次自愈，忌食生萝卜。治血崩，《本草纲目拾遗》以生豆浆一碗、生韭菜汁半碗，空腹服一二次。治便血，《本草纲目拾遗》以荸荠一斤（500g），豆腐浆不冲水者一大碗，将豆浆炖极热，捣荸荠汁，乘热冲入饮之。治肠燥便秘，可以决明子适量捣碎煎汤，合对适量豆浆服。治小便淋痛，《本草纲目拾遗》以六一散冲入豆浆服。

此外，据《中华本草》，其还可用于食物中毒。

【用法用量】 内服50～250mL。

罗汉果

【歌诀】 罗汉果凉，清润肺脏，止咳化痰，通便润肠。

【来源】 葫芦科植物罗汉果 *Momordica grosvenori* Swingle 的干燥果实。

【药性】 甘，凉。归肺、大肠经。

【性能特点】 甘凉清润。上入肺经，善清热润肺而止咳化痰，治肺热、燥热百日咳之咳嗽有痰常用，兼肺虚者尤佳；下入大肠经，能清热润肠而通便，治肠燥便秘兼热可投；兼生津止渴，治暑热伤津可选。

【功效应用】 清热润肺，止咳化痰，润肠通便，生津止渴。治肺热咳嗽、痰少黄黏，症轻者单用，症重者常配黄芩、桑白皮、瓜蒌皮、桔梗等各适量，水煎服。治燥热咳嗽、咽干舌燥、咯吐不利或痰中带血，常配桑叶、瓜蒌仁、川贝母、桑白皮、南沙参等各适量，水煎服。治百日咳，以罗汉果1个、柿饼15g，水煎服；或配百部、南沙参、款冬花等各适量煎服。治肠燥便秘兼热，常配决明子、火麻仁、瓜蒌仁、炒枳壳等各适量，水煎服。治暑热烦渴，单用或配金银花、白扁豆花、薄荷等各适量制成清凉饮料服，或煎汤代茶。

【用量用法】 内服水煎 15～30 g，或 1～2 枚，或开水泡。

【使用注意】 因其甘凉清润，故外感及肺寒咳嗽慎用

第三节　止咳平喘类

桔　梗

【歌诀】 桔梗苦平，开宣肺气，治咳祛痰，排脓需记。

【来源】 桔梗科植物桔梗 *Platycodon grandiflorum* (Jacq.) A. DC. 的干燥根。

【药性】 辛、苦，平。归肺经。

【性能特点】 辛散苦泄，质轻上浮，性平少偏，专入肺经，亦药亦食。善开泄宣散肺气而宣肺祛痰、止咳利咽、排脓。为开宣肺气之要药，凡痰阻气机胸膈满闷，无论寒热或兼否表证皆宜；凡咳嗽有痰证属肺气不宣者，无论有无表证或属寒属热皆宜；凡属邪热客肺喑哑咽痛，无论虚实或兼否表证皆可。

【功效应用】 宣肺祛痰，利咽止咳，排脓。治咳嗽有痰，属风邪犯肺者，常配荆芥、桔梗、白前等各适量煎服，如《医学心悟》止嗽散；属风寒袭肺者，常配杏仁、苏叶、半夏等各适量煎服，如《温病条辨》杏苏散；属风热袭肺者，常配桑叶、菊花、杏仁等各适量煎服，如《温病条辨》桑菊饮；属痰火壅肺者，常配全瓜蒌、竹茹、黄芩、桑白皮等各适量煎服。治音哑咽痛，常配生甘草各适量煎服，如《伤寒论》桔梗汤；属风热者，再配马勃、牛蒡子、蝉蜕等各适量煎服；属热毒者，再配板蓝根、黄芩、山豆根等各适量煎服；属虚火者，再配玄参、麦冬、南沙参等各适量煎服。治肺痈吐脓，属初期兼表邪，常配鱼腥草、芦根、金银花等各适量，水煎服；属中期脓血痰，常配黄芩、生苡仁、冬瓜仁、芦根等各适量，水煎服；属后期胸闷咳痰，常配竹茹、丝瓜络、炒枳壳等各适量，水

煎服。治肺气不宣、胸闷不畅，常配枳壳、柴胡、香附等各适量，水煎服。

此外，取其宣散之功，治肺气不宣的水肿，常配猪苓、茯苓等各适量，水煎服，以宣肺利水；又为舟楫之剂，载药上浮，治上部疾患与它药同用，能引诸药直达病所。

【用法用量】 内服煎汤3～9g，或入丸散。

【使用注意】 因其升散，用量过大易致恶心，故用量不宜过大，气机上逆之呕吐、眩晕者慎服，阴虚久咳痰少、咳血及肺痈脓净者不宜服。

胖大海

【歌诀】 胖大海寒，清宣利咽，沸水泡服，通便疗哑。

【来源】 梧桐科植物胖大海 *Sterculia lychnophora* Hance 的干燥种子。

【药性】 甘，寒。归肺、大肠经。

【性能特点】 甘寒质轻，宣散清降。入肺经，能清宣肺气而止咳利咽、解热毒；入大肠经，能清肠通便及导热毒外出。上能清宣肺气，下能清肠通便，凡风热、肺热、肠热均宜，咽痛音哑者尤佳。

【功效应用】 清宣肺气，利咽解毒，清肠通便。治肺热声哑，轻者单用沸水泡服，重者配牛蒡子、蝉蜕等各适量，水煎服。治风热咳嗽，常配前胡、桑叶、牛蒡子等各适量，水煎服。治痰热咳嗽，常配浙贝母、瓜蒌、枇杷叶等各适量，水煎服。治咽喉肿痛，常配桔梗、甘草、金银花、板蓝根等各适量，水煎服。治热结便秘，症轻者单用沸水泡服，症重者配枳壳、决明子等各适量，水煎服。

【用法用量】 内服煎汤2～3枚，或沸水泡；散剂用量减半。

【使用注意】 因其寒滑，故脾虚便溏者慎服。

苦杏仁

【歌诀】 苦杏仁温，润燥下气，喘咳便秘，行痰解肌。

【来源】 蔷薇科植物山杏 *Prunus armeniaca* L. var. *ansu* Maxim. 等的干

燥成熟种子。

【药性】 苦，温。有小毒。归肺、大肠经。

【性能特点】 苦泄降，富含脂，温有小毒，药力较强，亦药亦食。入肺经，降气兼解肌行痰而止咳平喘；入大肠经，降气润肠而通大便，并利于止咳喘。凡咳喘痰多无论寒热或兼否表证均宜，寒痰者尤佳。肠燥便秘可用，气秘者最宜。止咳平喘、润肠之功虽似桃仁，但却力强并兼解肌。配麻黄宣降并用，止咳平喘之力倍增，故有“杏仁为麻黄平喘的臂助”之说。

【功效应用】 止咳平喘，润肠通便，兼降气解肌。治咳嗽气喘，属风寒咳嗽，常配紫苏、半夏、桔梗等各适量煎服，如《温病条辨》杏苏散；属风热咳嗽，常配桑叶、菊花、桔梗等各适量煎服，如《温病条辨》桑菊饮；属温燥咳嗽，常配桑叶、川贝母、南沙参等各适量煎服，如《温病条辨》桑杏汤；属寒痰喘咳，常配麻黄、甘草等各适量煎服，如《伤寒论》三拗汤；属肺热喘咳，常配麻黄、生石膏、甘草等各适量煎服，如《伤寒论》麻黄杏仁甘草石膏汤；属肺虚热咳有痰，可配马兜铃、阿胶、牛蒡子等各适量煎服。治肠燥便秘，常配火麻仁、柏子仁、郁李仁、桃仁等各适量煎服，如《世医得效方》五仁丸。

此外，取其能宣化肺经湿浊，治湿温病初期，常配生薏苡仁、白蔻仁、黄芩、滑石等各适量煎服，如《温病条辨》三仁汤。治外阴、阴道瘙痒，将杏仁炒枯研粉麻油调涂，涂前先用桑叶水洗净。

【用法用量】 内服煎汤3～10g，宜打碎后下，或入丸散。咳喘兼体虚脾弱者宜用炒苦杏仁，咳喘兼大便溏泻者宜用苦杏仁霜。

【使用注意】 因其苦温润降有小毒，故用量不宜过大（最大不超过20g），阴虚久咳、大便稀溏者不宜服，婴儿慎服。

苦杏仁中毒症状为眩晕、恶心、呕吐、头疼、心悸、惊厥、昏迷、紫绀、瞳孔散大、脉搏慢弱、对光反射消失、呼吸急促或缓慢不规则。轻者可用杏树皮60g，去内外皮，水煎服。重者可对症治疗。配糖服，可降低毒性，预防中毒。

甜杏仁

【歌诀】 甜杏仁平，多脂甘香，润肺止咳，通便润肠。

【来源】 蔷薇科植物甜巴达杏 *Prunus armeniaca* L. var. *dulcis* Borkh. 的干燥成熟种子。

【药性】 甘，平。无毒。归肺、大肠经。

【性能特点】 甘润多脂，平而无毒，药力较缓。入肺经，润肺燥而止咳喘；入大肠经，润肠燥而通大便。亦食亦药，凡咳嗽、虚喘、肠燥，无论兼寒兼热均宜，久咳虚喘兼肠燥者尤佳。

【功效应用】 润肺止咳，润肠通便。治肺虚久咳，轻者单用，重者常配百部、蛤蚧、核桃仁等各适量，水煎服。治燥咳痰黏或无痰，属燥热者常配桑叶、南沙参、川贝母等各适量，水煎服；属凉燥者，常配款冬花、百部、紫菀等各适量，水煎服。治津伤肠燥便秘，常配麦冬、天冬、决明子、炒枳壳等各适量，水煎服。

【用法用量】 内服煎汤 3～10 g，宜打碎后下，或入丸散。

紫苏子

【歌诀】 辛温苏子，消痰降气，润肠通便，治喘最宜。

【来源】 唇形科植物紫苏 *Perilla frutescens* (L.) Britt. 的干燥成熟果实。

【药性】 辛，温。归肺、大肠经。

【性能特点】 辛温润降。入肺经，善降气消痰而止咳喘；入大肠经，能降气润肠而通大便。为治咳喘气逆痰多之要药，寒痰湿痰所致者皆宜，兼便秘者尤佳。

【功效应用】 降气消痰，止咳平喘，润肠通便。治气逆咳喘痰多，常配芥子、莱菔子各适量煎服，如元《皆效方》三子养亲汤。治上盛下虚之咳喘痰多，常配陈皮、半夏、当归等各适量煎服，如《太平惠民和剂局方》苏子降气汤。治肠燥便秘，常配火麻仁、郁李仁、苦杏仁、冬瓜仁等各适量。水煎服。

【用法用量】 内服煎汤5～10g，打碎入煎，或入丸散。炒苏子药性较和缓。

【使用注意】 因其耗气滑肠，故气虚久咳、阴虚喘逆及脾虚便溏者慎服。

桃南瓜

【歌诀】 桃南瓜平，止咳平喘，和蜜同蒸，药简效专。

【来源】 葫芦科植物红南瓜 *Cucurbite pepo frutescens* L. var *kintoga* Makino 的果实。又名**北瓜**。

【药性】 甘、微苦，平。归肺经。

【性能特点】 甘润性平，微苦泄降。入肺经，善止咳平喘，治咳喘气逆效佳，无论寒热均宜。

【功效应用】 止咳平喘。治支气管哮喘、老年慢性支气管炎，《食物中药与便方》以北瓜1个，切碎加等量饴糖，略加水置陶器锅中，煮至极烂，去渣，将汁再煮，浓缩后每500g再加姜汁60g，每服15g，每日2～3次，开水冲服。治哮喘，《全国中草药汇编》以桃南瓜1个，将瓜蒂挖开，内放蜂蜜，蒸1～2小时，吃瓜瓤，一个吃2～3天，吃4～5个瓜为一疗程。治支气管喘息，据今年临床报道，每月用桃南瓜325～500g，在其顶部切开一个小圆口，然后取冰糖27g、生蜂蜜30g，装入瓜内盖好，放在大碗内，置锅中蒸熟（约1小时），后趁热服用，除硬皮壳、子壳外，其余子瓤均需吃下，连服7～10天为一疗程。前五天每晚睡前一次顿服；之后，据哮喘消失情况分2～3次服，或服半量，吃后喝开水适量。

【用法用量】 内服60～500g，加蜜、糖蒸食。

蔊　菜

【歌诀】 蔊菜苦辛，祛痰有功，解毒利湿，退黄消肿。

【来源】 十字花科植物蔊菜 *Rorippa indica*（L.）Hiern 等的干燥或新鲜全草。

【药性】 辛、苦，平。归肺、肝经。

【性能特点】 辛散苦泄，平而偏凉，入肺肝经，药食两兼。既祛痰止咳兼发表，又清利湿热、解清热毒。咳嗽痰喘可用，尤以痰热兼表证或湿热下注者最宜。

【功效应用】 祛痰止咳，清利湿热，清热解毒。治咳嗽痰喘，属肺热者，常配黄芩、鱼腥草、桔梗等各适量，水煎服；属肺寒者，常配苏子、清半夏、化橘红等各适量，水煎服。治外感表证，属风热热毒盛者，常配金银花、连翘、大青叶等各适量，水煎服；属风寒兼咽痛者，可配荆芥、桔梗、生甘草等各适量，水煎服。治湿热淋痛，常配车前草、瞿麦、蒲公英等各适量，水煎服。治水肿兼热，常配车前子、冬瓜皮、赤小豆等各适量，水煎服。治湿热黄疸，常配茵陈、栀子、垂盆草等各适量，水煎服。治疮肿，常配金银花、连翘、赤芍等各适量，水煎服。治咽喉肿痛，常配桔梗、生甘草、金银花、牛蒡子等各适量，水煎服。

【用法用量】 内服煎汤10～30g，或鲜品捣汁。外用适量，鲜品捣敷，或绞汁外涂。

杏　子

【歌诀】 杏子酸甘，性温除寒，生津止渴，润肺定喘。

【来源】 蔷薇科植物杏 *Prunus vulgaris* Lam.、山杏 *Prunus sibirica* Lam. 等的果肉。

【药性】 酸、甘，温。入肺、心经。

【性能特点】 酸甘益润，温而不燥，入肺心经，食药两兼。善润肺定喘、生津止渴，治肺燥咳喘、津伤口渴等。

【功效应用】 润肺定喘，生津止渴。治肺燥咳喘有寒或寒热不明显者，轻者单食鲜果肉适量，或榨汁服；较重者，可配鲜枇杷肉60g、冰糖30g，水煎服。治津伤口渴，可配鲜枇杷、梨等各适量，榨汁服。

【用法用量】 内服生食鲜品30～60g，或榨汁，或煎汤；干脯6～15g，水煎服。

【使用注意】 因其酸甘温补，易生内热，故不宜过量食，胃酸过者不宜服。

枇 杷

【歌诀】 枇杷甘凉，清润而降，止咳生津，肺胃两伤。

【来源】 蔷薇科植物枇杷 *Eriobotrya japonica* (Thunb.) Lindl. 的成熟果实。

【药性】 甘、酸，凉。入肺、胃经。

【性能特点】 甘益凉清，质润兼酸，入肺胃经，食药两兼。善润肺生津、下气止咳，治肺热或燥热咳嗽、胃热呕逆及烦热口渴等。

【功效应用】 润肺生津，下气止咳。治肺热咳嗽，轻者单食鲜果肉适量，或榨汁服；较重者，以鲜枇杷肉 60 g、冰糖 30 g，水煎服。治肺热喘逆，可配炙枇杷叶、苦杏仁、桑白皮、葶苈子等各适量，水煎服。治燥热咳嗽，可配桑叶、川贝母、百部等各适量，水煎服。治胃热呕吐，轻者单用榨汁服，重者可配竹茹、陈皮、芦根、生甘草各适量，水煎服。治烦热口渴，可以鲜品榨汁，配鲜藕汁、鲜梨汁等服；重者可配知母、生石膏等各适量，水煎服。

【用法用量】 内服生食 30～60 g，或榨汁，或煎汤。

【使用注意】 因其甘酸凉，故胃酸过者不宜服，不宜过量食。

柿 霜

【歌诀】 柿霜凉甘，生津利咽，润肺止咳，噙化免煎。

【来源】 柿科植物柿 *Diospyros kaki* Thunb. 的近成熟果实制成柿饼时外表生成的白色粉霜。

【药性】 甘，凉。归心、肺、胃经。

【性能特点】 甘润凉清，甜美可口，入口即化，食药两用，入心肺胃经。既润肺止咳、生津利咽，又止血。集润肺、生津、利咽、止咳于一体，凡肺燥津伤、咳嗽咽干痛、吐血、咯血即可投用，尤宜噙化。

【功效应用】 润肺止咳，生津利咽，止血。治燥热干咳喉痛，可单用适量噙化，或开水冲饮。治咽干喉痛，可以胖大海沸水泡开，加适量柿霜代茶饮。治口舌生疮，可以金银花、生甘草各适量，沸水泡，待温，加适量柿霜饮服。治咽喉嗽痛，《杂病源流犀烛》柿霜丸，以柿霜、硼砂、麦冬、天冬各6g，玄参3g，乌梅1.5g，蜜丸含化。治吐血、咯血，可以白茅根、小蓟各适量煎汤，加适量柿霜服。治消渴，轻者单用含化，重者可配藕汁、荸荠汁等代茶饮。治臁胫烂疮，《卫生杂兴》用柿霜、柿蒂各等分，烧研敷之。

【用法用量】 内服冲化3～9g，或入丸剂噙化。外用适量，撒敷。

【使用注意】 因其甘凉，故风寒咳嗽及痰湿内盛者禁服。

石刁柏

【歌诀】 石刁柏平，润肺止咳，杀虫利湿，活血散结。

【来源】 百合科植物石刁柏 *Asparagus officinalis* L. 的嫩茎。又名**芦笋**。

【药性】 苦、微甘，平。归肺、肝经。

【性能特点】 苦能泄散，微甘质润，平而偏凉，药食兼用，入肺肝经。善润肺止咳、活血散结、利湿杀虫，兼降脂抗肿瘤，治肺燥咳嗽、痰少难咯、乳腺增生、癥瘕癌肿、银屑病、疥癣，以及高脂血症等。兼补虚扶正、清热，体弱正虚兼热者尤宜。

【功效应用】 润肺止咳，活血散结，利湿杀虫。治肺燥咳嗽、痰少难咯，症轻者可单用适量，水煎服；症重者可单用大量或配桔梗、川贝、南沙参等各适量，水煎服。治乳腺增生、乳痈，可口服芦笋片，或配夏枯草、浙贝母、蒲公英、连翘等各适量，水煎服。治癥瘕癌肿（包括淋巴腺癌、乳腺癌、膀胱癌、肺癌、皮肤癌等），可口服芦笋片，或配夏枯草、仙鹤草、猫爪草等各适量，水煎服。治银屑病，取2000g，水煎3次，合并浓缩，加白糖至500mL，每次口服20mL，每天3次，连服1个月为一疗程。治皮肤疥癣及一切寄生虫，每取适量煎汤，待温外洗患处。治高脂血症，每日早晚空腹食用清水芦笋罐头（固体干物约100g），连续服用一个月，可收效果明显。

【用法用量】 内服煎汤15～30g；也可制成片剂，每片含石刁柏粉0.16～0.32g，口服每次1.6～2.4g，每日3次。外用适量，煎汤洗。

【使用注意】 其药力较缓，故治高脂血症及肿瘤须长期服用方效。

白　果

【歌诀】 白果苦甘，敛肺缩尿，痰喘能平，带浊有效。

【来源】 银杏科植物银杏 *Ginkgo biloba* L. 的干燥成熟种子。

【药性】 涩、苦、甘，平。有小毒。归肺、肾经。

【性能特点】 涩收敛，苦泄降，有小毒，甘平偏凉。入肺经，敛肺气兼祛痰而平喘哮；入肾经，固下焦兼祛湿而止带浊、缩尿。上敛肺平喘定哮，兼祛痰，凡喘哮无论寒热或有痰无痰均可选用。下固肾止带缩尿，兼祛湿，凡带浊尿频无论虚寒或湿热皆可选用。

【功效应用】 敛肺平喘，止带缩尿，兼能固精。治喘哮痰多或无痰，属寒者，常配麻黄、甘草等各适量煎服，如《摄生众妙方》鸭掌散；属热者，常配黄芩、麻黄等各适量煎服，如《摄生众妙方》定喘汤。治湿浊带下，属虚寒者，可配白术、苍术、乌贼骨等各适量煎服；属湿热者，常配黄柏、车前子、芡实等各适量煎服，如《傅青主女科》易黄汤。治遗尿尿频，可配桑螵蛸、益智仁、乌药等各适量煎服。治小便白浊，可配萆薢、土茯苓、乌药等各适量煎服。治遗精，单用或配沙苑子、韭菜子、菟丝子等各适量，水煎服。

此外，治肺结核，将其在菜籽油中浸泡 49 天后，日服半至一粒。

【用法用量】 内服煎汤 6～10g，打碎入煎，或入丸散。生用毒大，炒用毒性减弱，入药时须去其外层种皮及内层的薄皮和心芽。

【使用注意】 因其敛涩有毒，故不可生食与过量服，咳痰不利者慎服。

玫瑰茄

【歌诀】 玫瑰茄凉，血压能降，肺虚咳嗽，醉酒用良。

【来源】 锦葵科植物玫瑰茄 *Hibiscus sabdariffa* L. 的花萼。

【药性】 酸，凉。归肺、肝经。

【性能特点】 酸收敛，凉清降。入肺肝经，既敛肺气而止咳，又凉清降而降血压，还能解酒，治肺虚咳嗽、高血压病、醉酒。酸而微甜易食，药食两兼宜用。

【功效应用】 敛肺止咳，降血压，解酒。治肺虚咳嗽无痰，症轻者单用沸水泡服；日久不愈者，可配当归、仙鹤草、五味子等各适量煎服。辅助治高血压病，可单用适量沸水泡服代茶饮。治醉酒，轻者可单用适量沸水泡饮，重者可配葛花、枳椇子、陈皮等各适量煎服。

此外，《福建药物志》云其可治中暑，暑天可以其泡沸水饮。

【用法用量】 内服煎汤 9～15g，或沸水泡。

【使用注意】 因其酸凉，故脾虚胃酸过多者慎服。

第十四章　安神类食疗药

安神类食疗药即以安定神志为主要功效的食疗中药。

本类药味多甘，少数兼咸或苦，个别辛、咸或辛、苦；性多寒凉或平，个别温；主归心经，兼归肝、肾、肺经等。主能安神，兼能平肝潜阳、收敛、清热解毒等。主治神志不安、心悸怔忡、失眠多梦、健忘、神志恍惚等，兼治肝阳上亢、滑脱诸证、咽喉肿痛等。

本类药可分为二小类：

① 重镇安神药，多为金石矿物介（贝壳）类，质重镇怯而安神，功能重镇安神、平肝潜阳，主治阳气躁动之失眠心悸、惊痫发狂。

② 养心安神药，多属植物种子、根、茎，质润滋补而安神，功能养心安神，兼滋肝补气。主治血虚或体虚心神失养之失眠多梦、心悸、怔忡、神志不安。

使用时需恰当选择本类药，据情配伍其他药。重镇安神类与养心安神类常配伍同用。用于安眠时宜睡前服药。源于矿物类者宜与健脾胃药同用，且不宜长期服用，尤其是直接入丸散时，更应如此。

第一节　重镇安神类

磁　石

【歌诀】 磁石辛寒，纳气潜阳，聪耳明目，镇怯尤良。

【来源】 氧化物类矿物尖晶石族磁铁矿。主含四氧化三铁（Fe_3O_4）。

【药性】 辛、咸，寒。归心、肾、肝经。

【性能特点】 质重沉降，辛咸而寒，镇潜补益。入心经，善重镇安神；入肝经，善平肝潜阳；入肾经，善益精、聪耳明目、纳气平喘。重镇安神不如朱砂，但长于补益肾精、聪耳明目、纳气平喘、平肝潜阳。

【功效应用】 重镇安神，平肝潜阳，聪耳明目，纳气平喘。治恐怯怔忡、失眠癫痫，常配朱砂、神曲各适量为丸服，如《千金要方》磁朱丸。治肝阳上亢头晕目眩，常配生牡蛎、生白芍、夏枯草等各适量，水煎服。治肾虚耳聋耳鸣，常配熟地、石菖蒲等各适量，水煎服。治目暗不明，常配朱砂、神曲等各适量为丸服。治虚喘，属阴虚者，常配五味子、熟地、山药等各适量，水煎服；属阳虚者，常配五味子、附子、熟地、沉香等各适量，水煎服。

【用法用量】 内服，煎汤15～30g，打碎先下；入丸、散，每次1～3g。外用适量，研末敷。镇惊安神、平肝潜阳宜生用，聪耳明目、纳气平喘宜醋淬后用。

【使用注意】 因其为矿石类药，服后不易消化，故脾胃虚弱者不宜多服久服。

铁　落

【歌诀】 铁落辛寒，镇惊平肝，善怒发狂，惊悸不安。

【来源】 生铁煅至红赤，外层氧化时被锤落的铁屑。主含四氧化三铁（$FeO \cdot Fe_2O_3$）。

【药性】 辛，寒。归肝、心经。

【性能特点】 辛寒质重镇潜，入肝心经。平肝镇惊又安神定志，为治肝火扰心之要药，善怒惊狂者宜用。

【功效应用】 平肝镇惊安神。治肝火扰心之善怒发狂惊悸不安，单用或配胆南星、石菖蒲、朱砂等各适量煎服，如《医学心悟》生铁落饮。

【用法用量】 内服先煎30～90g，或煎汤代水。

【使用注意】 因其质重性寒，故脾胃虚寒者不宜服。

珍　珠

【歌诀】 珍珠性寒，平肝镇心，解毒明目，清热益阴。

【来源】 双壳类动物马氏珍珠贝 *Pteria martensii*（Dunker）、蚌科动物

三角帆蚌 *Hyriopsis cumingii* (Lea) 等双壳类动物受刺激形成的珍珠。

【药性】 甘、咸，寒。归心、肝经。

【性能特点】 介类重镇兼涩，甘寒清解兼补，入心肝经。既清心肝之火、镇心益阴而安神定惊，又清肝火、益肝阴而明目退翳，还清热解毒、生肌而敛疮。重镇安神与解毒之功不如朱砂，长于明目退翳与敛疮，且无毒而益阴。治惊悸失眠无论虚实皆宜，兼热者尤佳。治目赤翳障，无论风热还是肝火所致者内服外用皆可。

【功效应用】 安神镇惊，明目退翳，解毒敛疮。治心悸怔忡、失眠多梦，单用研末，蜜调服；或配龙骨、牡蛎、丹参、炒枣仁、夜交藤等各适量，水煎服。治惊风癫痫，常配等份牛黄研末服，即《中国医学大辞典》珠黄散。治热病神昏，常配牛黄等各适量为丸服，如《温病条辨》安宫牛黄丸等。治目赤翳障，内服属风热者常配菊花、谷精草等各适量煎服，属肝火者常配夏枯草、青葙子等各适量煎服；外用常配冰片、煅炉甘石等各适量为细末点眼，如《中国药品实用手册》（2002 年版）珍珠八宝眼药。治咽喉肿痛，常配牛黄等各适量为细末服吹喉。治口舌生疮日久不愈，常配硼砂、人中白、儿茶等各适量为细末敷患处。治疮疡不敛，常配炉甘石、琥珀、儿茶、血竭等各适量为细末敷患处。治湿疹瘙痒，常配枯矾、炉甘石、黄柏、青黛等各适量，研细末外敷患处。

【用法用量】 内服，研末冲，每次 0.1～0.3 g，或入丸散，每日 2～3 次。外用适量，研末干掺，或水飞研极细末点眼或吹喉。

【使用注意】 因其质重性寒，故孕妇及脾胃虚寒者慎服。

金 箔

【歌诀】 金箔性平，镇心平肝，安神解毒，食品可添。

【来源】 自然元素同族矿物自然金 Nativ Gold 经加工锤成的薄片。

【药性】 辛、苦，平。归心、肝经。

【性能特点】 辛苦降泄，质重镇潜，平而偏寒，入心肝经。既善镇心、平肝而安神，治惊痫、癫狂、心悸；又能解毒，治疮毒。凡惊痫癫狂与心神不安属实证皆宜，兼热者尤佳。

【功效应用】 镇心，平肝，安神，解毒。治心脏风邪之恍惚狂言、意志不定，可配轻粉等制成丸服，如《证治准绳》金箔丸。治中风邪发狂及肝心风热、气虚不足之惊恚掣疭，可配人参、轻粉等为丸服，如《圣济总录》守神丸。治痰火癫痫、惊悸、怔忡，可配牛黄、天竺黄、胆星、琥珀等为丸服，如《沈氏尊生书》金箔镇心丸。治中耳流脓，可配白矾、胭脂等研末外掺，如《补要袖珍小儿方论》金箔散。

【用法用量】 内服适量，入丸散，一般多作丸药挂衣。外用适量，研末撒。

【使用注意】 因其质重镇坠，故阳虚气陷者禁服。生用有毒，内服不宜。

第二节　养心安神类

酸枣仁

【歌诀】 枣仁甘酸，补肝益胆，养心安神，除烦敛汗。

【来源】 鼠李科植物酸枣 *Ziziphus jujuba* Mill. var. *spinosa* (Bunge) Hu ex H. F. Chou 的干燥成熟种子。

【药性】 甘、酸，平。归肝、胆、心经。

【性能特点】 甘补酸敛，性平不偏，入肝胆心经。既养肝益胆补心而安神、生津，又兼收敛津液而止汗。滋养性安神良药，无寒热之偏，善治虚烦不眠，兼虚汗不止或津亏者尤佳。自汗、盗汗亦治，兼失眠者尤宜。

【功效应用】 养心安神，敛汗。治虚烦不眠，属肝虚有热，常配知母、川芎等各适量煎服，如《金匮要略》酸枣仁汤；属心肾两虚，常配生地、麦冬等各适量为丸或煎服，如《摄生秘剖》天王补心丹；属心脾两虚，常配当归、人参等各适量煎服，如《校注妇人良方》归脾汤；属心胆两虚，常配茯神、枳壳、竹茹等各适量煎服。治体虚多汗，属气虚自汗，常配黄芪、浮小麦、白术等各适量煎服；属阴虚盗汗，常配知母、黄柏、五味子等各适量煎服。

此外，古有熟枣仁醒脾之说，今人以大量炒枣仁，治夏日湿邪困脾之头昏神差者取效，并常配滑石、石菖蒲等各适量煎服。

【用法用量】 内服煎汤 6～15 g，捣碎入煎；研末每次 1～1.5 g，睡前吞服；或入丸散。阴虚失眠有热象者宜生用。

【使用注意】 因其兼收敛之性，故内有实邪郁火者慎服。

柏子仁

【歌诀】 柏子仁平，心悸失眠，阴虚盗汗，津少便难。

【来源】 柏科植物侧柏 *Platycladus orientalis* (L.) Franco 的干燥成熟种仁。

【药性】 甘，平。归心、肾、大肠经。

【性能特点】 甘平补虚，质润多脂。入心肾经，既补心益肾而安神，又益肾燥而治阴虚盗汗；入大肠经，润肠燥而通大便。亦药亦食，为滋养性安神佳品，无寒热之偏，善治虚烦不眠，兼肠燥者尤佳。

【功效应用】 养心安神，止汗，润肠通便。治血虚心烦不眠，常配当归、茯神等各适量为丸服，如《体仁汇编》柏子养心丸。治阴血虚失眠健忘，常配酸枣仁、五味子、熟地黄等各适量，水煎服。治阴虚盗汗，常配知母、黄柏、熟地等各适量，水煎服。治肠燥便秘，常配松子仁、郁李仁、桃仁等各适量，水煎服。

【用法用量】 内服煎汤 10～18 g，打碎，或入丸散。便溏者可用柏子仁霜。

【使用注意】 因其油润滑肠，故便溏及多痰者慎服。

首乌藤

【歌诀】 首乌藤平，养血安神，祛风通络，亦疗风疹。

【药性】 蓼科植物何首乌 *Polygonum multiflorum* Thunb. 的干燥藤茎。又名夜交藤。

【药性】 甘，平。归心、肝经。

【性能特点】 甘能补，藤通散，平不偏，入心肝经。既补血安神，又通络祛风，为滋养性安神要药。善治虚烦不眠，无论兼寒兼热皆宜，兼痹痛肢麻者尤佳。

【功效应用】 养血安神，通络祛风。治血虚心烦失眠多梦，常配酸枣仁、茯神、灵芝等各适量，水煎服。治血虚痹痛，常配鸡血藤、当归、川芎、木瓜等各适量，水煎服。治久痹，可配威灵仙、蕲蛇、鸡血藤、川乌等各适量，水煎服。治风疹瘙痒，单用或配地肤子、蛇床子等各适量，煎汤洗浴。

【用法用量】 内服9～15g，煎汤或入丸散。外用适量，煎汤熏洗或鲜品捣敷。

灵　芝

【歌诀】 灵芝甘平，益气补血，养心安神，平喘止咳。

【来源】 多孔菌科真菌赤芝 *Ganoderma lucidum* (Leyss. ex Fr.) Karst. 和紫芝 *Ganoderma sinense* Zhao, Xu et Zhang 的干燥子实体。

【药性】 甘、微苦，平。归心、脾、肺、肾经。

【性能特点】 甘能补虚，微苦兼泄，性平不偏。既入心脾经，补气健脾、养血安神；又入肺肾经，祛痰止咳、纳气平喘。凡体虚失眠多梦心悸，无论兼寒兼热皆可。凡久咳虚喘，无论有痰无痰皆宜，兼失眠多梦者尤佳。

【功效应用】 补气健脾，养血安神，纳气平喘，祛痰止咳。治体虚失眠多梦，常配酸枣仁、茯神等各适量，水煎服。治心悸怔忡健忘，常配柏子仁、五味子等各适量，水煎服。治肺虚久咳，常配人参、五味子、川贝母等各适量，水煎服。治肾虚久喘，常配五味子、核桃仁、蛤蚧等各适量，水煎服。

此外，治肿瘤、白细胞减少症、高脂血症、冠心病、高血压病等，单用内服。

【用法用量】 内服，煎汤3～15g，研末每次1～3g；或浸酒服。

乌灵参

【歌诀】 乌灵参平，安神养心，止血效良，降压也灵。

【来源】 炭角菌科真菌黑柄炭角菌 *Xylaria nigripes* (Kl.) Sacc. 的菌核。

【药性】 甘，平。归心、肝经。

【性能特点】 甘益养，平不偏，药食兼用，入心肝经。善养心安神、止血、降血压，治失眠、心悸、吐血、衄血、高血压病、烫伤。凡体虚失眠多梦心悸，无论兼寒兼热皆可，兼高血压者尤佳。

【功效应用】 养心安神，止血，降血压。治体虚失眠、心悸，单用适量水煎或制成胶囊服；或配茯苓、酸枣仁、生磁石等各适量，水煎服。治吐血、衄血，症轻者单用适量煎服；症重者可配仙鹤草、白茅根、小蓟炭、焦栀子各适量，水煎服。治水火烫伤，《中国药用孢子植物》单用研末，麻油调敷。治体虚乏力失眠，刘波《中国药用真菌》以其配猪肉或其他家养动物肉各适量炖食。

【用法用量】 内服煎汤 3～10g，或制成胶囊。外用适量，研末，麻油调涂。

【使用注意】 《四川中药志》（1960 年版）云“孕妇忌用”。

小　麦

【歌诀】 小麦微寒，食药两善，心脏得养，神志即安。

【来源】 禾本科植物小麦 *Triticum aestivum* L. 的干燥成熟果实。

【药性】 甘，微寒。归心经。

【性能特点】 甘能补，微寒清，专入心经。补虚兼清热，善养心除烦而安神。食药兼用，神志失常兼热者尤宜。

【功效应用】 养心安神。治神志失常、烦躁不安，常配甘草、大枣各适量煎服，如《金匮要略》甘麦大枣汤。

【用法用量】 内服煎汤，30～250g。

秫　米

【歌诀】 秫米微寒，补肺利肠，失眠宜服，益阴含阳。

【来源】 禾本科植物粱 *Setaria italica*（L.）Beauv. 与粟 *Setaria italica*（L.）Beauv. vra. *germanica*（Mill.）Schred. 干燥成熟带糯性的种子。

【药性】 甘，微寒。归肺、胃、大肠经。

【性能特点】 甘补和，微寒清，入肺胃大肠经。补虚兼和中，善益阴和胃而含阳安神。食药兼用，力缓用量宜大。

【功效应用】 益阴和胃安神。治胃不和之卧不安，常用大量配半夏适量煎服，如《灵枢》半夏秫米汤。治阳盛阴虚之夜不得寐，可配生地、酸枣仁、黄连等各适量，水煎服。

【用法用量】 内服煎汤 10～15g，布包。若无秫米，可用薏苡仁替代。

猪　心

【歌诀】 猪心甘平，入血养心，亦食亦药，安神定惊。

【来源】 猪科动物猪 *Sus scrofa domestica* Brisson 的心脏。

【药性】 甘、咸，平。归心经。

【性能特点】 甘能补，咸入血，平不偏，食药兼用。入心经，善养心安神、定惊，治心虚惊悸怔忡、自汗、失眠、神志恍惚、癫狂痫。为血肉有情之品，凡心虚神不安、失眠，无论寒热皆宜。

【功效应用】 养心安神，定惊。治心虚多汗不睡，《证治要诀》以猪心 1 枚，破开带血，人参、当归各二两（各 60g）装入猪心中煮熟，去两味药，只吃猪心。治产后中风、血气内拥之惊邪忧恚，《食医心境》猪心羹，以猪心 1 枚，煮熟，切，葱、盐调和，做羹食。治风邪癫痫、忧恚虚悸，及产后中风痫恍惚，《圣惠方》猪心羹，以猪心 1 枚（细切）、枸杞菜半斤（切）250g、葱白五茎（切），用豉二合，水两大盏半，煎取汁两盏，去豉，入猪心并五味料物，做羹食。治痰火入心发狂，《医门补要》猪心丸，以猪心 1 个不下水，切片，焙脆，研末，甘遂二钱（6g）、石菖蒲一钱半（4.5g）研末；再用贝母三钱（9g）煎汤作丸；每早以生铁落二两

（60 g）煎汤送下；虚人与小儿须服少许。治癫痫，《吉人集验方》以猪心1个剖开，再取甘遂末一钱（3 g）入猪心内，外以面糊包裹，在灶火内煨熟，去甘遂末，连面食之。

此外，治急心痛，《本草纲目》以猪心1枚，每岁（即年龄）入胡椒1粒，同盐、酒煮食。

【用法用量】 内服适量，煮食或入丸散。

【使用注意】 忌与吴茱萸同用。

牡蛎肉

【歌诀】 牡蛎肉平，养血安神，味美可口，软坚消肿。

【来源】 牡蛎科动物长牡蛎 *Ostrea gigas* Thunberg 等的肉。

【药性】 甘、咸，平。归心、肝、肾经。

【性能特点】 甘补咸软，平而不偏，质润味美，食药兼用，入心肝肾经。善养血安神、软坚消肿，治烦热失眠、心神不安、瘰疬疮肿。

【功效应用】 养血安神，软坚消肿。治烦热失眠、心神不安，可配麦冬、竹叶、生地等各适量，水煎服。治淋巴结结核，《中国药用海洋生物》以牡蛎肉捣烂外敷。治丹毒，《本草拾遗》以生牡蛎肉和姜醋食。

【用法用量】 内服煎汤30～60 g，或煮食。外用适量，捣敷。

【使用注意】 对其过敏者忌服。

榆　钱

【歌诀】 甘平榆钱，脾虚失眠，带下水肿，虫积疮癣。

【来源】 榆科植物榆树 *Ulmus pumila* L. 的果实或种子。

【药性】 甘、微辛，平。归脾、心、大肠经。

【性能特点】 甘补质润滑利，微辛行散，平而偏凉，食药兼用。入脾心大肠经，善健脾安神、清热利水、消肿杀虫，治失眠、食欲不振、带下、水肿、小便不利、小儿疳热羸瘦、烫火伤及疮癣。内服外用皆可。

【功效应用】 健脾安神，清热利水，消肿杀虫。治神经衰弱之失眠、心悸，《安徽中草药》以榆钱12 g、合欢皮9 g、夜交藤15 g、五味子4.5 g，水煎服。治食欲不振，单用适量或配焦神曲适量，水煎服。治体虚带下，鲜嫩榆钱和白面各适量，蒸发糕食；或榆钱 15～30 g，水煎服。治水肿或小便不利，轻者单用适量水煎服；重者可配冬瓜皮、车前草等各适量，水煎服。治小儿疳热羸瘦有虫，《小儿药证直诀》榆仁丸，以榆仁去皮，黄连去头，各一两（30 g）为细末，猪胆七个，破开取汁，与二药同和入碗内，甑上蒸九日，每日一次，候日数足，研麝香五分（1.5 g），浸汤一宿，蒸饼同和为剂，丸如绿豆大；每服五七丸至一二十丸，米饮送下，无时。治癣疮，可取新鲜榆钱 100 g，将其浸泡于 75%酒精 500 mL 中，密封 64 小时后压榨去渣，洗净患处涂搽药液，每日 3～5 次；若用干品，需先用开水泡涨后再浸泡于酒精中。

【用法用量】 内服煎汤 10～15 g。外用适量，研末调敷。

【使用注意】 因其甘补滑利，故虚寒溏泻者不宜服。

远　志

【歌诀】 远志性温，惊悸善忘，寒痰咳逆，疮疽痈疡。

【来源】 远志科植物远志 *Polygala tenuifolia* Willd. 等的干燥根。

【药性】 辛、苦，温。归心、肾、肺经。

【性能特点】 辛散苦泄温通。入心肾经，既助心阳、益心气，又使肾气上交于心，以益智安神；还祛痰解郁，开心窍、开脑窍，以醒神定志。入肺经，祛痰浊，以止咳喘。为温性安神药，神志不安有寒或热不甚者最宜，兼热者须配寒凉性安神药。既宁心安神益智又祛痰解郁开窍，迷惑神乱属心虚或痰蔽者宜用。

【功效应用】 宁心益智安神，祛痰解郁开窍，消散痈肿。治惊悸失眠，常配石菖蒲、人参、龙骨等各适量煎服，如《医学心悟》安神定志丸。治迷惑、神志错乱，属痰浊蒙蔽心窍者，常配石菖蒲、郁金等各适量，水煎服；属心气虚者，常配人参、茯神、龙骨等各适量，水煎服。治寒痰咳喘兼失眠，常配苦杏仁、化橘红、半夏、紫菀等各适量，水煎服。治乳痈疮肿，单用泡酒饮敷渣，或配金银花、连翘、蒲公英等各适量，水煎服。

【用法用量】 内服煎汤3～10g，或入丸散。外用适量，泡酒涂，或研末调敷。生品善开散，祛痰开窍宜投；制者性平和，胃气虚弱者宜选；蜜制者性兼滋润，安神宁心宜遣。

【使用注意】 因其温燥，内服刺激性较强，故实火、痰热、胃炎或溃疡病患者慎服。

第十五章　平肝息风类食疗药

平肝息风类食疗药即以平抑肝阳、息风止痉为主要功效的食疗中药。

本类药多甘或咸，少数兼辛或苦，个别辛或苦、辛。性多寒凉或平，个别温。均归肝经，少数兼归心、肾、肺经等。主能平肝，兼能清肝明目、镇心安神、通络、清热解毒等。主治肝阳上亢、肝风内动（肝阳化风、高热生风、虚风内动）、小儿惊风（肝热急惊、脾虚慢惊）、痫证、破伤风，兼治目赤肿痛、神志不安、痹痛、瘰疬、疮肿等。

本类药可分为二类：

① 平抑肝阳药，此类药又可分为两小类，镇潜肝阳药多源于金石介类，质重镇坠，主能平肝潜阳，兼能镇心安神等；抑含肝阳药多源于植物类，主能平抑肝阳，兼能疏肝、活血、行气等。

② 息风止痉药，多为虫类，善搜剔走窜，主能息风止痉，兼能清热解毒、软坚散结、通经络等。

使用本类药时，药性寒凉者，不宜用于脾虚慢惊；药性温燥者，不宜用于阴血亏虚之虚风内动。注意恰当选择本类药，并酌情配伍其他药，尤多配镇惊安神药。

第一节　平抑肝阳类

石决明

【歌诀】 石决明寒，潜阳平肝，明目退翳，劳热可痊。

【来源】 鲍科动物杂色鲍 *Haliotis diversicolor* Reeve 等的贝壳。

【药性】 咸，寒。归肝、肺经。

【性能特点】 介类质重镇潜，咸寒清泄兼补。既入肝经，清肝火、潜肝阳、益肝阴，以平肝、明目；又入肺经，清肺，以治骨蒸。集镇潜、清肝、益阴于一体，为平肝潜阳与清肝明目之要药。

【功效应用】 平肝潜阳，清肝明目，清肺火。治肝阳上亢，常配生牡蛎、白芍、牛膝等各适量，水煎服。治惊风抽搐（急惊多用），常配钩藤、蝉蜕、羚羊角等各适量，水煎服。治目赤翳障，属肝火者，常配夏枯草、青葙子、黄芩等各适量，水煎服；属风热者，常配菊花、蒺藜、蝉退等各适量为丸服，如《中国药品实用手册》（2002年版）明目蒺藜丸。治肝肾亏虚目暗不明（青盲、雀目），常配苍术、羊肝等各适量，水煎服。治骨蒸劳热，常配生地、知母、黄柏、鳖甲、青蒿等各适量，水煎服。

【用法用量】 内服煎汤15～30g，宜打碎先煎，或入丸散。外用适量，水飞点眼。平肝清肝宜生用，点眼应火煅水飞用。

【用法用量】 因其咸寒易伤脾胃，故脾胃虚寒、食少便溏者慎服。

牡　蛎

【歌诀】 牡蛎微寒，清热滋阴，软坚固涩，潜阳镇惊。

【来源】 牡蛎科动物长牡蛎 *Ostrea gigas* Thunberg 等的贝壳。

【药性】 咸，微寒。归肝、肾经。

【性能特点】 介类质重镇潜，咸软微寒兼补，入肝肾经。生用既镇潜上浮肝阳而镇惊惕，又益肝肾阴而涵养浮阳，还软坚硬而散肿块，为治阳亢、虚风、坚肿之要药。煅用涩平质重，收湿敛疮、制酸止痛，为治滑脱、泛酸脘痛所常用。生用、煅用，均善镇惊安神，为治神乱失眠之佳品。与龙骨相比，镇惊固涩力虽不及，但兼益阴，并善软坚散结。

【功效应用】 平肝潜阳，镇惊安神，软坚散结，收敛固涩，制酸止痛。治肝阳上亢，常配龙骨、生白芍、钩藤、生牛膝等各适量，水煎服。治阴亏血虚之虚风内动，常配生龟甲、生鳖甲等各适量煎服，如《温病条辨》三甲复脉汤。治惊狂燥烦，常配龙骨、生铁落、磁石等各适量，水煎服。治心悸怔忡，常配龙骨、磁石、丹参、酸枣仁等各适量，水煎服。治失眠多梦，常配龙骨、酸枣仁、夜交藤、茯神等各适量，水煎服。治瘰疬痰核，常配夏枯草、连翘、猫爪草、浙贝母等各适量，水煎服。治肝脾肿大，常配柴胡、赤芍、丹参、土鳖虫等各适量，水煎服。治自汗，常配煅龙骨、桂枝、炒白芍、浮小麦等各适量，水煎服。治盗汗，常配煅龙骨、知母、黄柏、桑叶等各适量，水煎服。治遗精滑精，常配煅龙骨、金樱子、菟丝子等各适量，水煎服。治白带不止，常配煅龙骨、芡实、山药、炒白术等各适量，水煎服。治胃痛吐酸，常煅后配煅龙骨、炒川楝子、延胡索、佛手等各适量，水煎服。

【用法用量】 内服煎汤 10～30 g，打碎先下；或入丸散。外用适量，研末干掺。平肝潜阳、软坚散结宜生用；收敛固涩、制酸宜煅用。

【使用注意】 因其煅后收敛，故内有湿热实邪者不宜服。

珍珠母

【歌诀】 珠母咸寒，潜阳平肝，目疾可用，神志可安。

【来源】 珍珠贝科动物马氏珍珠贝 *Pteria martensii* (Dunker)、蚌科动物三角帆蚌 *Hyriopsis cumingii* (Lea) 等贝壳的珍珠层。

【药性】 咸，寒。归肝、心经。

【性能特点】 介类质重镇潜，咸寒清泄略补。生用镇潜清补，入肝经，清肝、潜阳、益阴而平肝、明目；入心经，镇心清热而安神。集镇潜、清肝、益阴于一体，为平肝潜阳与清肝明目之要药。煅用涩敛质重，能收湿敛疮。

【功效应用】 平肝潜阳，清肝明目，镇心安神，收湿敛疮。治肝阳上亢之头晕目眩，常配生牡蛎、女贞子、墨旱莲等各适量，水煎服。治目赤翳障，属肝火者，常配夏枯草、龙胆草、黄芩等各适量，水煎服；属风热者，常配菊花、木贼、谷精草等各适量，水煎服。治视物昏花，常配熟地、枸杞、楮实等各适量，水煎服。治烦躁心悸失眠，可配酸枣仁、夜交藤、栀子等各适量，水煎服。治湿疹湿疮，常单用并配青黛、儿茶、煅龙骨等各适量为细末外敷。

【用法用量】 内服煎汤 15～30 g，宜打碎先煎。外用适量，研末掺或调敷。收湿敛疮宜煅用，余皆宜生用。

蒺　藜

【歌诀】 蒺藜平凉，平抑肝阳，行散疏肝，散风止痒。

【来源】 蒺藜科植物蒺藜 *Tribulus terrestris* L. 的干燥成熟果实。又名**刺蒺藜**。

【药性】 苦、辛，平。归肝经。

【性能特点】 苦泄辛散，平而偏凉，专入肝经。既平抑肝阳、疏肝解郁，又散风止痒、明目，并兼行气活血。集平肝、疏肝、散风、行气血于一体，平抑肝阳力一般，而疏散力却较强，治风痒多用。治肝阳亢、肝郁均可投，兼气滞血瘀或风痒者最宜。

【功效应用】 平肝，疏肝，祛风，明目，止痒，行气活血。治肝阳上亢，常配钩藤、天麻、珍珠母等各适量，水煎服。治肝郁胸胁痛，常配柴胡、枳壳、香附、赤芍等各适量，水煎服。治风热目赤多眵多泪，常配菊花、蝉蜕、木贼、密蒙花等各适量为丸服，如《中国药品实用手册》（2002 年版）明目蒺藜丸。治风疹瘙痒，常配荆芥、炒苍耳子、地肤子、防风等各适量，水煎服。治白癜风，单用适量研末服，外用补骨脂酊涂，并用紫外线照射。治气滞血瘀，症见经闭者，常配当归、川芎、红花等各适量，水煎服；症见癥瘕者，常配土鳖虫、丹参、桃仁等各适量，水煎服。治肝郁缺乳，常配柴胡、当归、路路通、漏芦等各适量，水煎服。

【用法用量】 内服煎汤 6～9 g，或入丸散。外用适量，泡酒涂。

【使用注意】 因其苦泄辛散行血，故孕妇及气血亏虚者不宜服。

穞豆衣

【歌诀】 穞豆衣平，能补肾虚，祛风活血，盗汗可愈。

【来源】 豆科植物大豆 *Glycine max* (L.) Merr. 的干燥黑色种皮。

【药性】 甘，平。归肝、肾经。

【性能特点】 甘补虚，平偏凉，入肝、肾经。善养血益阴而平肝、退虚热，虽为滋养性平肝药，但药力较缓，常作辅助之品。

【功效应用】 养血平肝，滋阴退热。治肝阳上亢，可配夏枯草、钩藤、白芍、生地黄、磁石等各适量，水煎服。治阴虚盗汗，可配青蒿、鳖甲、知母、生地黄等各适量，水煎服。

【用法用量】 内服煎汤，6～15 g。

菠　菜

【歌诀】 菠菜凉甘，取用方便，润燥止血，养血平肝。

【来源】 藜科植物菠菜 *Spinacia oleracea* L. 的全草。

【药性】 甘，平。归肝、胃、大肠、小肠经。

【性能特点】 甘补虚，质滑润，平偏凉，食药兼用。既入肝、胃经，又入大、小肠经。既善养血益阴而平肝，又润燥凉血而止血，治头痛目眩、目赤、夜盲症、衄血、消渴引饮、便秘、痔疮、便血。虽为滋养性平肝药，但药力较缓，常作辅助之品。

【功效应用】 养血平肝，润燥止血。治血虚萎黄（缺铁性贫血），症轻者单用适量煮食；症重者，可配猪肝各适量，做汤或菜食。治高血压、头痛目眩，《浙江药用植物志》以鲜菠菜适量洗净，沸水中烫约 3 分钟，酌加麻油拌食，每日 2 次。治风火赤眼，轻者可可单用适量煎汤内服，并洗眼；重者可配菊花各适量煎汤服，并洗眼。治夜盲症、脾虚腹胀，《福建药物志》每日用菠菜 500 g，按家常用生油炒菜食，或捣烂绞汁分多次服。治夜盲症重者，可配猪肝或鸡肝或羊肝各适量，煮汤或做菜食。治衄血，症轻者，单用水焯凉拌食，或配黄花菜各适量，煮汤食；症重者，可配白茅根、桑叶等各适量，煎汤服。治消渴引饮日至一石者，《本草纲目》引经验方，以菠菜根、鸡内金等分为末，米饮服一钱（3 g），日 3 次。治习惯性便秘，可以鲜菠菜适量，洗净水焯，用香油或芝麻酱凉拌食。治痔疮肿痛、便秘，症轻者可单用适量，或配鲜嫩南瓜炒菜、煮汤食。治便血，可配鲜小蓟、鲜蒲公英各适量，煎汤食。

【用法用量】 内服适量，煮食，或捣汁，或做菜做汤。

【使用注意】 不宜多服。

芹　菜

【歌诀】 芹菜凉甘，清热平肝，祛风利水，血止毒蠲。

【来源】 伞形科植物旱芹 *Apium graveolensa* L. 的带根全草。

【药性】 甘、辛、微苦，凉。归肝、胃、肺经。

【性能特点】 甘利补，辛发散，微苦泄降，凉能清解，食药兼用。入肝、胃、肺经，善平肝、清热、祛风、利水、止血、解毒，治肝阳眩晕、风热头痛、咳嗽、黄疸、淋痛、尿血、崩漏、带下、疮疡肿毒。虽为清凉性平肝药，但药力较缓，略兼补虚，常作辅助之品。

【功效应用】 平肝，清热，祛风，利水，止血，解毒。治高血压或高血压动脉硬化（证属肝阳眩晕），南京药学院《中草药学》以鲜芹菜全草适量捣汁服，每服 50～100 mL；或配鲜车前草各 90 g，红枣 10 个，煎汤代茶饮。治风热头痛，症轻者单用芹菜适量水煎服；症重者可配薄荷、菊花、川芎等各适量，水煎服。治肺热咳嗽、多痰，《西宁中草药》以芹菜根 30 g，冰糖适量水煎服。治喘息型慢性气管炎，《全国中草药汇编》以芹菜根 15 g、荆芥穗 6 g、花椒 10 粒、茯苓 9 g、冰糖 12 g，先将芹菜根、花椒、茯苓加水煎 10 分钟，然后加入荆芥穗再煎 5 分钟，冲冰糖 6 g 服；第二次煎 10 分钟，冲入余下的冰糖服，10 天为一疗程。治肺痈，《福建药物志》以鲜芹菜根、鲜鱼腥草各 30 g，瘦猪肉酌量，水煎服。治湿热黄疸，可配茵陈、蒲公英等各适量，水煎服。治湿热淋痛，可配蒲公英、车前草、川牛膝等各适量，水煎服。治尿血，可单用鲜芹菜适量绞汁服，或配车前草、白茅根、海金沙等各适量，水煎服。治小便不通，《泉州本草》以鲜芹菜 60 g，捣绞汁，调乌糖服。治妇女月经不调、崩中带下，或小便出血，《全国中草药汇编》以鲜芹菜 30 g、茜草 6 g、六月雪 12 g，水煎服。治痈肿疮毒，可以鲜芹菜、鲜蒲公英、鲜莱菔叶各适量捣烂外敷；《西宁中草药》以鲜芹菜 60 g、生甘草 9 g、蒲公英 15 g、赤芍 9 g，煎汤外洗患处。

此外，治反胃呕吐，《河北中草药》以鲜芹菜根 30 g、生甘草 15 g，水煎汤，冲鸡蛋 1 个服。降胆固醇，《上海中医药杂志》（1965 年第 2 期）以鲜芹菜根 10 个（洗净）、大红枣 10 枚，洗净后捣碎，将渣与汁全部放锅内，加水 200 mL，煎煮后去渣，为 1 日量，每次 100 mL，日服 2 次，连服15～20天。

【用法用量】 内服煎汤9～15g，鲜品30～60g，或绞汁，或入丸剂。外用适量，鲜品捣敷，或煎水洗。用于降压宜生用绞汁服，水焯凉拌食

猪毛菜

【歌诀】 猪毛菜凉，润燥滑肠，平肝降压，价廉效彰。

【来源】 藜科植物猪毛菜 *Salsala callna* Pail. 的全草。

【药性】 甘、淡，凉。归肝、大肠经。

【性能特点】 甘淡滑利，凉能清降，既为野菜，又可药用，入肝与大肠经。善平肝、润燥通便，治高血压病、头痛眩晕、失眠、肠燥便秘。现代研究证明其有降血压、抑制中枢既护肝作用。尤宜早期高血压病兼失眠或便秘者。

【功效应用】 平肝降压，润燥通便。治血虚萎黄（缺铁性贫血），症轻者单用适量煮食；症重者可配猪肝各适量，做汤或菜食。治原发性高血压、头痛目眩，《青海常用中成药手册》以鲜猪毛菜15～30g洗净，水煎服；或经沸水烫后，当菜食；《西宁中草药》以猪毛菜60g、益母草、黄精各30g、丹参15g，每日一剂，水煎服。治高血压头晕、失眠，《河南中草药手册》以猪毛菜90g、玉米须45g、地龙15g，水5kg，煎熬至1500mL，每服半小碗，日三次；或用猪毛菜30g，水煎，分2次服，每日一剂，连续服用。治习惯性便秘，《安徽中草药》以猪毛菜60g，水煎代茶饮。

【用法用量】 内服适量，煮食，或捣汁，或做菜做汤。

【使用注意】 因其缓通便，故脾虚便溏者不宜服。

罗布麻叶

【歌诀】 罗布麻寒，清热平肝，兼可利尿，降压灵丹。

【来源】 夹竹桃科植物罗布麻 *Apocynum venetum* L. 的干燥叶。

【药性】 甘、苦，微寒。归肝、肾经。

【性能特点】 苦泄降，微寒而清，甘淡渗利，入肝肾经。既平肝、清

热、利尿，又降压、消肿，阳亢、肝热宜用，兼水肿者尤佳。

【功效应用】 清热平肝，降压利尿。治肝阳上亢或高血压病属肝阳上亢，常配夏枯草、钩藤、生牡蛎等各适量，水煎服。治水肿、小便不利，常配泽泻、茯苓等各适量，水煎服。

【用法用量】 内服煎汤3～10g，或沸水泡。

【使用注意】 或云其有小毒，故用量不宜过大。

茶　花

【歌诀】 茶花性凉，清肺平肝，高血压病，小儿鼻疳。

【来源】 山茶科植物茶 *Camellia sinensis*（L.）O. Kuntze 的花。又名**茶树花**。

【药性】 微苦，凉。归肺、肝经。

【性能特点】 微苦泄降，性凉能清，入肺肝经。善清肺平肝，治肺热鼻疳、高血压病。为卫生部确定的新源食品。

【功效应用】 清肺平肝。治小儿鼻疳，《湖南药物志》以茶花6～9g，水煎服。治高血压病属肝阳上亢，症轻者单用适量沸水泡饮代茶；症重者可配罗布麻叶、夏枯草、钩藤、生牡蛎等各适量，水煎服。

【用法用量】 内服煎汤6～15g，或沸水冲泡。

【使用注意】 因其微苦凉清，故脾胃虚寒便溏者慎服。

第二节　息风止痉类

天　麻

【歌诀】 天麻甘平，止痉息风，柔润平肝，通络止疼。

【来源】 兰科植物天麻 *Gastrodia elata* B1. 的干燥块茎。

【药性】 甘，平。归肝经。

【性能特点】 甘缓质重，柔润不燥，性平不偏，专入肝经。主平肝息风止痉，兼祛风通络止痛。甘平柔润，不燥烈伤阴，为息风药中之润剂，治肝风、阳亢诸证，不论寒热虚实皆宜。

【功效应用】 息风止痉，平抑肝阳，祛风通络。治肝阳上亢，常配钩藤、石决明、黄芩等各适量煎服，如《杂病证治新义》天麻钩藤饮。治痰饮眩晕，常配半夏、白术等各适量煎服，如《医学心悟》半夏白术天麻汤。治小儿惊风，属脾虚慢惊者，可配全蝎、白术、防风等各适量煎服，如《普济本事方》醒脾丸；属肝热急惊者，常配蝉蜕、钩藤、僵蚕等各适量煎服，如《小儿药证直诀》钩藤饮子。治癫痫抽搐，常配制南星、羚羊角、郁金等各适量煎服。治破伤风，常配制南星、防风、白附子等各适量煎服，如《外科正宗》玉真散。治风湿痹痛，可配羌活、独活、威灵仙、川芎等各适量煎服。治肢体麻木，常配鸡血藤、当归、夜交藤等各适量煎服。治头风头痛，常配川芎、蔓荆子、荆芥穗等各适量煎服。

【用法用量】 内服煎汤3～10g；研末每次1～1.5g。

地　龙

【歌诀】 地龙咸寒，清热定惊，平喘利尿，通络善行。

【来源】 巨蚓科动物参环毛蚓 *Pheretima aspergillum*（E. Perrier）等的新鲜或干燥体。

【药性】 咸，寒。归肝、肺、膀胱经。

【性能特点】 咸寒清泄，走窜通利。入肝经，清热息风、走经络而定惊、止痉、通络；入肺经，能清热平喘；入膀胱经，能清热利尿。清热息风弱于羚羊角，但却善平喘、通络、利尿，且价廉易得。

【功效应用】 清热息风，平喘，通络，利尿。治高热神昏狂躁、肝热急惊抽搐，单用水煎或鲜品绞汁服；或配钩藤、生石膏等各适量煎服，如经验方地龙解痉汤。治喘咳，属实证者，可配麻黄、杏仁、石膏、黄芩等各适量煎服；属虚证者，常配罂粟壳、五味子、核桃仁等各适量煎服。治痰哮，属热证者，可配麻黄、射干、白果、黄芩等各适量煎服；属寒证者，可配麻黄、杏仁、白果、苏子等各适量煎服。治风湿痹痛，可配川乌、乳香等各适量为丸服，如《太平惠民和剂局方》小活络丹。治半身不遂，可配生黄芪、赤芍、川芎等各适量煎服，如《医林改错》补阳还五汤。治热结膀胱小便不利或尿闭不通，单用鲜品适量捣烂绞汁服；或配车前子、木通、滑石等各适量，水煎服。

此外，能降压，治高血压属肝阳上亢，常配钩藤、天麻、白芍、牛膝、石决明、车前子等各适量，水煎服。治急性腮腺炎、下肢溃疡、烫伤，用鲜品与白糖各适量，捣烂外敷。

【用法用量】 内服煎汤 5～15 g，鲜品 10～20 g，研粉每次 1～2 g。外用适量，鲜品捣敷。

【使用注意】 因其性寒，故脾胃虚寒或内无实热者慎服。

全　蝎

【歌诀】 全蝎辛平，息风止痉，攻毒散结，通络效灵。

【来源】 钳蝎科动物东亚钳蝎 *Buthus martensii* Karsch 的干燥体。

【药性】 辛，平。有毒。归肝经。

【性能特点】 辛散平而有毒，虫类搜剔走窜，专入肝经。善息肝风而止痉挛，通经络而止疼痛，攻邪毒与散结肿，为治风动痉抽、顽痹拘挛、恶疮肿毒之要药。功似蜈蚣而性平，毒性与药稍力稍缓，常相须为用以增药力。蝎尾毒大力强，高温下毒性大减乃至无毒。此外，油炸后可作食品食。

【功效应用】 息风止痉，通络止痛，攻毒散结。治中风口㖞，常配白附子、僵蚕等各适量为细末服，如《杨氏家藏方》牵正散。治半身不遂，常配蜈蚣、黄芪、赤芍、地龙等各适量，水煎服。治惊风抽搐，属肝热急惊，常配牛黄、朱砂、胆南星、龙胆草等各适量，水煎服；属脾虚慢惊，可配党参、天麻、白术、茯苓等各适量，水煎服。治癫痫抽搐，常配蜈蚣、郁金、天麻、制南星等各适量，水煎服。治破伤风，常配蜈蚣、制南星、防风、僵蚕等各适量，水煎服。治狂犬病，常配蜈蚣、制马钱子、制南星、蕲蛇等各适量，水煎服。治风湿顽痹，常配蜈蚣、川乌、制马钱子、威灵仙等各适量，水煎服。治头风头痛日久不愈，常配蜈蚣、川芎、细辛、蔓荆子等各适量，水煎服。治瘰疬痰核，常配蜈蚣、夏枯草、猫爪草、浙贝母等各适量，水煎服。治恶疮肿毒，常配蜈蚣、雄黄、麝香、儿茶等各适量，水煎服。治癌肿，常配蜈蚣、雄黄、麝香、蟾酥等为丸服。

【用法用量】 内服煎汤2～5g，或油炸食；研末每次0.6～1g。研末服不宜过量，蝎尾用量为全蝎的1/3。外用适量，研末调敷，或做成药线插入疮疡的瘘管中。

【使用注意】 因其有毒，辛散走窜，故内服用量不宜过大，孕妇及血虚生风者慎服。

松花粉

【歌诀】 松花粉温，眩晕头痛，泻痢出血，内服外用。

【来源】 松科植物油松 *Pinus tabulaeformis* Carr.、马尾松 *Pinus massanicana* Lamb.、赤松 *Pinus densiflora* Sieb. et Zucc. 等的雄花花粉或花穗。

【药性】 甘，温。归肝、胃经。

【性能特点】 甘能补益，温而轻散，细粉黏涩，药食两兼，入肝胃经。善祛风、益气、收湿、止血，治头痛眩晕、泄泻下痢可选，治湿疹湿疮、创伤出血可投，内服外用皆宜。

【功效应用】 祛风，益气，收湿，止血。治头风头痛眩晕，取雄花穗泡酒服，或配防风、天麻等各适量，水煎服。治体虚水泻，可配莲子肉、山药、芡实、薏苡仁等为糕服，如《寿世青编》理脾糕。治小儿久泻身热，《鲟溪单方选》以炒黑松花粉一钱（3g）、炒红曲二钱（6g）共研匀，白糖调下。治疫毒下痢，《惠直堂经验方》以松花二钱（6g）、薄荷叶适量煎汤，入蜜一匙调服。治胃脘痛，《广西本草选编》以酒适量，送服松花粉3g。治湿疹湿疮，轻者单用外敷，重者常配黄柏、苦参、青黛等研粉敷。治吐血、咯血、便血，《四川中药志》（1982年版）以松花粉2g，冷开水送服，日3次。治创伤出血、黄水疮，《四川中药志》（1982年版）以松花粉适量撒敷患处。治新生儿红臀、小儿夏季汗疹，《浙江药用植物志》以松花粉外扑，并保持局部干燥。

【用法用量】 内服煎汤3～10g，或冲服。外用适量，干撒或调敷。祛风多用花穗，益气、收湿、止血多用花粉。

【使用注意】 因其甘温，故阴虚内热者慎服。

第十六章　补虚类食疗药

补虚类食疗药即以补充人体物质亏损，增强人体机能活动，以提高抗病能力、消除虚弱证候为主要功效的食疗中药，习称补益药或补养药。

本类药味多甘；性多温或平，少数寒凉；多归五脏之经。主能补气、血、阴、阳之虚而扶正，兼能祛邪。主治各种虚证，兼治虚实互见或邪实正虚证。

本类药分为四类：

① 补气类，味多甘；性多温，少平，个别凉。多归肺、脾、胃经。主能补气、补肺气、补脾气、补心气、补元气，兼生津。主治气虚（肺气虚、脾气虚、心气虚）、气阳两虚、气阴两虚、气血两虚、气血阴阳俱虚。此类药易甘壅滞气，故气滞、湿浊停留者不宜服。

② 补阳类，味甘、辛，或苦、辛；性多温热，少数平偏温。多归肾、肝、脾经。主能补肾阳、补命门火、补脾阳、补心阳，兼散寒暖肝。主治阳虚（肾阳虚、脾阳虚、心阳虚）、命门火衰、心肾阳衰、脾肾阳虚、气阳两虚、阴阳两虚、气血阴阳俱虚。此类药易伤阴助火，故阴虚内热火旺者不宜服。

③ 补血类，味或甘、或酸；性或寒，或温，或平。多归肝、肾经。主补血，兼滋阴。主治血虚（心血虚、肝血虚）、阴血亏虚、精血亏虚、气血双亏、气血阴阳俱虚。此类药易滋腻碍胃，故脾胃虚弱者不宜单服。

④ 补阴类，味多甘；性多寒凉，少数平偏凉，个别平偏温。多归肺、脾、肾、肝、心、胃经。主能补阴（滋阴），兼退虚热。主治阴虚（肾阴虚、心阴虚、肝阴虚、肺阴虚、胃阴虚、脾阴虚）、阴血亏虚、气阴两虚、气血阴阳俱虚。此类药易滋腻碍胃，故脾胃虚弱者不宜单服。

本类药多有敛邪之弊，若邪气未尽，不宜早用。注意保护胃气，不能一味讲补而过用补剂，以免腻膈碍胃或伤气；常与陈皮、砂仁等健脾胃药同用，以保胃气。力求用药准确，以免犯虚虚实实之错而贻误病情。

第一节　补气类

人　参

【歌诀】 人参微温，益气生津，大补元气，增智安神。

【来源】 五加科植物人参 *Panax ginseng* C. A. Mey. 的干燥根。

【药性】 甘、微苦，微温。归脾、肺经。

【性能特点】 甘补微温，微苦不泄，入肺脾经。肺主一身之气，脾为后天之本。脾肺气足，则元气得补。善补脾肺之气、大补元气而生津、益智、安神。补气强壮力强，为治虚劳内伤第一要药，气虚重症与气阳两虚证最宜。

【功效应用】 大补元气，补脾益肺，生津安神。治气虚欲脱、脉微欲绝，大量单用，即《十药神书》独参汤。治气阳双脱，常配附子各适量煎服，即《济生方》参附汤。治气阴虚脱，常配麦冬、五味子各适量煎服，即《医学启源》生脉散。治脾气虚弱，常配白术、茯苓、甘草各适量，如《景岳全书》参术膏、《太平惠民和剂局方》四君子汤。治肺气虚之久咳，可配五味子、紫菀、款冬花等各适量，水煎服。治肺肾两虚喘息，常配蛤蚧、核桃仁等各适量煎服，如《经验方》人参蛤蚧散、《济生方》人参胡桃汤。治热病气津两伤，症见高热汗出不止气短倦怠者，常配石膏、知母等各适量煎服，如《伤寒论》白虎加人参汤；症见身热骤退、神疲凉汗者，常配麦冬、五味子等各适量煎服，如《医学启源》生脉散。治气津两伤消渴，常配山药、麦冬、五味子等各适量煎服。治血虚萎黄，常配当归、熟地、制何首乌等各适量煎服。治气血双亏，常配黄芪、当归、龙眼肉等各适量煎服，如《校注妇人良方》归脾汤。治阳痿，常配鹿茸、菟丝子、淫羊藿等各适量为丸服，如《全国中药成药处方集》人参鹿茸丸、参茸卫生丸。

【用法用量】 内服，一般用5～9g，宜文火另煎，对入其他药汤内服。日常保健1～3g，水煎或沸水泡服。益气救脱可用15～30g，煎汁分数次灌服。研末吞服，每次0.5～1g，日服1～2次。野生人参功效最佳，多用于挽救虚脱；生晒人参性较平和，适用于气阴不足者；红参药性偏温，多用于气阳两虚者。

【使用注意】 因其甘补微温，故骨蒸劳热、血热吐衄、肝阳上亢、目赤头眩等一切实证、火郁证均忌服。服用人参时，不宜饮茶水和吃白萝卜。反藜芦，畏五灵脂，恶莱菔子、皂荚，均忌同用。服人参腹胀、烦躁不安，可用炒莱菔子、炒枳壳煎汤服而解之。为防其温热助火，常配麦冬、天冬等。为防作胀，常配陈皮、炒枳壳等。长期、过量服用易患滥用人参综合征。

人参子

【歌诀】 参子微温，补气强身，延缓衰老，力缓平稳。

【来源】 五加科植物人参 *Panax ginseng* C. A. Mey. 的果实。

【药性】 甘、微苦，微温。归脾、肺经。

【性能特点】 甘补微温，微苦不泄，入脾肺经。善补气强身、延缓衰老，治体虚乏力、头昏失眠、胸闷气短。亦药亦食，服用方便。

【功效应用】 补气强身，延缓衰老。治老年体虚乏力、头昏失眠、胸闷气短，可单用人参子适量或配麦冬等各适量煎服，或口服人参果总苷片。

此外，据报道，口服人参果皂苷片，对延缓衰老、治疗慢性再生障碍性贫血有效。

【用法用量】 内服煎汤3～10g，或提取人参果皂苷制成片剂。

【使用注意】 因其甘补微温，故骨蒸劳热、血热吐衄、肝阳上亢、目赤头眩等一切实证、火郁证均不宜服。

党　参

【歌诀】 党参甘平，补中益气，养血生津，不燥不腻。

【来源】 桔梗科植物党参 *Codonopsis pilosula* (Franch.) Nannf. 等的干燥

根。

【药性】 甘，平，归脾、肺经。

【性能特点】 甘补而平，不燥不腻，入脾肺经。能补脾肺气而养血、生津，功似人参而力缓，善补中气、益肺气，兼养血。凡气虚、气血亏虚或气津两伤，无论兼寒兼热皆宜。

【功效应用】 补中益气，养血生津。治脾胃气弱，常配白术、茯苓、甘草等各适量，水煎服。治中虚有寒，常配木香、砂仁、陈皮等各适量，水煎服。治肺气亏虚，可配黄芪、蛤蚧、核桃仁等各适量，水煎服。治血虚萎黄，常配当归、熟地、炒白芍等各适量，水煎服。治气血双亏，常配黄芪、当归、白术等各适量，水煎服。治气虚津亏，常配麦冬、五味子等各适量，水煎服。

此外，治崩漏（子宫功能性出血）属气血亏虚者，单用大量30～60g，水煎服。与祛邪药同用，有扶正祛邪之效，如治气虚外感，常配紫苏、羌活等各适量，水煎服；治里实正虚，常配大黄、芒硝等各适量，水煎服。

【用法用量】 内服水煎，6～10g，大剂量可用至30g，或入丸散。代人参用，量需加倍；或配伍白术、附子。

【使用注意】 因其甘补，故实热证不宜服，正虚邪实者不宜单用。

太子参

【歌诀】 太子参平，补而略清，益气养胃，又可生津。

【来源】 石竹科植物孩儿参 *Pseudostellaria heterophylla* (Miq.) Pax ex Pax et Hoffm. 的干燥块根。

【药性】 甘、微苦，平。归脾、肺经。

【性能特点】 甘能补，平偏凉，微苦略泄，补虚略清，入脾肺经。既补气，又略清热而生津。功似党参而力缓，主补中气、益肺气，略兼清热，不燥不腻。善治气虚与气津两伤轻症，兼热而又不甚者尤宜，小儿病后体虚常用。

【功效应用】 补气生津。治气津两伤，常配山药、五味子、党参等各适量，水煎服。治病后体虚，常配陈皮、山药、茯苓等各适量，水煎服。

【用法用量】 内服煎汤，10～30g，或入丸散。小儿多用。

【使用注意】 因其甘补，故邪实者慎服。

西洋参

【歌诀】 西洋参寒，生津清火，气阴两伤，服之最妥。

【来源】 五加科植物西洋参 *panax quinquefolium* L. 的干燥根。

【药性】 苦、微甘，寒，归心、肺、肾经。

【性能特点】 微甘能补，苦寒清泄，入心肺肾经。既补气养阴，又清火生津。补虚清泄两相兼，以补虚为主，补虚中兼清泄火热之邪。补气之功虽缓于人参，但能养阴清火，故生津力强于人参。凡气虚有热或气阴两伤火盛者宜用。虽无温燥之害，但有凉腻之弊。

【功效应用】 补气养阴，清火生津。治阴虚火旺之咳嗽痰少带血丝，常配知母、贝母、百部等各适量，水煎服。治热病气阴两伤之烦倦口渴，常配五味子、麦冬、生地等各适量，水煎服。治气阴两伤之消渴属，常配黄芪、知母、天花粉、葛根等各适量，水煎服。治气虚津伤口渴，常配五味子、麦冬、南沙参等各适量，水煎服。治肠热便血，常配黄芩、龙眼肉、槐花、炒枳壳等各适量，水煎服。

【用法用量】 内服煎汤3～6g，另煎对服，或入丸散。

【使用注意】 因其微甘能补，苦寒清泄，能伤阳助湿，故中阳虚衰、寒湿中阻及气郁化火等一切实证、火郁之证均忌服。

黄　芪

【歌诀】 黄芪微温，气虚莫少，固表托疮，升阳利尿。

【来源】 豆科植物蒙古黄芪 *Astragalus membranaceus* (Fisch.) Bge. var. *mongholicus* (Bge.) Hsiao 等的干燥根。

【药性】 甘，微温，归脾、肺经。

【性能特点】 甘温补升，甘淡渗利，生用微温，蜜炙性温，入脾肺经。既补气升举清阳而摄血、益卫气、固肌表、托疮毒外出、促肌肉生长、生津、行滞，又利水而祛邪。集补、升、固、托、利于一体，主补升而固托，兼利水湿而祛邪。补气升阳利水之要药，凡气虚、气陷、气虚水肿、气血亏均宜。补气生津与人参相似，但力缓，长于升阳、固表、托毒、利水。

【功效应用】 补气升阳，益卫固表，托毒生肌，利水退肿，行滞生津。治脾气虚弱，单用或配人参为膏或煎服，如《全国中成药处方集》黄芪膏、参芪膏。治中气下陷，常配人参、升麻、柴胡等各适量煎服，如《脾胃论》补中益气汤。治脏器脱垂，常配人参、白术、升麻、柴胡，并加大量枳实或枳壳等各适量，水煎服。治气不摄血，常配人参、当归、陈皮等各适量煎服，如《校注妇人良方》归脾汤。治肺气虚咳嗽，可配党参、茯苓、紫菀、陈皮等各适量煎服，如《千家妙方》肺脾益气汤。治气血双亏，常配当归等各适量煎服，如《兰室秘藏》当归补血汤。治气虚发热，常配人参、当归、白术等各适量煎服。治体虚多汗，属气虚自汗者，常配浮小麦、麻黄根、煅龙骨等各适量煎服，如《太平惠民和剂局方》牡蛎散；属阳虚自汗者，常配附子等各适量煎服，如《续济生方》芪附汤；属气虚夹风者，常配防风、白术各适量煎服，如《丹溪心法》玉屏风散；治阴虚盗汗者，常配黄柏、知母、熟地等各适量煎服。治气血亏虚之疮痈，属脓成日久不溃者，常配人参、当归、皂角刺等各适量煎服，如《外科正宗》透脓散；属溃后久不收口者，常配桂枝、人参、当归等各适量煎服，如《太平惠民和剂局方》十全大补汤。治气虚水肿，属脾气虚者，常配白术、茯苓、猪苓等各适量煎服；属阳气虚者，常配附子、桂枝、茯苓等各适量煎服。治血痹肢麻，常配当归、鸡血藤、木瓜、夜交藤等各适量煎服。治久痹兼气血亏虚，常配川芎、当归、威灵仙等各适量煎服。治半身不遂属气虚血瘀，常配当归、川芎、地龙等各适量煎服，如《医林改错》补阳还五汤。治消渴属气津两伤，常配生山药、天花粉、生葛根等各适量煎服，如《医学衷中参西录》玉液汤。

此外，扶正御邪预防感冒，生黄芪煎汤滴鼻。又含大量多糖与硒，能增强免疫力，抑制癌细胞生长，治癌症特别是癌症经放、化疗后体虚气弱者，常单用或入复方。

【用法用量】 内服水煎，10～15 g，大剂量可用至 30～120 g，或入丸散。补气升阳宜炙用，其他宜生用。

【使用注意】 因其甘温补升止汗，易于助火敛邪，故表实邪盛、气滞湿阻、食积内停、阴虚阳亢、疮痈毒盛者，均不宜服。

白　术

【歌诀】 白术性温，健脾补中，燥湿安胎，止汗有功。

【来源】 菊科植物白术 *Atractylodes macrocephala* Koidz. 的干燥根茎。

【药性】 甘、苦，温。归脾、胃经。

【性能特点】 甘补渗利，苦温而燥，入脾胃经。既补气健脾而固表、止汗、安胎，又燥湿、利湿。集补、固、安、燥、利于一体，既补气健脾又燥湿利水，凡脾虚气弱、脾虚夹湿、脾虚水肿均宜。生炒用性能小有差别，炒后补脾力强，生用祛湿力强。补气、固表、利水与黄芪相似，力虽稍缓，但长于燥湿与安胎。

【功效应用】 补气健脾，燥湿利水，固表止汗，安胎。治脾气虚弱，常配人参、茯苓、甘草各适量煎服，如《太平惠民和剂局方》四君子汤。治脾虚夹湿，常配人参、薏苡仁、陈皮等各适量煎服，如《太平惠民和剂局方》参苓白术散。治脾虚气滞，常配枳实各适量为丸服，如《内外伤辨惑论》枳术丸。治心脾两虚，常配人参、当归、黄芪、龙眼肉等各适量煎服。治气虚水肿，常配黄芪、茯苓、猪苓等各适量煎服。治阳虚水肿，属脾阳虚者，常配桂枝、茯苓等各适量煎服，如《伤寒论》五苓散；属肾阳虚者，常配附子、茯苓等各适量煎服，如《伤寒论》真武汤。治痰饮眩晕心悸，可配半夏、天麻、茯苓、泽泻等各适量煎服。治湿浊带下，常配苍术、山药、陈皮、乌贼骨等各适量煎服。治气虚自汗，单用或配黄芪、浮小麦、麻黄根等各适量煎服；夹风者常配防风、黄芪各适量煎服，如《丹溪心法》玉屏风散。治气虚胎动不安，无热者可配党参、砂仁等各适量煎服；有热者可配黄芩、竹茹各适量煎服等。

此外，大量生用可通便，治老年脾虚便秘，取生品配熟地、升麻等各适量煎汤服。治消渴病证属脾虚夹湿者，可酌情选用。

【用法用量】 内服煎汤5～15g，或入丸散，通便30～90g。补气健脾宜炒用，健脾止泻宜炒焦用，燥湿利水宜生用。

【使用注意】 因其苦燥伤阴，故津亏燥渴、阴虚内热或盗汗者不宜服。

白扁豆

【歌诀】 扁豆微温，化湿补中，伤暑吐泻，脾虚可用。

【来源】 豆科植物扁豆 *Dolichos lablab* L. 的干燥成熟种子。

【药性】 甘，微温。归脾、胃经。

【性能特点】 甘补解毒，微温化湿，入脾胃经。既补脾化湿而消暑，又解酒毒、河豚鱼毒。集补脾、化湿、消暑、解毒于一体，为补泄兼施之品。补虚力缓，兼能化湿祛暑、解毒，脾虚夹湿与暑湿宜用。

【功效应用】 补脾化湿，消暑，解毒。治脾虚夹湿轻症，可配党参、薏苡仁、茯苓等各适量煎服，如《太平惠民和剂局方》参苓白术散。治病后体虚初进补剂，常配太子参、稻芽、谷芽等各适量煎服。治暑湿伤中，常配藿香、白豆蔻、砂仁、厚朴等各适量煎服。治大量饮酒中毒，常配陈皮、白豆蔻、葛花等各适量煎服。治河豚鱼中毒，常配大量芦根等煎服。

【用法用量】 内服煎汤6～20g，或入丸散。补脾化湿宜炒用，消暑解毒宜生用。

鲫　鱼

【歌诀】 鲫鱼甘平，健脾和胃，兼通血脉，消肿利水。

【来源】 鲤鱼科动物鲫鱼 *Carassium auratus* (Linnaeus) 的肉。

【药性】 甘，平。归脾、胃、大肠经。

【性能特点】 甘补渗利，平而偏温，味美可口，食药兼用，主入脾胃经，兼入大肠经。善健脾和胃、利水消肿、通血脉，治脾胃虚弱、纳少反胃、产后乳汁不行、痢疾、便血、水肿、痈肿、瘰疬、牙疳等。

【功效应用】 健脾和胃，利水消肿，通血脉。治脾胃气冷、不能下食、虚弱无力，《食医心镜》以半斤（250g）重鲫鱼1条，细切，起作鲙，沸豉汁热投之，着胡椒、干姜、茴香、陈皮等末，空心食下。治脾胃虚弱不饮食、食后不化，《吉林中草药》以大活鲫鱼1条，紫蔻3粒研末，放入鱼肚内，再加适量生姜、陈皮、胡椒等，煮熟食用。治反胃，《本事方》

鲫鱼散，以大鲫鱼1条，去肠留胆，纳绿矾末，填满缝口，炭火煅令黄，研末，每服一钱（3g），陈米饮调下，日3服。治产后乳汁不行，可配通草、王不留行等各适量，炖汤食。治肠风便血、血痢，可以适量去肠，炖汤送服白矾或枯矾各适量等。治卒病水肿，《肘后方》以鲫鱼三尾，去肠留鳞，再将商陆、赤小豆等份填满扎定，水三升，煮糜去鱼，食豆饮汁，二日一作，小便利愈。治疮肿，《普济方》乌金散，以六两（180g）重鲫鱼1条，去肠，将侧柏叶末如鱼腹内，用纸裹数重，外用黄泥封固，煅存性，候冷，研细，在入轻粉一分（0.3g），混匀，疮湿干敷，疮干麻油调敷。治瘰疬，《不知医必要》鲫鱼散，以六两（180g）重鲫鱼1条，破开不见火，将肥皂角核塞满，先以纸裹，再以黄泥糊，放炉火中煨成炭，取碗盖存性研细，每服一钱（3g），白汤送下。

此外，治消渴饮水，《活人心统》以鲫鱼1条，去肠留鳞，再将茶叶填满，纸包煨熟食，食数条。

【用法用量】 内服适量，煮食，或煅研入丸散。外用适量，捣敷，煅存性研末撒或调敷。

【使用注意】 因其甘补，平而偏温，故内有湿热火毒者不宜服用，外感时疫者忌服。

山　韭

【歌诀】 山韭咸平，健脾补肾，开胃缩尿，补敛平稳。

【来源】 百合科植物球序韭 *Allium tihunbergii* R. Don 的全草。古名藿菜。

【药性】 咸、涩、微甘，平。归脾、肾经。

【性能特点】 咸入肾，涩固敛，微甘补，平偏凉，食药兼用，入脾肾经。善健脾开胃，补肾缩尿，既治脾胃气虚、饮食减少，又治肾虚不固、小便频数。

【功效应用】 健脾开胃，补肾缩尿。治脾胃气弱、饮食减少、羸乏，《寿亲养老新书》藿菜羹，以藿菜四两（125g）切碎，鲫鱼肉五两（155g），煮做羹，下五味、椒、姜，并调少许面，空心食之，常以三五日服，极补益。治肾虚不固、小便频数，可单用切碎，炒鸡蛋食；或配山药、莲子肉、金樱子各适量，炖汤食。

【用法用量】 内服煎汤10～15g，或煮做羹。

山　药

【歌诀】 山药甘平，益气养阴，补脾肺肾，固涩生津。

【来源】 薯蓣科植物薯蓣 *Dioscorea opposita* Thunb. 的干燥根茎。

【药性】 甘，平。归肺、脾、肾经。

【性能特点】 甘补兼涩，性平不偏，入肺脾肾经。既补虚能补气养阴而生津，又涩敛能敛肺、固精、缩尿、止带、涩肠。以补为主，补中兼敛。益气、养阴、涩敛，气虚、阴虚、气阴两虚皆宜，兼便溏或遗滑者尤佳。补力平和，味美宜食，食药两宜，可常用久服。

【功效应用】 益气养阴，固精缩尿，止带，生津止渴。治脾胃虚弱夹湿，常配人参、茯苓、薏苡仁等各适量煎服，如《太平惠民和剂局方》参苓白术散。治腰痛久泻夹湿，常配炒白术、莲子肉、补骨脂等各适量，水煎服。治咳喘，属肺气虚者，常配党参、川贝母、百部等各适量，水煎服；属肺阴虚者，常配南沙参、川贝母、知母等各适量，水煎服；属肺肾虚者，常配核桃仁、蛤蚧、五味子等各适量，水煎服。治阴虚潮热盗汗，热不盛者，常配熟地、山萸肉等各适量煎服，如《小儿药证直诀》六味地黄丸；热盛者，常配知母、黄柏、地黄等各适量煎服，如《医方考》知柏地黄丸。治肾虚下元不固，症见遗精者，常配金樱子、菟丝子、沙苑子等各适量，水煎服；症见遗尿者，常配乌药、益智仁各适量煎服，如《校注妇人良方》缩泉丸。治带下，属脾虚湿注者，常配白术、苍术、陈皮等各适量煎服，如《傅青主女科》完带汤；属湿化热者，常配黄柏、车前子、芡实等各适量煎服，如《傅青主女科》易黄汤；属脾肾两虚、下元不固者，常配山茱萸、五味子、鹿角霜等各适量，水煎服。治消渴属气阴两虚者，轻者单用适量煎服或煮食；重者常配黄芪、知母等各适量煎服，如《医学衷中参西录》玉液汤。

【用法用量】 内服煎汤10～30g，大量60～250g；研末，每次6～10g；或入丸散。外用适量，鲜品捣敷。健脾止泻宜炒用，补阴宜生用。

【使用注意】 因其甘补涩敛，故湿盛中满等邪实证者忌服，便秘者慎服。

红景天

【歌诀】 红景天甘，益气平喘，活血通脉，善治体倦。

【来源】 景天科植物大花红景天 *Rhodiola crenulata* (Hook. f. et Thoms.) H. Ohba 等的干燥根及根茎。

【药性】 甘、苦，平。归肺、脾、心经。

【性能特点】 甘补苦泄，平而偏凉，补兼行散。入肺脾经，善益气而平喘；入心经，善活血而通脉。凡气虚或气虚血瘀、血脉不畅者即可选用，兼热而不盛者尤宜。

【功效应用】 益气平喘，活血通脉。治气虚体倦，单用适量或配黄芪、党参、仙鹤草等各适量，水煎服。治久咳虚喘，单用适量或配人参、蛤蚧、核桃仁等各适量，水煎服。治气虚血瘀，属胸痹心痛者，单用即可，如《中国药典》诺迪康胶囊；属中风偏瘫者，可配黄芪、川芎、丹参等各适量，水煎服。

此外，治高原红细胞增多症，口服红景天糖浆，每次 15～20 mL，日 3 次，4 周为一疗程；治高原低血压，口服红景天糖衣片（每片含生药 0.265 g），每次 2 片，日 3 次。

【用法用量】 内服煎汤 3～6 g，或制成糖浆、片剂，或入丸散。

绞股蓝

【歌诀】 绞股蓝寒，益气功善，清热解毒，止咳祛痰。

【来源】 葫芦科植物绞股蓝 *Gynostemma pentaphllum* (Thunb.) Makino 的干燥全草。

【药性】 甘、苦，寒。归脾、肺、肾经。

【性能特点】 甘补苦泄，寒能清解，入脾肺肾经。既益气健脾而生津，又祛痰止咳喘、清解热毒。民间喜用，扶正祛邪两相兼。治气虚或气津两伤兼热者尤佳，治咳嗽痰喘无论兼热兼虚均宜，治热毒疮痈或癌肿兼体虚者尤善。

【功效应用】 健脾益气，祛痰止咳，清热解毒。治气虚乏力，单用适量或配黄芪、党参、太子参等各适量，水煎服。治气津两虚，单用适量或配黄芪、太子参、山药等各适量，水煎服。治痰热咳喘，可配黄芩、桑白皮、浙贝母等各适量，水煎服。治燥痰劳嗽，可配知母、南沙参、川贝母等各适量，水煎服。治热毒疮痈，可配蒲公英、金银花、连翘等各适量，水煎服。治癌肿，可配夏枯草、仙鹤草、山慈菇、半枝莲等各适量，水煎服。治高脂血症，可服绞股蓝口服液。

此外，还治动脉硬化、肝炎及白发等，症轻者单用适量煎服，症重者可酌配他药，水煎服。

【用法用量】 内服煎汤 15～30 g；研末吞 3～6 g；亦可沸水浸泡代茶饮。

【使用注意】 少数患者服药后出现恶心、呕吐、腹胀、腹泻或便秘、头晕等不良反应，应加以注意。

零余子

【歌诀】 零余子甘，平而不偏，补虚益肾，虚劳可痊。

【来源】 薯蓣科植物薯蓣 *Dioscorea opposita* Thunb. 的珠芽。又名**薯蓣果**、**山药蛋**。

【药性】 甘，平。归肾经。

【性能特点】 甘能补，平不偏，入脾肾经。善补虚益肾强腰，治虚劳羸瘦，腰膝酸软。补力平和，味美宜食，食药两宜，可常用久服。

【功效应用】 补虚益肾强腰。治虚劳羸瘦，单用适量，煮或蒸熟食，或配党参等各适量，水煎服。治腰膝酸软，单用适量水煮食，或煮粥食。治病后耳聋，《江西草药》以薯蓣果 30 g、猪耳朵一只，炖汤捏住鼻孔，徐徐吞服。

【用法用量】 内服煎汤 15～30 g，煎汤或煮熟食。

【使用注意】 因其甘补，故不宜过，过量服，以免滞气。

栗　子

【歌诀】 栗子甘平，健脾补肾，活血止血，益气强筋。

【来源】 壳斗科植物板栗 *Castanea mollisima* Bl. 的种仁。

【药性】 甘、微咸，平。归脾、肾、肝经。

【性能特点】 甘能补益，微咸入肾，生平偏凉，熟平偏温，入脾肾肝经。既益气健脾、补肾强筋，治脾虚气弱泄泻、肾虚脚膝酸软；又活血消肿、止血，治筋骨折伤、瘀血肿痛、多种出血。脾肾虚、筋弱者宜用，兼外伤瘀肿者尤佳。补力较强，食药两兼，味美宜食，可常用久服。

【功效应用】 益气健脾，补肾强筋，活血消肿，止血。治脾虚气弱，单用栗子煮熟食。治脾肾虚寒、暴注泻泄，《本经逢原》方，单用栗子煨熟食。治小儿腹泻，《食物中药与便方》单用栗子磨粉，煮如糊粥，加白糖适量喂食。治小儿脚弱无力，三四岁尚不能行走，姚可成《食物本草》方，取生栗日与食之。治肾虚腰脚无力，《经验后方》以生栗袋盛悬干，每日平明吃十余颗，次吃猪肾粥。治老人肾虚腰痛，姚可成《食物本草》方，以其同牡狗腰子、葱、盐煮食。治老年肾亏、小便频数、腰脚无力，《食物中药与便方》，每日早晚各吃生栗子1～2枚，嚼碎后咽下。治小儿疳疮，《肘后方》以栗子嚼碎敷之。治小儿口中生疮，栗子煮熟，日日食之。治跌打伤、筋骨肿痛，或弹片、铁钉、竹木刺入肉，《食物中药与便方》以生鲜栗子切碎，捣烂如泥，敷于患处，有止痛、止血、吸出脓毒之作用。治鼻衄不止，《圣济总录》栗灰散，以生栗七枚，微刮破皮，连皮烧存性，碗盖稍候，入麝香少许同研，每服二钱匕（约2 g），温水调下。

【用法用量】 内服适量，煮食、生食；或炒存性，研末食。外用适量，捣敷。活血止血疗伤宜生用。

【使用注意】 因其甘补微咸，故不宜过量食，湿盛中满、食积等邪实证者忌服，便秘者慎服。

榛　子

【歌诀】 榛子甘平，润肺止咳，健脾和胃，食药两可。

【来源】 桦木科植物榛 *Corylus heterophylla* Fisch ex Bess.、川榛 *Corylus heterophylla* Fisch ex Bess. var. *sutchuenensis* Franch.、毛榛 *Corylus mandshurica*. Maxim. 的种仁。

【药性】 甘，平。归脾、胃、肺经。

【性能特点】 甘能补益，平而不偏，入脾胃肺经，食药兼用。善健脾和胃、润肺止咳，治病后体弱、脾虚泄泻、食欲不振、咳嗽等。补力较强，味美宜食，食药两兼，可常用久服。

【功效应用】 健脾和胃，润肺止咳。治病后体弱、食少疲乏，《宁夏中草药手册》以榛子60g、山药30g、党参12g、陈皮9g，水煎服。治胃纳不香，《天目山药用植物志》以川榛子21～24g、山楂根12～15g，水煎冲黄酒、红糖各适量，早饭前服。治脾虚泄泻，《食物中药与便方》以榛子仁炒焦黄，研细末，每次1匙（约3g），每日2次，空腹用红枣汤调服。治噤口痢胃口不开，《食物中药与便方》以榛子仁磨粉，每服3g，以陈皮水送服。治气管炎咳嗽无痰或痰少，《安徽中草药》以榛子15g，桔梗、前胡各9g，水煎服。

【用法用量】 内服煎汤30～60g，或研末。食用宜炒熟。

豇　豆

【歌诀】 豇豆甘平，健脾补肾，利湿涩精，祛邪扶正。

【来源】 豆科植物豇豆 *Vigna unguiculata* (L.) Walp. 的干燥种子。

【药性】 甘、咸、涩，平。归脾、肾经。

【性能特点】 甘补渗，咸入肾，涩敛固，平不偏，入脾肾经，亦食亦药，味美易食。既健脾利湿而止泻痢，又滋肾固涩而止遗浊，力平和易食，补中兼敛，敛不留湿。集补脾益肾、利湿固涩于一体，凡脾虚、肾亏、遗滑即可选用，食药两宜，可常用久服。

【功效应用】 健脾利湿，补肾涩精。治体虚瘦弱，每取适量煮熟嚼食，或水煎服，日久即效。治脾胃虚弱夹湿，症轻者可单用水煎服或煮食；症重兼泄泻者，常配党参、茯苓、薏苡仁等。治痢疾，可配马齿苋、铁苋菜、金银花等。治脾胃不和之吐逆，可配陈皮、生姜、竹茹等各适量，水煎服。治食积腹胀、嗳气，轻者单用生豇豆口嚼食，重者可配陈皮、大豆等各适量，水煎服。治肾虚盗汗，可单用豇豆煮熟加冰糖食，或配浮小麦、糯稻根各适量，水煎服。治肾虚腰痛无力，单用煮熟，加少许食盐嚼食。治遗精，轻者单用煮熟食，重者可配枸杞子、覆盆子、莲须等各适量，水煎服。治消渴属脾肾两虚者，单用或配山药、五味子等各适量，水煎服。治白带，单用煮熟常食，或配山药、生薏苡仁、茯苓等各适量，水煎服。治白浊，单用煮熟常食，或配土茯苓、萆薢、乌药等各适量，水煎服。治肾虚小便频数，可单用煮熟，配盐少许食；或配山药、金樱子、乌药等各适量，水煎服。治毒蛇咬伤，以其配樱桃叶、山慈菇、黄豆叶各适量，捣绒，外敷。

此外，治莽草中毒，每取 60g，水煎服。

【用法用量】 内服煎汤或煮食，30～60g；研末，每次 6～9g。外用适量，捣敷。

【使用注意】 因其甘补涩敛，故气滞便结者忌服。

甘　草

【歌诀】 甘草甘平，润肺补脾，缓急和药，解毒最宜。

【来源】 豆科植物甘草 *Glycyrrhiza uralensis* Fisch. 等的干燥根及根茎。

【药性】 甘，平。归心、肺、脾、胃经。

【性能特点】 甘补润缓，生平偏凉，炙平偏温，入心肺脾胃经。既益气、补脾、润肺、养心；又解药、食、热毒，素有甘草解百毒之说；还能缓和药性，调和诸药；并益心气而安神志，治心虚动悸脉结代。生者凉润，炙则温润，治咳喘无论寒热虚实均宜。大量久用，可引发水钠潴留性水肿，故水肿患者当谨慎。

【功效应用】 补脾益气，润肺止咳，缓急止痛，清热解毒，缓和药性。治中气虚弱，常配人参、白术、茯苓等各适量煎服，如《太平惠民和剂局方》四君子汤。治气血双亏，常配党参、白术、当归、熟地等各适量煎服，如《中国药典》八珍丸。治咳嗽喘息，属风寒袭肺者，常配麻黄、苦杏仁等各适量煎服，如《伤寒论》三拗汤；属风热犯肺者，常配麻黄、生石膏等各适量煎服，如《伤寒论》麻黄杏仁甘草石膏汤；属燥邪伤肺者，常配桑叶、苦杏仁、南沙参等各适量煎服，如《温病条辨》桑杏汤；属痰饮停肺者，常配麻黄、细辛、干姜、五味子等各适量煎服，如《伤寒论》小青龙汤；属肺肾两虚者常配人参、五味子、核桃仁等各适量，水煎服。治心虚动悸脉结代，常配人参、阿胶、桂枝、麦冬等各适量煎服，如《伤寒论》炙甘草汤。治血虚脏躁，常配小麦、大枣各适量煎服，如《金匮要略》甘麦大枣汤。治脘腹或四肢挛急作痛，常配白芍各适量煎服，如《伤寒论》芍药甘草汤，或再酌加它药。治口疮，可单用或配金银花、连翘、黄芩等。治咽喉肿痛，常配桔梗、金银花、黄芩、牛蒡子等各适量，水煎服。治疮肿，轻者单用，重者常配蒲公英、金银花、连翘等各适量，水煎服。治诸药中毒，轻者单用，重者常配绿豆、赤小豆等各适量，水煎服。治食物中毒，单用或配他药各适量，水煎服。

此外，能缓和药性，与干姜、制附子同用，缓其燥热之性；与生石膏、知母同用，缓其寒凉之性；与大黄、芒硝同用，缓其峻泻之性；与黄芪、当归、熟地同用，使补力缓和而持久；与半夏配黄芩或干姜配黄连同用，使其相互协同；与乌头等毒烈药同用，可缓解其毒烈之性。

【用法用量】 内服煎汤 3～10 g，大剂量可用至 15～30 g，或入丸、散、膏剂。外用适量，研末调敷，或熬膏涂。泻火解毒宜生用，补气缓急宜炙用，尿道痛者宜用生甘草梢。

【使用注意】 因其甘补润缓，易助湿壅气，故湿盛中满者不宜服。大剂量服用易引起浮肿，故水肿者不宜大量服，或与利水药同用。反大戟、甘遂、芫花、海藻，故忌同用。

蜂　蜜

【歌诀】 蜂蜜甘平，缓急止痛，润燥解毒，清热补中。

【来源】 蜜蜂科昆虫中华蜜蜂 *Apis cerana* Fabricius 等酿的蜜。

【药性】 甘，平。归脾、肺、大肠经。

【性能特点】 甘补润缓，生平偏凉，熟平偏温，入脾肺大肠经。既益气、补脾、润肺；又润肠燥、缓通大便；还缓急止痛、缓和药性，解药、食、热毒。甘甜可口，药食兼用。唯治燥咳、虚咳、劳嗽，无痰或痰少而黏者最宜，痰多者忌投。

【功效应用】 补中润肺，缓急止痛，润肠通便，清热解毒，缓和药性。治脾胃虚弱，轻者单用，重者可配党参、黄芪等各适量，水煎服。治肺虚久咳劳嗽，常配川贝母、百部、紫菀、款冬花等各适量，水煎服。治燥咳无痰或痰极少，常配川贝母、百部、南沙参等各适量，水煎服。治中虚腹痛，常配陈皮、甘草等各适量，水煎服。治肠燥便秘，单用或配火麻仁、枳壳、炒决明子等各适量，水煎服。治口疮，单用或调生甘草粉外涂患处。治疮疡，单用外敷或高压消毒后外敷。治阴疮，常配生甘草粉调匀外涂患处。和百药，制中药丸剂常加炼蜜，以和药与赋型。解乌头、附子毒，单用即可。

【用法用量】 内服15～30 g，冲服，或入丸剂、膏剂。外用适量，涂敷。内服或制丸，宜炼熟用；外治疮疡，宜用鲜生蜜。

【使用注意】 因其甘平滋腻，助湿滞气滑肠，令人中满，故不宜恣食，痰湿内蕴所致中满痞胀、呕吐纳呆，以及痰浊咳喘、溏泻者忌服。对蜂蜜过敏者忌用。

大　枣

【歌诀】 大枣甘温，养血安神，调营和药，益气效稳。

【来源】 鼠李科植物枣 *Ziziphus jujuba* Mill. 的干燥成熟果实。

【药性】 甘，温。归脾、胃经。

【性能特点】 温补甘缓，入脾胃经。既善补中益气、养血而安神，又缓和药物毒烈之性。甘甜可口，药食兼用，为补气养血佳品。鲜枣生食大量易致便溏。

【功效应用】 补中益气，养血安神，缓和药性。治脾胃虚弱，症见体倦乏力者，常配人参、白术、陈皮等；症见食少便溏，常配白术、干姜、鸡内金各适量煎服，如《医学衷中参西录》益脾饼。治血虚萎黄，单用或配黄芪、当归、当归等各适量，水煎服。治血虚脏躁，常配甘草、小麦各适量煎服，如《金匮要略》甘麦大枣汤。治血虚心悸，常配炙甘草、麦冬、阿胶等。与葶苈子同用，能缓解其峻烈之性，如《金匮要略》葶苈大枣泻肺汤；与甘遂、大戟、芫花同用，能缓解其毒性，如《金匮要略》十枣汤。

此外，常与生姜同用作药引，若再配解表药，可调和营卫，治风寒表虚有汗，如《伤寒论》桂枝汤；再配补虚药，可健脾益胃，以促进药力。治非血小板减少性紫癜（单纯性或过敏性），每服生红枣 10 个，日 3 次。

【用法用量】 内服 3～12g，或 10～30g，或口嚼食，或擘碎煎汤，或去皮核后入丸散。

【使用注意】 因其温补甘缓，能助湿生热，令人中满，故湿盛中满、食积、虫积、龋齿作痛及痰热咳喘者均忌服，小儿患疳积者不宜服。生鲜枣能滑肠，故大便稀溏者不宜食。

饴　糖

【歌诀】 饴糖甘温，益气补中，润肺止咳，缓急止痛。

【来源】 以米、大麦、小麦、粟或玉蜀黍等粮食经发酵糖化制成的糖类食品。

【药性】 甘，温。归脾、胃、肺经。

【性能特点】 温补甘缓质润，入脾胃肺经。既善补中益气，又润燥、解药毒。甘甜可口、药食兼用，长于润燥。

【功效应用】 补中益气，缓急止痛，润肺止咳，兼润肠。治脾胃虚弱，常配桂枝、芍药、生姜等各适量煎服，如《伤寒论》小建中汤。治虚寒腹痛，常配人参、花椒等各适量煎服，如《伤寒论》大建中汤。治肺虚咳嗽，常配百部、百合、甜杏仁等各适量，水煎服。治肠燥便秘，单用或配香油制成栓剂纳入谷道（肛门）或内服。

此外，能缓和药性而解毒，解乌头、附子毒烈之性，单用或配甘草各适量煎服。

【用法用量】 内服 30～60g，入汤剂，分二三次冲服；也可熬膏或为丸服。

【使用注意】 因其质润温补，能助湿生热，令人中满，故湿盛中满、食积、虫积、龋齿作痛及痰热咳喘者忌服，小儿患疳积者不宜服。

赤砂糖

【歌诀】 红糖甘温，缓肝补中，活血散瘀，兼寒宜用。

【来源】 禾本科植物甘蔗 *Saccharum sinensis ucumis* Roxb. 的茎中液汁，经精制而成的赤色结晶。俗称黄糖、红糖。

【药性】 甘，温。归肝、脾、胃经。

【性能特点】 甘益缓，温通散，甜美可口，食药两兼，入肝脾胃经，走气走血。善补脾气、缓肝急、活血散瘀，治产后恶露不行、经寒痛经、中虚腹痛、口干呕哕、虚羸寒热可用，兼寒者尤宜。

【功效应用】 补脾缓肝，活血散瘀。治产后恶露不行，可配炮姜、川芎、当归、桃仁、炙甘草等，水煎服。治经寒痛经，轻者可配生姜或干姜，先煮姜取汁再加入红糖适量服。治中虚腹痛，轻者配生姜煎服，重者配桂枝、炒白芍、炙甘草、大枣等各适量，水煎服。治口干呕哕，可配陈皮、竹茹、生甘草等各适量，水煎服。治虚羸血痢，以赤砂糖、乌梅各适量，水煎服。治上气喘嗽、烦热、食即吐逆，《本草纲目》以其配生姜汁各等份相合，慢煎二十沸，每次吞咽半匙即可。治痘疮（天花）不落痂，取赤砂糖新汲水化一杯服之，亦可用白汤送服，日 2 次。治水火烫伤，赤砂糖适量，瓦上煨，研末，菜油调敷。

【用法用量】 内服 10～15 g，开水、酒或药汁冲，或入丸、膏剂。外用适量，化水涂，或研敷。

【使用注意】 因其甘平，故湿胜中满及糖尿病患者不宜服，小儿不宜多食。

白砂糖

【歌诀】 白糖甘平，生津润燥，缓急补中，亦食亦药。

【来源】 禾本科植物甘蔗 *Saccharum sinensis ucumis* Roxb. 的茎中液汁，经精制而成的乳白色结晶。俗称白糖。

【药性】 甘，平。归脾、肺经。

【性能特点】 甘益甜美，平而偏凉，食药两兼，入脾肺经。善补中缓急、润燥生津，治中虚腹痛、津伤燥咳可用，兼内热者尤宜。

【功效应用】 补中缓急，润燥生津。治中虚脘痛，食蟹不舒，可以白砂糖泡浓汤服；或取适量白糖配陈皮 6 g、生姜 5 g，沸水泡服。治口干燥渴，可配乌梅各适量，沸水泡服。治肺燥咳嗽，轻者单用，较重者配鲜石斛、麦冬、南沙参、桔梗、生甘草各适量，沸水泡服；若兼痰中带血，可以桑叶、白茅根、竹茹、炙枇杷叶各适量，水煎取汁加白糖适量服。

此外，治烫火伤，《河北中医药集锦》白糖散，取白糖 30 g，梅片（即上乘天然冰片）3 g，先用砂锅将白砂糖炒黑，成块状为度，再加梅片研细，用香油调涂患处。

【用法用量】 内服入汤，10～15 g，或含化，或入丸、膏剂。外用适量，调敷。

【使用注意】 因其甘平，故湿胜中满及糖尿病患者不宜服，小儿不宜多食。

冰　糖

【歌诀】 冰糖甘平，健脾和胃，润肺止咳，噙含甜美。

【来源】 禾本科植物甘蔗 *Saccharum sinensis ucumis* Roxb. 的茎中液汁，制成白砂糖后再煎炼而成的冰块状结晶。

【药性】 甘，平。归脾、肺经。

【性能特点】 甘益甜美，平而偏凉，食药两兼，入脾肺经。善健脾和中、润燥止咳，治脾胃气虚、肺燥咳嗽可用，兼热者尤宜。

【功效应用】 健脾和胃，润肺止咳。治脾胃气虚，轻者单用适量，沸水冲服；重者可配大枣、太子参等沸水泡服。治肺燥咳嗽，轻者单用或配胖大海等各适量，沸水泡服；若兼痰中带血，可以桑叶、白茅根、竹茹、炙枇杷叶各适量，水煎取汁加冰糖适量服。

此外，治噤口痢，《随息居饮食谱》取冰糖 15 g，乌梅一个，煎浓频呷。

【用法用量】 内服入汤，10～15g，或含化，或入丸、膏剂。

【使用注意】 因其甘平，故湿胜中满及糖尿病患者不宜服。小儿不宜多食。

苹 果

【歌诀】 苹果甘凉，补气生津，止渴醒酒，开胃略清。

【来源】 蔷薇科植物苹果 *Malus pumila* Mill. 的果实。

【药性】 甘、酸，凉。归脾、胃、肝经。

【性能特点】 甘补酸益凉清，甜美可口，食药两兼，入脾胃肝经。善补中益气、生津开胃、止渴醒酒，治中虚气弱、口干烦渴、脾虚泄泻、食后腹胀、饮酒过度。略兼清热，热不甚者尤宜。

【功效应用】 补中益气，生津开胃，止渴醒酒。治中虚气弱、口干烦渴，症轻者单用适量生食，或蒸熟食，也可捣汁服；症重者可配大枣、蜂蜜等各适量，水煎收膏服。治脾虚泄泻、食后腹胀，症轻者多用，兼内热而热不甚者，每取适量，生食或蒸熟饭后食。治饮酒过度，每取适量，生食或捣汁服；也可配枳椇子各适量，水煎服。

【用法用量】 内服适量，生食，或榨汁，或熬膏。

【使用注意】 因其甘酸补益，有壅气之虞，故不宜过量食。

燕 麦

【歌诀】 燕麦平甘，健脾敛汗，补气滑肠，碾片易煎。

【来源】 禾本科植物雀麦 *Bromus japonis* Thunb. 的种子。又名**雀麦米**。

【药性】 甘，平。归脾、胃、大肠经。

【性能特点】 甘益香美，平而不偏，入脾胃大肠经，食药两兼。善补气健脾、滑肠，兼敛汗，治脾虚气弱、倦怠乏力、自汗、盗汗，兼便秘者尤宜。

【功效应用】 健脾补气，滑肠。治脾虚气弱、倦怠乏力，单用熬粥食，或配粟米、蕨麻等各适量，煮粥食。治脾虚自汗，可配粳米、浮小麦各适量，水煎服。治盗汗，可配山药、知母、黄柏等各适量。水煎服。治体虚肠燥便秘，可配生白术、炒枳壳、火麻仁各适量，水煎服。

【用法用量】 内服适量，煮食或煎汤；或制成麦片煮食。

【使用注意】 因其滑肠，故脾虚溏泄者慎服。

粳　米

【歌诀】 粳米平甘，止渴除烦，补气健脾，泻痢可蠲。

【来源】 禾本科植物稻（粳稻）*Oryza sativa* L. 的去壳种仁。

【药性】 甘，平。归脾、胃、肺经。

【性能特点】 甘益香美，平而偏凉，入脾胃肺经，食药两兼。善补气健脾、除烦止渴、止泻，略兼清热，治脾胃气虚、食少纳呆、倦怠乏力、心烦口渴、泄泻、痢疾等，兼热不甚者尤宜。

【功效应用】 补气健脾，除烦止渴，止泻痢。治脾胃气虚、倦怠乏力，单用熬粥食，或配栗子、薤麻等各适量，煮粥食。治脾虚泄泻、不寐，《寿世青编》茯苓粥，以粳米二合（约60g），茯苓末一两（30g），先以粳米煮粥，再下茯苓末，煮烂食。治脾虚食少纳呆，粳米配鸡内金粉各适量，先将粳米煮粥，再加入鸡内金粉，和匀服下。治心烦口渴热不甚者，单用煮粥食；热重者，可配生石膏、知母、竹叶各适量，先煮其余诸药，将得，去渣，再加粳米煮粥食。治霍乱狂闷、烦渴、吐泻无度、气欲绝，《圣济总录》竹沥饮，以竹沥、粳米各一合，将粳米炒后加水同研，去滓，和竹沥顿服。治上气咳嗽、胸膈伤痛、气喘，《圣惠方》粳米桃仁粥，以粳米二合，桃仁一两（30g）去皮尖，将二者煮粥食。治痢疾，可配马齿苋、铁苋菜等各适量，煮粥食。治妊娠忽然下黄汁如胶，或如豆汁，腹痛胎动，《医学纲目》以粳米五升，黄芪六两（180g），加水七升，煎取四升，分四服。下乳汁，《济阴纲目》以粳米、糯米各半合，莴苣子一合（淘净），生甘草半两（15g），共研细末，用水二升，煮取一升，去滓，分三服。

【用法用量】 内服煎汤9～30g，或水研取汁。

籼　米

【歌诀】 籼米味甘，补虚温散，效用专一，泻止脾健。

【来源】 禾本科植物稻（籼稻）*Oryza sativa* L. 的去壳种仁。

【药性】 甘，温。归心、脾、肺经。

【性能特点】 甘补温散，香美可口，入心脾肺经，食药两兼。善温中益气、健脾止泻，治脾胃虚寒泄泻。单用或入复方皆可，煎汤煮粥皆宜。

【功效应用】 益气温中，健脾止泻。治脾胃虚寒泄泻，症轻者单用熬粥食，症重者配炒山药、炒薏苡仁、干姜等各适量煮粥食。

【用法用量】 内服煎汤 30～60 g，或煮粥。

【使用注意】 因其甘温，故内有积滞或邪热者不宜服。

糯　米

【歌诀】 糯米温甘，泄泻虚寒，消渴疮肿，多尿自汗。

【来源】 禾本科植物糯稻 *Oryza sativa* L. var. *glutinosa* Matsum. 的去壳种仁。

【药性】 甘，温。归心、脾、肺经。

【性能特点】 甘补温散，香美可口，食药两兼，入心脾肺经。善补中益气、健脾止泻、缩尿敛汗、解毒，治脾胃虚寒泄泻、霍乱吐逆、消渴尿多、自汗、疮肿、痔疮。内服外用皆宜，煎汤煮粥皆可。

【功效应用】 补中益气，健脾止泻，缩尿敛汗，解毒。治脾胃虚寒泄泻，轻者单用熬粥食，也配炒山药、炒薏苡仁、干姜等各适量煮粥食。治小儿泄泻日久不止，《童婴类萃》以糯米半升，姜汁浸一宿，炒熟；山药半斤炒黄，加大椒末一钱（3 g），和匀，瓷罐储存，每服一二钱（3～6 g），赤砂糖调化下。治妊娠霍乱吐泻，心烦闷乱，渴不止，《圣惠方》以糯米一合，淘令净，研细，再取新汲水一大盏，研滤取汁，入蜜一合，生姜汁半合，相和，温即服三二合。治妊娠胎动不安，《圣惠方》糯米阿胶粥，以糯米三合，阿胶一两（30 g）捣碎，炒令黄燥，捣为末；先以糯米作粥，临熟下胶末，搅匀食之。治虚劳不足，以糯米适量加入猪肚内蒸干，捣作丸子，日日服之。治消渴尿多，《三因方》梅花汤，以炒糯米、桑白皮为末，各等份和匀，每取一两（30g）许，水一大碗，煮取半碗，渴则饮，不拘时。治自汗不止，《古今医统》取陈糯米不以多少，与麦麸同炒至黄色，研为细末，米饮调下三钱（9g），或熟猪肉蘸末食之亦可。治发背焮热疼痛，《圣惠方》消肿清凉膏，以糯米二升，龙脑冰片一分（0.3g）；糯米水淘令净，入龙脑相和，研成膏，摊于疏布上贴，干即易。治疣目及痣，《圣惠方》，以糯米五十粒，于湿石灰里埋之，以米烂为度，用针拨破疣目，敷之。治痔疮，《四声本草》方，以骆驼脂做煎饼空腹食之。

【用法用量】 内服煎汤30～60g，或入丸散，或煮粥。外用适量，研末调敷。

【使用注意】 因其甘温，故湿热痰火、积滞者忌服，小儿不宜多食。

黍　米

【歌诀】 黍米味甘，微温而散，益气解毒，止渴除烦。

【来源】 禾本科植物黍 *Panicumu miliaceum* L. 的种子。

【药性】 甘，微温。归肺、脾、胃、大肠经。

【性能特点】 甘益解，微温散，香美可口，食药两兼，入肺脾胃大肠经。善益气补中、除烦止渴、解毒，既治烦渴、泻痢、吐逆、咳嗽、胃痛，又治小儿鹅口疮、疮痈、烫伤等。单用或入复方皆可，煎汤煮粥皆宜。

【功效应用】 益气补中，除烦止渴，解毒。治中虚气弱、烦渴，可配粳米或粟米煮粥食。治诸痢不瘥，《食医心镜》黍米粥，以黍米二大合，蜡、羊脂各一两（30g），煮黍米临熟投蜡、羊脂令消，空腹服之。治小儿下痢，日夜数十度，渐困无力，《食医心镜》黍米粥，以黍米一合，鸡子一枚，蜡一分（细切），煮熟米粥，临熟下鸡子与蜡，搅匀令熟，食之。治干霍乱吐逆，《圣济总录》以黍米二合，淘净，水研取白汁，呷服。治咳嗽，可配桔梗、苦杏仁、生甘草等各适量，水煎服。治小儿鹅口不能饮乳，《千金要方》以黍米汁涂患处。治杖疮（即外伤皮损），黍米烧灰，食用油调涂，不留瘢痕。治烫伤，可配虎杖各适量，研末油调敷。预防褥疮，可将黍米装入布袋内，垫于身下。

【用法用量】 内服煎汤 30～90 g，或煮粥，或淘取泔汁。外用适量，研末调敷。

【使用注意】 因其甘而微温，《本草衍义》云其“动风”，故不宜多食，湿热痰火、肝风内动者慎服。

粟　米

【歌诀】 粟米凉甘，益肾味咸，补中益气，解毒除烦。

【来源】 禾本科植物粱 *Setaria italica* (L.) Beauv. 或粟 *Setaria italica* (L.) Beauv. vra. *germanica* (Mill.) Schred. 的种仁。又名**小米**，久储者名陈粟米、粢米。

【药性】 甘、咸，凉。陈粟米：苦，寒。归肾、脾、胃经。

【性能特点】 甘补和，咸益肾，凉能清，入肾脾胃经，食药兼用。补虚兼和中清解，既益气滋肾和中，又清热除烦解毒，治脾胃虚有热、体虚有热、反胃呕吐、腹满食少、消渴、泻痢及汤火伤。味美易食，力稍缓用量宜大与久服。

【功效应用】 益气滋肾，和中清热，除烦解毒。治脾胃气弱、食不消化、呕逆反胃、汤饮不下，《食医心镜》以粟米半升，杵如粉，水和丸如梧子大，煮令熟，点盐少许，空心和汁吞下。治产后气血虚弱、不能下食，《圣惠方》以粟米三合，羊肉半斤（250 g）去脂膜取四两（125 g），细切，以水五大盏，下米、羊肉同煎，欲熟，入盐、醋、椒、葱，更煮粥令熟，空心食之。治胃虚呕吐，以粟米、姜汁各适量煮粥食。治老人胃弱呕吐、不下食、渐瘦，《古今医鉴》以粟米四两（125g），淘净；白面四两（125 g）和匀，作粥，空心食，日一食。治翻胃吐酸及病后体虚，《寿世青编》以粟米一合，煮粥，入人参末、姜汁各五钱（15 g），和匀，空腹服。治赤白痢、下水谷、食不消，《卫生易简方》以粟米煮粥，和曲末 1 g，日四五服。治肾虚腰疼脚肿、小便不利，或肚腹胀、四肢肿浮肿，《鲁府禁方》以粟米、绿豆各一抄，猪肝一叶切碎，共煮粥食，不过五次肿自消，并忌气恼与食生冷。治汤火灼伤，《崔氏方》以粟米炒焦，投水，澄取汁，煎稠如糖，频涂之，能止痛灭瘢痕。治痱疮，《普济方》以粟米浸累日令败，研澄取之敷疮。

【用法用量】 内服煎汤，15～30 g，或煮粥。外用适量，研末撒，或煮汁涂。

【使用注意】 因其性凉，脾胃虚寒者慎用；《日用本草》云“与杏仁同食，令人吐泻”，故不宜与杏仁同食。

米　油

【歌诀】 米油平甘，食药两兼，脾虚精亏，淋浊可安。

【来源】 为煮米粥时，浮于上层的浓稠液体。又名**粥油**。

【药性】 甘，平。归肾、脾经。

【性能特点】 甘补淡渗，平而不偏，味美易食，食药两兼，入肾脾经。善补肾健脾、利尿通淋，治脾虚羸瘦、肾亏不育、小便淋浊，单用即可。

【功效应用】 补肾健脾，利尿通淋。治脾虚羸瘦，单用适量常服。治精清不孕，《本草纲目拾遗》方，用煮米粥滚锅中面上米沫浮面者，撇取并加炼过食盐少许，空腹服。治小便淋浊，轻者单用，重者可配萆薢、乌药、茯苓等各适量煎汤，再对入服。

【用法用量】 内服煎汤 30～60 mL，或煮粥。

【使用注意】 因其甘温，故内有积滞或邪热者不宜服。

酒　酿

【歌诀】 酒酿甘辛，温通散行，活血托毒，补气生津。

【来源】 以糯米和酒曲酿制成的酵米。

【药性】 甘、辛，温。归脾、肝经。

【性能特点】 甘缓温通，辛能行散，入脾肝经。主补气生津、活血托毒，兼散寒。治体虚气弱、津伤口干、痘疹透发不起、乳痈肿痛、头风头痛。食药兼用，或外用或内服。

【功效应用】 补气，生津，活血。治体虚气弱、津伤口干，轻者适量煮饭食；重者可配蕨麻、山药等各适量，水煎服。治痘疮（即天花）不起，《良方集要》以荸荠捣汁，和白酒酿适量，炖温服；不可炖大热，大热则效差，慎之。治乳痈肿痛，酒酿配鲜蒲公英各适量，捣烂外敷；或取少许，与洗净的炒鲜嫩苎麻根适量，捣敷患处，日一换。治头风头痛，可配白芷、川芎、蔓荆子、荆芥穗等各适量，水煎服。

【用法用量】 内服适量，炖温或与药同煎。外用适量，捣敷。

【使用注意】 因其辛散甘缓温助，故阴虚火旺、内火炽盛及湿热盛者忌服，服药期间忌食辛辣发物。

沙　棘

【歌诀】 沙棘平酸，止咳化痰，健脾益肺，血活瘀散。

【来源】 胡颓子科植物中国沙棘 *Hippophae rhamnoides* L. subsp. *sinensis* Rousi 和云南沙棘 *Hippophae rhamnoides* L. subsp. *yunnanensis* Rousi 的干燥果实。

【药性】 酸、甘、苦，平。归脾、胃、肺、肝经。

【性能特点】 甘酸补虚，苦能泄散，平而偏温，药食兼用。既入脾胃经，能健脾益胃消食，治脾虚胃弱之乏力食少最宜；又入肺经，善益敛肺气、止咳化痰，治肺虚久咳痰多尤宜；还入肝经，能活血散瘀，治血瘀诸证，无论寒热皆可。

【功效应用】 健脾益胃消食，益肺止咳化痰，活血散瘀。治脾虚乏力食少，症轻者单用即可，症重者常配石榴子、藏木香、芫荽子等各适量煎服，如《四部医典》方。治久咳痰多兼肺虚，症轻者单用本品适量，水煎熬膏服；症重者，可配余甘子、甘草等，以增强药力，如《青海省藏药标准》五味沙棘散。治血瘀诸证，症轻者单用水煎服，或提取沙棘总黄酮制成胶囊服；症重者，常配他药以增强药力，属胸痹心痛者，常配川芎、红花、赤芍、丹参等各适量，水煎服；属跌打损伤瘀血肿痛者，常配乳香、没药、丹皮等各适量，水煎服；属妇女月经不调、痛经、经闭者，可配当归、川芎、香附、桃仁等各适量，水煎服。

【用量用法】 内服煎汤3～9g，或入丸散，或鲜品绞汁服。外用适量，捣敷或研末敷。

【使用注意】 因其甘酸，故胃酸过多或患胃及十二指肠溃疡者慎服。

芋 头

【歌诀】 芋头甘平，健脾补虚，又能润肠，肿毒可祛。

【来源】 天南星科植物芋 *Colocasia esculenta* (L.) Schoot. 的根茎。

【药性】 甘、辛，平。归脾、胃经。

【性能特点】 甘补辛散，平而少偏，入脾胃经。内服既善健脾补虚，治脾虚体弱、纳少乏力、消渴；又能散结解毒，治腹中癖块，尤宜脾虚体弱兼腹中癖块者；且兼润肠，治脾虚体弱或腹中癖块兼肠燥便不畅者尤佳。外用散结、解毒、消肿，善治肿毒瘰疬、疥癣等。生用辛散有毒而力强，熟用甘美可口无毒而力缓。内服当用熟品，外用宜用生品。

【功效应用】 内服健脾补虚，散结解毒，兼润肠；外用散结，解毒，消肿。治脾胃虚弱之纳少乏力兼便不畅者，单用适量煮熟食，或配山药、火麻仁等各适量，水煎服。治消渴兼便不畅者，单用煮熟食，或配山药、天花粉等各适量，水煎服。治瘰疬，《中国医学大辞典》芋艿丸，以香梗芋头切片，晒干为末，用陈海蜇（漂洗）、大荸荠煎汤泛丸，如梧桐子大，每服 9g，陈海蜇、荸荠煎汤送下。治腹中癖块，可配半夏、猫爪草等各适量，水煎服。治肿毒，可单用鲜品配葱白适量捣敷。治赘疣、鸡眼、疥癣，可单用鲜品切片擦或捣烂敷患处。治水火烫伤，单用鲜品捣烂，调以麻油适量涂伤处。

【用法用量】 内服煎汤 60～120g，或入丸散。外用适量，生品捣敷或醋调敷。内服宜煮熟，外敷宜生用。

【使用注意】 因其甘补辛散，生用有毒，故内服宜煮熟，不宜超量久服。

胡萝卜

【歌诀】 胡萝卜平，健脾解毒，化痰止咳，滋肝明目。

【来源】 伞形科植物胡萝卜 *Daucus carrot* L. vra. *stiva* Hoffm. 的根。

【药性】 甘、辛，平。归脾、肝、肺经。

【性能特点】 甘补辛散，平而偏凉，食药兼用。入脾经，善健脾和中，治脾虚食少乏力。入肝经，善滋肝明目，治肝虚视物昏花、雀目。入肺经，能化痰止咳，治咳喘与百日咳，无论偏寒偏热、有痰无痰皆可。还能清解热毒，治咽喉肿痛、麻疹、水痘、疖肿及水火烫伤等。内服当用熟品，外用宜用生品。

【功效应用】 健脾和中，滋肝明目，化痰止咳，清热解毒。治脾虚食少，单用适量煮熟食；或配山药、芋头、炒神曲等各适量，水煎服。治体虚乏力，可配党参、山药、白术等各适量，水煎服。治胃脘痛，取胡萝卜50g焙焦、麻黄150g，共研细末，每服3g，日2次，热酒送服。治痢疾，《福建药物志》以胡萝卜30～60g、冬瓜糖15g，水煎服。治肝虚视物昏花或雀目，胡萝卜适量捣汁，拌熟羊肝片随意食。治咳喘，可配苦杏仁、苏子、葶苈子等各适量，水煎服。治百日咳，以胡萝卜125g、红枣12个（连核），加水适量，煮汁服。治小儿发热，单用胡萝卜60g，水煎连续饮服。治咽喉肿痛，轻者生食；重者可配桔梗、甘草、金银花等各适量煎服。治麻疹，取胡萝卜125g、芫荽90g、荸荠60g，加水多量，久熬至2碗，一日内分服完。治水痘，单用煎汤频饮；或配金银花、芫荽、芦根等各适量，水煎服。治臁疮，以胡萝卜煮熟，趁热捣烂敷患处。治水火烫伤，单用胡萝卜煮熟捣敷。治痔漏，单用切片，煨火烧热，敷贴患处，凉后即换，连用6～7次。

【用法用量】 内服煎汤60～120g，或生吃，或蒸煮食，或榨汁服。外用适量，煮熟捣敷或者切片烧热敷。

【使用注意】 因其甘补辛散，故不宜过量食，生食易伤胃，脾胃虚弱者不宜多食。

番　薯

【歌诀】 番薯甘平，补气生津，消肿活血，通便缓行。

【来源】 旋花科植物番薯 *Ipomoea batatas* (L.) Lam. 的新鲜或干燥块根。又名红薯。

【药性】 甘，平。归脾、肾经。

【性能特点】 甘美补润，平而不偏，食药兼用，入脾肾经。善补气、和血、生津、润肠，凡体虚、津伤、肠燥、血不和皆可酌选。生吃熟食皆宜，多内服，亦可外用。

【功效应用】 补中益气，生津止渴，活血消肿，润肠通便。治脾虚体弱、气虚乏力，单用适量煮熟食；或配小米或大米各适量，煮粥食。治脾虚水肿，可配薏苡仁、冬瓜皮、赤小豆各适量，煮粥食。治津伤口渴，单吃生番薯，或煮熟食。治乳痈肿痛、疮疖肿痛，单用生番薯捣烂敷患处，连用数日。治肠燥便秘，单用番薯适量煮熟食，或配小米煮粥食。

此外，生品食用还能醒酒。

【用法用量】 内服适量，生食或煮食。外用适量，鲜品捣敷。

【使用注意】 因其甘补而润，故湿阻中焦、气滞食积、醋心泛酸者忌服。

马铃薯

【歌诀】 马铃薯平，调中补气，解毒消肿，健脾和胃。

【来源】 茄科植物马铃薯 *Solanum tuberosum* L. 的新鲜或干燥块茎。

【药性】 甘，平。归脾、胃经。

【性能特点】 甘美保健，平而不偏，入脾胃经，食药两兼。熟用平而偏温，善补气健脾、和胃调中，治脾虚气亏、体弱羸瘦宜用；生用平而偏凉，善解毒消肿，治疮疡肿毒当选。

【功效应用】 补气健脾，和胃调中，解毒消肿。治脾虚体弱、气虚乏力，单用适量煮熟食，或配小米或大米各适量煮粥食，或烤熟食，或与牛肉共炖食。治胃、十二指肠溃疡疼痛，取新鲜未发芽的马铃薯，洗净不去皮，切碎捣烂，用干净纱布包挤汁，每日早晨空腹服 1～2 匙，酌加蜂蜜适量，连服 2～3 星期；服用期间，禁食辣椒、大蒜等刺激性食物。治痄腮肿痛，取马铃薯 1 个，以醋磨汁，涂患处，干了再涂，不间断。治皮肤湿疹，洗净切细，捣烂如泥，敷患处，纱布包扎，每昼夜换 5～6 次，1～2 次后患部呈明显好转，2 天后大都消退。治烫伤，磨汁涂伤处。

【用法用量】 内服适量，煮食或烤熟食，或做菜食。外用适量，磨汁涂。

【使用注意】 因其甘补，故不宜过量食用，消化不良属肝胃不和泛酸者慎服。发芽或表皮呈青绿色者，因其含有茄碱，故不宜食用。

南 瓜

【歌诀】 南瓜味甘，益气补中，平而味美，解毒消肿。

【来源】 葫芦科植物南瓜 *Cucurbita moschata* (Duch.) Poiret 的去子的成熟果实，未成熟的嫩者可不去子。

【药性】 甘，平。归肺、脾、胃经。

【性能特点】 甘补解，平不偏，味美易食，入肺脾胃经。既补中益气，又解毒消肿，兼止痛，治体弱气虚、肺痈、疮肿、烫伤、鸦片毒、毒蜂螫伤等，食药兼用而力较缓，内服外用均可，老嫩皆宜，但用量宜大。

【功效应用】 补中益气，解毒消肿。治气虚体弱，单用适量，或配茄子、胡萝卜等蒸食，或可配小米或大米等各适量煮粥食，或配太子参、党参等各适量水煎服。治肺痈，可单用适量置瓷盘中清蒸，不加盐油食；或再以鱼腥草、桔梗、芦根各适量，水煎取汁，送服。治哮证，《岭溪单方选》取匾式老南瓜 1 个，挖盖去籽，入大麦糖 1kg，候冬至蒸一时辰为度，每晨取 2 调羹，开水冲服。治胸膜炎、肋间神经痛，南瓜肉煮熟，摊于布上，敷贴患处。治糖尿病，南瓜 250g，蒸熟，每晚服食，五天后每日早晚各食 250g。治痈肿疮疡，老南瓜晒干研末，每取适量，醋调敷。治火药伤、汤火伤，生南瓜捣敷患处。治鸦片中毒，生南瓜捣汁频饮。

【用法用量】 内服蒸煮 15～30g，或捣汁。外用适量，生品捣敷。

【使用注意】 因其甘补，故湿阻气滞者忌服。

落花生

【歌诀】 花生性平，油香味甘，健脾养胃，润肺化痰。

【来源】 豆科植物落花生 *Arachis hypogaea* L. 的种子。

【药性】 甘，平。归脾、肺、大肠经。

【性能特点】 甘补质润，香美多脂，生平偏凉，熟平偏温，食药两兼，入肺脾大肠经。炒用善健脾养胃，治脾虚不运、体虚胃弱、乳妇奶少；生用善润肺化痰、润肠通便，治肺燥咳嗽无痰或痰少而黏、肠燥便秘。

【功效应用】 健脾养胃，润肺化痰，润肠。治脾虚不运，单用适量炒熟食，或用五香粉煮熟食。治体虚羸弱，单用煮熟食，或与小米、大枣各适量煮粥食。治反胃不舒，取适量加花椒、陈皮各适量煮熟食。治哺乳妇奶少，《陆川本草》以花生米90g、猪脚前蹄1只，共炖，吃肉与花生米并喝汤。治脚气，《现代实用中药》以带衣生花生肉、赤小豆、红枣各100g，煮汤，一日数回饮用。治久咳、肺燥咳嗽无痰，或痰少而黏、小儿百日咳，《杏林医学》以生花生去嘴尖，文火煎汤调服。治肠燥便秘，单用生干品适量口嚼食，鲜者更佳。治妊娠水肿、羊水过多，《福建药物志》以花生米125g、大枣10粒、大蒜1粒，水炖至花生烂熟，加红糖适量服。

【用法用量】 内服煎汤，30～100g；生研冲汤，10～15g；炒熟或煮熟，30～60g。健脾宜熟用，润燥宜生用。

【使用注意】 因其多脂滑肠，故脾虚便溏者不宜服，不宜过量服。

蚕 豆

【歌诀】 蚕豆平甘，水肿胀满，虚弱膈食，伤肿疮鬫。

【来源】 豆科植物蚕豆 *Vicia faba* L. 的种子。

【药性】 甘、微辛，平。归脾、胃经。

【性能特点】 甘补益，微辛散，平不偏，入脾胃经，食药两兼。既补脾健胃而消食，治脾虚胃弱之膈食；又利水消肿、解毒疗伤，治水肿、疮毒、伤肿。

【功效应用】 补脾健胃，利水消肿，解毒疗伤。治脾虚胃弱之膈食，《指南方》以其研粉，每取适量，红糖调服。治水肿胀满，《湖南药物志》以其配冬瓜皮各60g，水煎服。治癞痢秃疮，《吉人集验方》以鲜蚕豆打如泥，涂疮上，干即换，三五次即愈；如无鲜者，用干者水浸胖，捣如泥外敷亦可。治扑打及金伤、出血不止，《串雅外编》假象皮膏，以蚕豆炒去壳，取豆捣细和匀，蜡融为膏，摊贴如神。

此外，治误吞铁针入腹，蚕豆同韭菜煮食，针即自大便出。

【用法用量】 内服煎汤30～60 g；或研末，或作食品。外用适量，捣敷，或烧灰调敷。

【使用注意】 因其味甘易滞气，故不宜过量食，对本品过敏者禁服。

菱　角

【歌诀】 甘凉菱角，补脾胃药，止渴除烦，解毒利尿。

【来源】 菱科植物菱 *Trapa bispinasa* Roxb.、乌菱 *Trapa bicornis* Osbeck 等的果肉。

【药性】 甘，凉。归脾、胃经。

【性能特点】 甘补淡渗凉清，食药兼用，入脾胃经。善补脾益胃、除烦止渴、利尿、解毒，治脾虚泄泻、暑热烦渴、消渴、饮酒过度、痢疾。

【功效应用】 补脾益胃，除烦止渴，解毒，利尿。治脾虚泄泻，症轻者单用适量煮汤食，或去皮煮熟食；重者可配炒薏苡仁、茯苓等各适量，水煎服。治暑热烦渴，症轻者单用煎汤食，症重兼水泻者可配六一散、西瓜皮、车前子等各适量，水煎服。治消渴，轻者单用生者，水煎即可；较重者可配荔枝核、生葛根等各适量，水煎服。治饮酒过度，轻者单用生食或水煎服，较重者可配葛花、枳椇子等沸水泡后代茶或水煎服。治痢疾，常生用并配马齿苋、铁苋菜、车前草等各适量，水煎服。

此外，还能抗癌，治消化性溃疡或胃癌初起，《常见抗癌中草药》以菱角60 g，生薏苡仁30 g，水煎代茶饮。

【用法用量】 内服煎汤10～15 g，大剂量可用至60 g，或生食。补脾益胃宜熟用；除烦止渴、解毒利尿、解酒宜生用。

【使用注意】 因其甘补性凉，故脾虚中寒气滞者不宜服，不宜过量服。

豆　腐

【歌诀】 豆腐甘凉，脾虚腹胀，消渴肺热，目赤杖疮。

【来源】 豆科植物大豆 *Glycne mrax* (L.) Merr. 的种子的加工制成品。

【药性】 甘，凉。归脾、胃、大肠经。

【性能特点】 甘补凉清，味美易食，入脾胃大肠经。既补气和中，又生津润燥，还泻火解毒。善治脾虚腹胀、休息痢，又治消渴、肺热咳嗽、目赤肿痛。此外，还解硫黄毒，炮制硫磺每用。食药兼用，内服外用均可。

【功效应用】 益气和中，生津润燥，泻火解毒。治脾虚腹胀，单用适量配餐食，或配胡萝卜等蒸食，或配太子参、党参等水煎服。治休息痢，单用适量，醋煎食。治消渴，单用适量配餐食。治肺热燥咳，单用水煎食，或配餐食；或配知母、桑叶等煮后，食豆腐喝汤。治咸哮、痰火吼喘，《食物中药与便方》以豆腐1碗，饴糖60g，生萝卜汁半酒杯，混和煮一沸，每日分2次服。治目赤肿痛，鲜豆腐适量切片，菊花、桑叶各10g煎汤服；或菊花10g沸水泡服，并以豆腐片敷患眼上。治杖疮青肿，以豆腐切片敷之，频易；或烧酒煮贴之，色红即易，不红即已。

【用法用量】 内服适量，蒸食，或做菜，或做汤。外用适量，切片贴敷。

【使用注意】 因其甘补，故湿阻气滞者忌服。

蕨　麻

【歌诀】 蕨麻甘平，补气养血，健脾养胃，生津止渴。

【来源】 蔷薇科植物蕨麻 *Potentila asenlina* L. 的块根。又名**人参果**、**延寿果**。

【药性】 甘、微苦，平。归肺、脾、大肠经。

【性能特点】 甘补利，微苦泄，平不偏，食药兼用。既入肺脾，又入大肠经，善补气血、健脾胃、生津止渴，治病后贫血、营养不良、水肿、脾虚泄泻、风湿痹痛等。

【功效应用】 补气血，健脾胃，生津止渴，兼利尿。治病后体虚、气血双亏，可单用适量煎服，或配大枣、党参、龙眼肉等各适量煎服。治营养不良，可单用煎汤；或配小米、大枣各适量，煮粥食。治脾胃虚弱、浮肿，取蕨麻、大米各30g，茯苓15g，煮粥食。治脾虚水肿，常配茯苓、猪苓、冬瓜皮、红景天等各适量，水煎服。治脾虚泄泻，常配炒山药、炒薏苡仁、茯苓等各适量，水煎服。治风湿痹痛，可配防风、刺五加、秦艽等各适量，水煎服。

【用法用量】 内服煎汤3～10g，或煮粥。

葡萄

【歌诀】 葡萄甘酸，体虚腰软，痹痛虚咳，心悸盗汗。

【来源】 葡萄科植物葡萄 *Vitis vinifera* L. 的果实。又名**草龙珠**。

【药性】 甘、酸，平。归肺、脾、肾经。

【性能特点】 甘补利，酸益筋，平偏温，甘美多汁，食药兼用。入肺脾肾经，善补气血、强筋骨、利小便，治气血虚弱、肺虚咳嗽、心悸盗汗、烦渴、风湿痹痛、淋病、水肿、痘疹（含天花）不透。药力较强，易生内热，体壮内湿者不宜。

【功效应用】 补气血，强筋骨，利小便。治气血双亏，可单用适量生吃或煎服，亦可与米蒸煮饭食；或配桑寄生、刺五加、龙眼肉等各适量，水煎服。治体虚腰软，《本经逢原》以琐琐葡萄、人参各一钱（3g），火酒浸一宿，晨涂于手心，摩擦腰脊，能助膂力强壮；若卧时摩擦腰脊，力能助肾之坚强，服之尤为得力。治肺虚咳嗽无痰，症轻者单用适量生食或沸水泡服；症重者可配百合、麦冬、桔梗等各适量，水煎服。治咽喉红肿而热气尚浅者，《喉科金钥》清凉饮，以甜葡萄汁加延胡索粉各适量，徐徐饮之。治心悸盗汗，可配麦冬、生桑叶、炒枣仁等各适量，水煎服。治烦渴，热轻者可单用适量沸水泡服，或鲜品取汁加蜂蜜适量收膏服；热重者可配竹叶、麦冬等各适量，水煎服。治风湿痹痛，可配防风、羌活、秦艽等各适量，水煎服。治淋痛，可配车前草、白茅根等各适量，水煎服。治体虚水肿，可配冬瓜皮、茯苓、生姜皮、黄瓜皮等各适量，水煎服。治时气或疮疹发不出，《卫生易简方》以生葡萄子为末，每服一二钱（3～6g），温酒或米饮调下，大效。

【用法用量】 内服煎汤15～30g，或生食，或捣汁，或熬膏，或浸酒、煮粥。外用适量，浸酒涂擦，或捣汁含咽，或研末敷。

【使用注意】 因其甘酸补益偏温，易生内热，故不宜过量或频食，阴虚内热、胃肠实热、痰热内蕴者不宜服。

樱　桃

【歌诀】 樱桃性温，遗精腰痛，虚泻瘫痪，冻疮可用。

【来源】 蔷薇科植物樱桃 *Cerasus psedcerasus*（Lindl.）G. Don. 的果实。又名**草龙珠**。

【药性】 甘、酸，温。归脾、肾经。

【性能特点】 甘酸温补多汁，食药兼用，入脾肾经。善补脾益肾，治脾虚泄泻、肾虚遗精、腰腿疼痛、四肢不仁、瘫痪。药力较强，易生内热，体壮内湿者不宜。

【功效应用】 补脾益肾。治脾虚泄泻，症轻者可单用适量生吃或煎服；症重者可配炒山药、茯苓各适量，水煎服。治肾虚遗精，症轻者单用适量生吃或煎服；症重者可配山药、山萸肉、金樱子等各适量，水煎服。治肾虚腰腿痛，症轻者单用生吃或水煎服，症重者可配桑寄生、炒杜仲、骨碎补等各适量，水煎服。治四肢不仁，可配续断、桑寄生、刺五加等各适量，水煎服。治中风后遗症之瘫痪，可配生黄芪、红花、赤芍、丹参等各适量，水煎服。治冻疮，鲜樱桃适量储于瓶中，埋地下，立冬时取出，外涂患处。治烧烫伤，鲜樱桃捣取浓汁，药棉签蘸汁，频涂伤处。

【用法用量】 内服煎汤 30～15 g，或生食，或捣汁，或浸酒。外用适量，浸酒涂擦，或捣汁敷。

【使用注意】 因其甘酸温补，易生内热，故不宜过量或频食，阴虚内热、胃肠实热、痰热内蕴者不宜服。

黑木耳

【歌诀】 黑木耳平，补气养血，止血降压，润肺止咳。

【来源】 木耳科真菌木耳 *Auricularia aucula*（L. ex Hook.）Underw.、毛木耳 *Auricularia polytrixha*（Mont.）Sacc.、皱木耳 *Auricularia delicata*（Fr.）P. Henn. 的子实体。

【药性】 甘，平。归肺、脾、肝、大肠经。

【性能特点】 甘补质润，平而偏凉，食药兼用。入肺脾肝大肠经，既善补气养血、润肺止咳，又能止血、降压、抗癌。治气虚血亏、肺虚久咳，兼出血尤佳，治多种出血、高血压病、妇科癌症等，兼体虚尤宜。

【功效应用】 补气养血，润肺止咳，止血，降压，抗癌。治气虚血亏，可单用，或配大枣、党参、龙眼肉等各适量，水煎服。治肺虚咳嗽久咳，可单用，或配银耳、太子参、百合、川贝母等各适量，水煎服。治咳血，可配白茅根、芦根、桑白皮等各适量，水煎服。治衄血，可配黄芩、栀子、白茅根等各适量，水煎服。治血痢日夜不止、腹中疞痛、心神麻闷，《太平圣惠方》单用适量，水煮熟，先喝汤，后以盐、醋拌，尽食之；也可配马齿苋、铁苋菜水煮做菜，拌蒜泥等调料食。治大便干燥、痔疮出血，东北民间以之5g、柿饼30g，煮烂随意吃。治妇女崩漏，《孙天仁集效方》以黑木耳半斤（250g），炒见烟，为末，每取6g，配血余炭1g，混匀好酒调服出汗。治高血压眼底出血，以黑木耳6g、冰糖5g，慢火炖汤，睡前吃。治子宫颈癌、阴道癌，可单用适量炖食，或配入复方。治跌打损伤，单用适量，可内服可外用。治疮疡久不收口，湖北民间单用焙枯研末，加等量白糖，温水调糊，敷患处。

【用法用量】 内服煎汤3～10g，或炖汤，或烧炭存性研末服。

【使用注意】 因其甘补辛散，故虚寒溏泻者不宜服。

竹　荪

【歌诀】 竹荪甘凉，润肺止咳，补气养阴，清利湿热。

【来源】 鬼笔科真菌长裙竹荪 *Dictyophra indusiata* (Vent. ex Pers.) Fischer、短裙竹荪 *Dictyophra duplicata* (Bosc) Fischer 子实体。

【药性】 甘、微苦，凉。归肺、脾、膀胱经。

【性能特点】 甘补质润，味美可口，微苦凉清，食药兼用。入肺脾膀胱经，既善补气养阴、润肺止咳，又清热利湿、抗肿瘤。治肺虚热咳、喉炎、痢疾、白带、高血压病、高血脂病，以及抗肿瘤的辅助治疗。

【功效应用】 补气养阴，润肺止咳，清热利湿，抗肿瘤。治肺虚热咳，症轻者单用煎服，或沸水泡服；症重者可配太子参、百合、川贝母等各适量，水煎服。治咽喉肿痛，症轻者单用沸水泡服，症重者可配金银花、菊花各适量，水煎服。治痢疾，可配马齿苋、大蒜等各适量，水煎服。治体虚水肿兼热，可单用适量，或配玉米须、冬瓜或冬瓜皮各适量，水煎服。治体虚白带，可配生山药、茯苓、莲子肉等各适量，水煎服。治高血压病或高血脂病，可单用适量或配玉米须、桑叶等各适量煎服。

此外，亦可作为抗肿瘤的辅助治疗，在肿瘤患者术后或再行放疗化疗后，可在餐食中加用适量，日日常服。

【用法用量】 内服煎汤10～30g，煎汤。

【使用注意】 因其甘补辛散，故虚寒溏泻者不宜服。

香　菇

【歌诀】 香菇平甘，理气化痰，补虚扶正，癌躅毒痊。

【来源】 白蘑科真菌香菇 *Lentinus edodes* (Berk.) Sing. 的子实体。

【药性】 甘，微辛，平。归脾、胃、肝经。

【性能特点】 甘补益，微辛散，平不偏，食药兼用，入脾胃肝经。善补虚扶正、健脾开胃、祛风透疹、化痰理气、解毒抗癌，治正气虚弱、神倦乏力、纳呆、消化不良、贫血、佝偻病、高血压、高脂血症、慢性肝炎、盗汗、小便不禁、水肿、麻疹透发不畅、荨麻疹、毒菇中毒、癌肿。药力较缓，须常用久服。

【功效应用】 补虚扶正，健脾开胃，祛风透疹，化痰理气，解毒抗癌。治正气衰弱、神倦乏力，可单用适量水煮服，也或佐餐食。治纳呆、消化不良，可单用适量切片，水煮服；或配鸡内金、焦神曲各适量，水煎服。治胃肠不适腹痛，刘波《中国药用真菌》以鲜香菇90g，切片，水煎服。治贫血、佝偻病，《中国药用孢子植物》单用适量水煮常食或入复方水煎服。治高血压、高脂血症，单用适量水煮或配餐做菜常食。治慢性迁延性肝炎、慢性活动性肝炎及肿瘤等，卫生部《药品标准·中药成方制剂》以香菇干膏粉、云芝干膏粉（3∶2）制成香云肝泰片，片重为0.13g，每次成人口服5片，日3次。治盗汗，《福建药物志》以香菇15g，酒酌量，炖后调白糖服。治小便不禁，《中国药用孢子植物》单用适量水煮常食。治水肿，刘波《中国药用真菌》以干香菇16g、鹿衔草、金樱根各30g，水煎服。治麻疹透发不畅，《福建药物志》以香菇柄15g、桂圆肉12g，水煎服。治荨麻疹，《福建药物志》以香菇 15g，酒酌量，炖服。治误食毒菇中毒，刘波《中国药用真菌》以干香菇 90g，水煮食。治癌肿，可单用适量水煮，或配餐做汤常食。

【用法用量】 内服煎汤，干品 6～9g，鲜品 15～30g。

【使用注意】 因其甘平偏凉，故脾胃寒湿气滞者忌服。

猴头菌

【歌诀】 猴头菌平，抗癌安神，健脾养胃，药效妥稳。

【来源】 齿菌科真菌猴头菌 *Hericium erinacius* (Bull ex Fr.) Pels.、珊瑚状猴头菌 *Hericium coralloides* (Scop. ex Fr.) Pels. 的子实体。

【药性】 甘，平。归脾、胃、心经。

【性能特点】 甘补益，平不偏，食药兼用，入脾胃心经。善健脾养胃、安神、抗癌，治体虚乏力、消化不良、失眠、胃与十二指肠溃疡、慢性胃炎、消化道肿瘤。药力较强，可常用久服。现代研究证明其有增强免疫、抑瘤、抗溃疡、降血糖及延缓衰老作用。

【功效应用】 健脾养胃，安神，抗癌。治体虚乏力，单用适量水煎代茶饮；或配刺五加各适量，水煎服。治消化不良，《全国中草药汇编》以猴头菌 60g，水浸软后，切成薄片，水煎服，每日 2 次，黄酒为引。治神经衰弱、身体虚弱，《全国中草药汇编》以干猴头菌 150g 切片，与鸡肉共煮食，也可和鸡汤炖食。治胃溃疡，刘波《中国药用真菌》以干猴头菌 30g，水煮食，日 2 次。治胃癌、食管癌、肝癌，《中国药用孢子植物》以猴头菌、藤梨根、白花蛇舌草各 60g，水煎服。

【用法用量】 内服煎汤，干品 10～30g，鲜品 30～100g，或与鸡汤共煮食。

口　蘑

【歌诀】 口蘑甘平，补虚健脾，宣肺止咳，透疹效奇。

【来源】 口蘑科真菌香杏口蘑 *Tricholoma gambosum* (Fr.) Gill.、蒙古

口蘑 *Tricholoma mongolicum* Imai. 的子实体。

【药性】 甘、辛，平。归肺、脾、胃经。

【性能特点】 甘益辛散，平而不偏，食药兼用，入肺脾胃经。善健脾补虚、宣肺止咳、透疹，治头晕乏力、神倦纳呆、消化不良、咳嗽气喘、麻疹欲出不出、烦躁不安。药力较缓，食多药少，多做辅助治疗用。

【功效应用】 健脾补虚，宣肺止咳，透疹。治头晕乏力、神倦纳呆，单用适量水煮食，或配餐做菜食。治消化不良，症轻者单用水煮食；症重者可配焦麦芽、焦神曲、陈皮等各适量，水煎服。治咳嗽气喘，症轻者单用适量水煮食，或辅助它药；症重者可配苦杏仁、紫苏子、桔梗等各适量水煎服。治麻疹欲出不出、烦躁不安，单用适量水煮食；并取香菜适量煎汤外擦。

【用法用量】 内服煎汤，干品 6～9 g，鲜品 30～60 g。

【使用注意】 因其平而偏温，故湿热淋痛者不宜。

白　菜

【歌诀】 白菜甘平，补虚和中，通肠利尿，虚秘水肿。

【来源】 十字花科植物白菜 *Brassica pekinensis* (Lour.) Rupr. 的叶。又名**黄芽白菜**。

【药性】 甘，平。归脾、胃、大肠经。

【性能特点】 甘益渗，平偏凉，入脾胃大肠经。既补虚和中，治体虚食少、食积胀满；又通肠利尿，治虚秘、水肿、小便不利。力和缓，食药两兼，生食熟食均宜，做菜煎汤均可。

【功效应用】 补虚和中，通肠利尿。治体虚食少，单用大量煮食，或配山药、马铃薯等炖熟，加调料适量食。治食积腹满，可配萝卜等各适量或煮食，或炒菜食。治虚秘每便艰难，可配萝卜、黑木耳等各适量炖菜食。治水肿、小便不利，症轻者单用水煮食，或以嫩白菜心切细丝，凉拌食；症重者常配冬瓜或冬瓜皮各适量水煎服。

此外，还能除烦热、解酒毒，多单用或配它品。

【用法用量】 内服适量，煮食或绞汁饮，或做菜食。

【使用注意】 因其甘而平凉，故脾胃虚寒者不宜生食。

兔 肉

【歌诀】 兔肉甘寒，补中健脾，凉血解毒，心中牢记。

【来源】 兔科动物东北兔 *Lepus mandhuricus* Raddn 等的肉。

【药性】 甘，寒。归脾、肝、大肠经。

【性能特点】 甘补益，寒清泄，食药兼用，血肉有情。入脾肝大肠经，善健脾补中、凉血解毒，治胃热消渴、反胃吐食、肠热便秘、肠风便血、湿热痹痛、丹毒。

【功效应用】 健脾补中，凉血解毒。治消渴羸瘦、小便不禁，《海上集验方》以兔1只，剥去皮、爪、五脏等，加水一斗半，煎煮令烂，骨肉相离，滤去骨肉，斟酌五升汁，便澄滤，令冷，渴即饮之。治肺结核，《广西药用动物》将胎兔（健康孕兔的胎儿）搅碎，烘干研末，每次服15g，日2～3次。治胃热呕逆症轻者，可配竹茹、生枇杷叶、陈皮、生甘草各适量，水煎服。治肠热便秘，可配炒决明子、炒枳壳等各适量，水煎服。治肠风便血，可配白茅根、炒槐花、虎杖等各适量，水煎服。治湿热痹痛，症轻者单用适量水煎服；症重者可配秦艽、防己等各适量，水煎服。治宫颈癌而体质健好者，《广西药用动物》以健壮公兔（去皮毛内脏）1只、川贝母9～15g、红糖适量，共炖熟，连汤食，早晚各服一次。

此外，治丹毒，《日华子本草》云单用生食能压丹毒，亦可用生兔肉片外敷患。

【用法用量】 内服煎汤50～150g，或煮食。外用适量，煎汤洗。

猪 蹄

【歌诀】 猪蹄甘咸，补虚润肤，平而不偏，托疮下乳。

【来源】 猪科动物猪 *Sus scrofa domestica* Brisson 的蹄。

【药性】 甘、咸，平。归胃经。

【性能特点】 甘能补，咸入血，平不偏，食药兼用。入胃经，血肉有情，善补气血、润肌肤、下乳汁、托疮毒，治虚伤羸瘦、产后乳少、面皱少华、痈疽疮毒。

【功效应用】 补气血，润肌肤，下乳汁，托疮毒。治虚伤羸瘦，单用猪蹄1个，加葱姜蒜等作料各适量，炖烂吃肉喝汤。治产后无乳或乳少，①《经效产宝》以母猪蹄2枚（切）、通草六两（18g），以绵裹，煮做羹食之；②《食医心境》猪蹄粥，以猪蹄1只，洗净，煮令烂，取肉切；再取白米半升，投米煮粥，着盐、酱、葱白、椒、姜，和食之。令面光泽、洁白，《圣惠方》以大猪蹄一只，水二升、清浆水一升，煮令烂如胶，夜用涂面，晓以水洗之，可使面光急。治痈疽发背或发乳房、初起微赤，《梅师集验方》以母猪蹄2只、通草六分（0.6g），以绵裹和煮做羹食之。治时气热毒攻手足、肿痛似托不可忍，《圣惠方》以猪蹄1具，去毛洗净锉碎，葱白一握切碎，加水一斗煮五七沸，去猪蹄等，稍热渍之。治血友病，鼻衄、齿衄、紫癜，《山东药用动物》以猪蹄1只，红枣10～15个，同煮至稀烂食，每日一剂。

【用法用量】 内服适量，煎汤，或炖食。外用适量，煎汤洗。

骆驼肉

【歌诀】 骆驼肉温，既壮筋骨，又补气血，还润肌肤。

【来源】 驼科动物双峰驼 *Camelus bactrianus ferus* Prze-walski 的肉。

【药性】 甘，温。归脾、肝、肾经。

【性能特点】 甘补温通，食药兼用，血肉有情，香美宜食。入脾肝肾经，善补气血、壮筋骨、润肌肤，治久病虚损、顽麻风痹、肌肤不泽，兼寒者尤宜。

【功效应用】 补气血，壮筋骨，润肌肤。治久病虚损，单用适量，日日煮食。治中风口眼㖞斜、语言謇涩，姚可成《食物本草》以骆驼肉如常做羹食之。治人肌肤粗糙、身多痱瘤，姚可成《食物本草》以骆驼肉适量，细切，入甘草、豉汁各适量，煮食之。

【用法用量】 内服煮食100～200g，或煎汤。

驼　乳

【歌诀】　驼乳甘温，益气补中，强筋健骨，亦可外用。

【来源】　驼科动物双峰驼 *Camelus bactrianus ferus* Prze-walski 雌驼的乳汁。

【药性】　甘，温。归脾、胃、肝、肾经。

【性能特点】　甘补温通，食药兼用，血肉有情，香美宜食。既入脾胃经，善补中益气；又入肝肾经，善强筋健骨。治久病虚损、筋骨痿弱，兼寒者尤宜；外用治毒虫咬伤。

【功效应用】　补中益气，强筋健骨。治久病虚损、筋骨痿弱，单用适量，日日食用。治毒虫咬伤，《内蒙古药用动物》单用鲜驼奶或发酵后驼奶冲洗患处。

【用法用量】　内服50～100mL，煮饮。外用适量，冲洗。

黄牛肉

【歌诀】　黄牛肉温，养血益气，强筋壮骨，益胃补脾。

【来源】　牛科动物黄牛 *Bos taurus domesticus* Gmelin 的肉。

【药性】　甘，温。归脾、胃、肝、肾经。

【性能特点】　甘补利，温行散，食药兼用，既入脾胃经，又入肝肾经。善补脾胃、益气血、强筋骨，兼散寒，治脾胃虚弱、气血不足、虚劳羸瘦、腰膝酸软、消渴、吐泻、癖积、水肿，兼寒者尤佳。味美可口，煮炖皆宜。

【功效应用】　补脾胃，益气血，强筋骨。治诸虚百损，《乾坤秘韫》返本丸，黄犍牛肉（去筋膜切片，洗净，浸一夜，次日再洗三遍，至水清为度，用无灰好酒同入坛内，重泥封固，桑柴文、武火煮一昼夜，取出如黄沙为佳，焦黑无用，焙干为末）、山药（盐炒过）、莲肉（去心，盐炒过，去盐）、白茯苓、小茴香（炒）各四两（125g）为末，每取牛肉半斤（250g），入药末一斤（500g），以红枣煮熟，去皮，和为丸梧子大，每次空心酒下五十丸，日三服。治消渴热不甚者，单用牛肉适量煎汤服。治脾胃久冷、不思饮食，《饮膳正要》牛肉脯，以牛肉五斤（去脂膜切作大片），胡椒、荜茇各五钱（各15g），陈皮（去白）、草果、砂仁、良姜各二钱（各6g），上为细末，生姜汁五合，葱汁一合，盐四两（125g），同肉拌匀，腌二日，取出焙干作脯，任意食。治腹中癖积，《经验秘方》以牛肉四两（125g），用风化石灰一钱（3g）擦上，蒸熟食，常食癖积自下。治鼓胀，《愿体医话》以黄牛肉一斤（500g），河水煮极烂，加皮硝（即芒硝）一两（30g），随意食之，百日之内忌酸、盐、生冷、荤腥、油腻、黏硬之物。治水气大腹浮肿、小便涩少，《食医心境》以牛肉一斤（500g），以姜、醋空心食之。治伤寒热病，肿痛手足欲脱，《范王方》以生牛肉裹之，肿消痛止。

【用法用量】　内服适量，煮食、煎汁，或入丸剂。外用适量，生裹或作丸摩。

【使用注意】　牛自死或病死者，其肉禁食。

水牛肉

【歌诀】　水牛肉凉，益胃补脾，壮骨强筋，养血益气。

【来源】　牛科动物水牛 *Bubalus bubalis* Linnaeus 的肉。

【药性】　甘，凉。归脾、胃、肝、肾经。

【性能特点】　甘补凉清，食药兼用，味美可口，既入脾胃经，又入肝肾经。善补脾胃、益气血、强筋骨，治脾胃虚弱、气血不足、虚劳羸瘦、腰膝酸软、消渴、吐泻、癖积、水肿。兼清热，兼热者尤佳。味美可口，煮炖皆宜。

【功效应用】　补脾胃，益气血，强筋骨，兼清热。治脾胃虚弱、气血不足、虚劳羸瘦、腰膝酸软、消渴，单用水牛肉适量，据情加葱姜蒜等作料煮食或煎汤食。治老人水气病之四肢肿闷沉重、喘息不止，《安老怀幼书》水牛方，以鲜水牛肉一斤（500g），蒸令烂，切碎，调五味、姜、醋渐食之，任性为佳。治伤寒热病，肿痛手足欲脱，《范王方》以生牛肉裹之，肿消痛止。

【用法用量】　内服适量，煮食、煎汁，或入丸剂。外用适量，生裹或作丸摩。

【使用注意】 自死或病死牛之肉禁食。

霞天膏

【歌诀】 霞天膏甘，脾胃能健，气血能补，润燥化痰。

【来源】 牛科动物黄牛 *Bos taurus domesticus* Gmelin 的肉经熬炼而成之膏。

【药性】 甘，温。归脾经。

【性能特点】 甘补利，温行散，食药兼用，专入脾经。善健脾胃、补气血、润燥化痰，治虚劳羸瘦、中风偏废、痰饮癖积、皮肤痰核，兼寒者尤宜。

【功效应用】 健脾胃，补气血，润燥化痰。治大病后级虚羸瘦，《本经逢原》以霞天膏每斤（500g），入茯苓四两（125g）炖熔，空腹酒服三四钱（9～12g）。治肥盛多痰，《本经逢原》霞天膏每斤（500g）入半夏曲末四两（125g）、广陈皮末二两（63g）为丸服。治中风偏废，可配天麻、全蝎、乌梢蛇等各适量为丸服。治皮肤痰核，可配夏枯草、猫爪草、浙贝母等各适量为丸服。

【用法用量】 内服化冲9～15g，或入丸剂。

羊　乳

【歌诀】 微温羊乳，润燥擅补，味美可口，和胃解毒。

【来源】 牛科动物山羊 *Capra hircus* Linnaeus 或绵羊 *Ovis aries* Linnaeus 的乳汁。

【药性】 甘，微温。归脾、胃、肺经。

【性能特点】 甘补微温，食药兼用，味美可口，入脾胃肺经。善补虚、润燥、和胃、解毒，治虚劳羸瘦、消渴、心痛、反胃呕逆、口疮、漆疮、蜘蛛咬伤等。集补虚、润燥、和胃、解毒于一体，体虚有寒兼胃逆者最宜。

【功效应用】 补虚，润燥，和胃，解毒。治虚劳羸瘦有寒或胃逆，单用适量煮服。治消渴、心痛，单用适量煮服。治反胃呕逆，《龙门石窟药方》云，日服羊乳一升。治小儿哕，《备急方》以羊乳一升，煎减半，分五服。治小儿口疮，《小品方》取羊乳细细沥口中。治漆疮，《千金要方》以生羊乳涂之。治蜘蛛咬伤，《本草图经》以羊乳生饮之。

【用法用量】 内服250～500 mL，煮沸或生饮。外用适量，涂敷。

【使用注意】 因其甘补微温，故内有湿热火毒、阴虚火旺及血热妄行者忌服。

乌骨鸡

【歌诀】 乌骨鸡平，益气养血，肝肾双补，能退虚热。

【来源】 雉科动物乌骨鸡 *Gallus gallus domesticus* Brisson（家鸡的一种）去羽毛及内脏的全体。

【药性】 甘，平。归肺、肝、肾经。

【性能特点】 甘补益，平偏温，味美可口，食药相兼，入肺肝肾经。善益气血、补肝肾、退虚热，治虚劳羸瘦、骨蒸劳热、消渴、遗精、滑精、久泻、久痢、崩漏、带下等。集益气、养血、补肝、益肾于一体，体虚有寒者最宜。

【功效应用】 益气血，补肝肾，退虚热。治虚劳羸瘦、骨蒸劳热、消渴，可单用乌骨鸡1只（去羽毛及内脏）及调料适量，炖烂，喝汤吃肉。治脾虚滑泄，《本草纲目》以乌骨鸡1只（治净）、豆蔻一两（30 g）、草果二枚，烧存性，掺入鸡腹内，扎定煮熟，空腹食之。治下元虚惫之遗精、滑精、白浊、赤白带下，《本草纲目》以白果、莲肉、江米各五钱（各15 g），胡椒一钱（3 g），均为末；乌骨鸡1只（如常治净），将末入腹煮熟，空腹食之。治久泻、久痢，《普济方》乌鸡煎，以乌骨鸡1只（去毛肠），加茴香、良姜、红豆、陈皮、白姜、花椒、盐各适量，同煮烂，喝汤或吃肉。治崩漏、带下，《中国药典》乌鸡白凤丸，以乌骨鸡配鹿角胶、熟地黄、鳖甲、生地黄等各适量制成蜜丸服。

【用法用量】 内服适量，煮食，或入丸散。

【使用注意】 因其甘补，故内有湿热火毒及表证未解者忌服。

鸡 肉

【歌诀】 鸡肉甘温，补气温中，益精填髓，体虚宜用。

【来源】 雉科动物家鸡 *Gallus gallus domesticus* Brisson 的肉。

【药性】 甘，温。归脾、胃、肾经。

【性能特点】 甘补质润，温而不燥，美味可口，药食兼用，入脾胃肾经。既补气、温中，又益精、填髓。治虚劳羸瘦、病后体虚、食少纳呆、反胃、腹泻下痢、消渴、水肿、小便频数、崩漏、带下、产后乳少。

【功效应用】 补气，温中，益精，填髓。治虚劳羸瘦、大病后不复，《姚增坦集验方》以乌雌鸡1只（治如食法），将生地一斤（500g）、饴糖一升，纳鸡腹中，缚定，铜器贮，于瓶中蒸五升米熟，取出，食肉饮汁，勿用盐，一月一作。治虚弱劳伤、心腹邪气，《饮膳正要》乌鸡汤以乌雄鸡1只（去毛内脏切块），陈皮（去白）、良姜各一钱（3g），胡椒二钱（6g），草果二个，以葱、醋、酱相和，入瓶内，封口，煮熟空腹食之。治产后虚羸，《圣济总录》黄雌鸡饭方，以黄雌鸡一只（去毛肠肚），将生百合（洗净）择一颗、白粳米饭一盏，纳入鸡腹中，以线缝定，用五味汁煮鸡令熟后，开肚取出百合与粳米饭，和鸡汁调和食之，连鸡肉食之亦妙。治噎嗝饮食难下、瘦弱无力，《圣惠方》黄雌鸡臛索饼，先以黄雌鸡一只（去毛肠）炒作臛，再取面半斤（250g），桂心末、赤茯苓末各一分（0.3g），和做索饼，于豉汁中煮熟，入臛食之。治反胃，《乾坤生意》以反毛鸡（即翻翅鸡、翻毛鸡）1只，煮烂去骨，入人参、当归、食盐各半两（15g），再同煮烂，尽食之。治脾虚滑痢，《食医心境》以黄雌鸡1只（炙），以盐、醋涂，煮熟干燥，空心食之。治气虚浮肿，《肘后方》以赤小豆一升，白雄鸡1只，治如食法，加水三斗，煮熟食之，并尽饮汁。治肾虚耳聋，《本草纲目》以乌雌鸡1只，治净，加无灰酒三升，煮熟趁热食之，连食3～5只。治肺结核，《广西药用动物》以行鸡（未生蛋的母鸡）肉120g、百部、党参、百合各9g、山药12g，共炖吃。治体虚崩漏、带下，可单用鸡肉适量加作料炖食或煎汤服。治产后体虚乳少，可以鸡肉配王不留行、通草等各适量，再酌加作料炖汤服。

【用法用量】 内服适量，煮食或炖汁服。

【使用注意】 因其甘温而补，故实证、邪毒未尽慎服。

鹌鹑蛋

【歌诀】 鹌鹑蛋平，补虚健胃，美味可口，常食壮伟。

【来源】 雉科动物鹌鹑 *Coturnix cotunix* (Linnaeus) 的卵。

【药性】 甘，平。归脾、胃、肺经。

【性能特点】 甘补质润，性平不燥，美味可口，食药兼用，入脾胃肺经。善补虚、健胃，治脾胃虚弱、肺痨、肋膜炎、神经衰弱、心脏病。

【功效应用】 补虚，健胃。治脾胃虚弱、肺痨、肋膜炎、神经衰弱、心脏病，每取适量，清水或酌加作料，日日煮食。

【用法用量】 内服适量，煮食。

【使用注意】 因其甘补，故实证、邪毒未尽慎服。

鹅　蛋

【歌诀】 鹅蛋甘温，益气补中，盐腌水煮，功专效宏。

【来源】 雉科动物鹅 *Anser cygnoides domestica* Brisson 的卵。

【药性】 甘，温。归脾、胃经。

【性能特点】 甘补质润，温而不燥，美味可口，食药兼用，入脾胃经。善补中益气，治脾虚胃弱、倦怠乏力。

【功效应用】 补中益气，治脾虚胃弱、倦怠乏力，每取鹅蛋适量，盐腌水煮，或酌加作料，日日食之。

【用法用量】 内服适量，宜盐腌煮食。

【使用注意】 因其甘补而温，多食滞气，故不宜多食，火毒气滞者慎服。

鹅　肉

【歌诀】 鹅肉甘平，补虚益气，止渴和胃，食肉饮汁。

【来源】 雉科动物鹅 *Anser cygnoides domestica* Brisson 的肉。

【药性】 甘，平。归脾、胃、肺经。

【性能特点】 甘补质润，平而偏凉，美味可口，食药兼用，入脾胃肺经。善益气补虚、和胃止渴，治虚羸、消渴。

【功效应用】 益气补虚、和胃止渴，治虚羸、消渴，每取适量，水煮或酌加作料煮熟，食肉或饮汁。

【用法用量】 内服适量，煮食，或喝汤汁。

【使用注意】 因其甘补而平，故不宜多食，湿热内蕴者忌服。

鸭　肉

【歌诀】 鸭肉甘平，补益气阴，利水消肿，偏凉兼清。

【来源】 雉科动物家鸭 *Anas domestica* Linnaeus 的肉。又名**鹜肉**。

【药性】 甘、微咸，平，归肺、脾、肾经。

【性能特点】 甘补质润，微咸走肾，平而偏凉，美味可口，食药兼用，入肺脾肾经，善补益气阴、利水消肿，治虚劳骨蒸、咳嗽、水肿。气阴两虚者宜用，兼热或水湿者尤加

【功效应用】 补益气阴，利水消肿。治虚劳骨蒸，症轻者以鸭 1 只，宰杀后去毛与内脏，加葱、豉各适量炖汤服；症重者可将地骨皮、知母、青蒿等各适量填入，炖熟后，吃肉喝汤。治咳嗽日久证属气阴两虚者，以鸭 1 只，宰杀后去毛与内脏，再将南沙参、知母、川贝母、百合等各适量填入，炖熟后，吃肉喝汤。治水肿，《饮膳正要》青鸭羹，以青头鸭 1 只（退净）、草果五个，再取赤小豆半升，填入鸭腹内煮熟，五味调，空心食。治病后浮肿，《华佗神医秘传》选年久之家鸭 3 只（退净），加厚朴适量，蒸熟食之，唯体虚者不宜。治慢性肾炎浮肿，《食物中药与便方》以 3 年以上绿头老鸭 1 只，去毛及肠杂，填入大蒜头 4～5 球，煮至极烂，不加盐或略加糖，吃鸭、蒜，并喝汤。

【用法用量】 内服适量，煨烂熟，吃肉喝汤。

【使用注意】 因其甘补平凉，故外感未尽、脾虚便溏及肠风下血者忌服。

鳝　鱼

【歌诀】 鳝鱼甘温，补肝益肾，益气养血，祛湿除风。

【来源】 合鳃科动物黄鳝 *Monopterus albus* (Zuiew) 的肉。

【药性】 甘，温。归脾、肝、肾经。

【性能特点】 甘补益，温散通，血肉有情，入脾肝肾经。善益气血、补肝肾、强筋骨、祛风湿，治虚劳、疳积、阳痿、腰痛、腰膝酸软、风寒湿痹、产后淋沥、久痢脓血、痔漏、臁疮。食药兼用，内服外用皆可。

【功效应用】 益气血，补肝肾，强筋骨，祛风湿。治虚痨咳嗽，《常见药用动物》以黄鳝 250 g、冬虫夏草 3 g，煮汤食用。增气力，《本草经疏》以鳝鱼与黄芪各适量，水煎服；《本经逢原》大力丸，以黄鳝配人参、当归等各等分为末，酒蒸大鳝鱼，取肉捣烂为丸，每日空腹酒下两（30 g）许。治小儿疳积，《常见药用动物》以鳝鱼 3 条（切碎）、香薷 10 g，炖服。治肾虚性腰痛，《常见药用动物》以鳝鱼 250 g（切碎）、猪肉 100 g，同蒸熟后服用。治风寒湿痹，可配乌梢蛇、蕲蛇、全蝎、川芎等各适量，炖汤服。治产后体虚淋沥，《本草拾遗》以鳝鱼适量炖食。治久痢虚证、便脓血，《云南中医验方》以黄鳝鱼 1 条，红糖 9 g（炒），将鳝鱼去肚杂，用新瓦焙枯，和糖研末，开水吞服。治腹泻，《常见药用动物》以黄鳝 250 g、大蒜头 1 个、酒 1 杯，共煮熟食。治水肿，《实用中医内科学》以鳝鱼 500 g、鲜薤白 120 g，炖汤不放盐，喝汤吃鳝鱼肉。治内痔出血，《水产品营养与药用手册》以活鳝鱼剖腹去肠杂，常煮汤食之。治老烂腿（臁疮）久不愈，《食物中药与便方》以黄鳝去骨，将鳝肉剁成泥敷患处，每 2～3 小时更换一次。治糖尿病，《水产品营养与药用手册》以鲜鳝鱼 250 g，炖熟食之，宜常食。

【用法用量】 内服 100～250 g，或捣肉为丸，或研末。外用适量，剖片贴敷。

【用法用量】 因其甘温，故虚热及外感证患者慎服。

带　鱼

【歌诀】 带鱼平甘，解毒止血，补虚健体，服敷皆可。

【来源】 带鱼科动物带鱼 *Trichiurus haumela* (Forskal) 的肉、油、鳞。

【药性】 甘，平。归脾、肝、肾经。

【性能特点】 甘补益，平不偏，血肉有情，入脾肝肾经。善补虚、解毒、止血，治病后体虚、产后乳汁不足、疮疖痈肿、外伤出血。食药兼用，药力平和，内服外用皆可。

【功效应用】 补虚，解毒，止血。治病后体虚，《海洋药物民间应用》以带鱼、糯米各适量，加调味品，蒸熟食。治妇女奶水不足，《常见药用动物》以鲜带鱼200g、木瓜250g，煎汤服。治肝炎，《中国药用海洋生物》以鲜带鱼蒸熟后服其上层油，不限量。治呃逆，《常见药用动物》以带鱼火烧存性研末，每服2～5g。治疮疖痈肿，《中国药用海洋生物》将砒霜放入带鱼腹内，挂阴凉处，2～3个月后（即过一个冬天），鱼身上出一层薄霜，将薄霜刮下，加凤仙花种子适量，焙干研末，外敷疮痈患处。治外伤出血，《中国药用海洋生物》以带鱼鳞外敷伤处。

【用法用量】 内服鱼肉煎汤或炖服150～250g；或蒸食其油，或烧存性研末。外用鱼鳞适量，敷患处。

【用法用量】 古人云多食带鱼动风、发疥，故不宜多食，对其过敏者忌服。

第二节　补阳类

鹿　茸

【歌诀】 鹿茸甘温，补肾壮阳，生精益血，骨壮筋强。

【来源】 鹿科动物梅花鹿 *Cervus nippon* Temminck 或马鹿 *Cervus elaphus* Linnaeus 的雄鹿未骨化密生茸毛的幼角。后者又称马鹿茸。

【药性】 甘、咸，温。归肝、肾经。

【性能特点】 甘温峻补，咸入肾走血。入肝肾经，既补肾阳、益精血而强筋骨、固本，又温补而托疮；入冲任带脉，温固而止血、止带。为血肉有情之品，补肾阳、益精血之主药，肾阳不足、精血亏虚、筋骨软弱及小儿发育不良（五迟、五软）之重症宜用。

【功效应用】 补肾阳，益精血，强筋骨，固冲任带脉，温补托疮。治肾阳亏虚、精血不足之畏寒肢冷、腰膝冷痛、阳痿早泄、宫冷不孕、精神疲乏、头昏耳鸣、小便频数或遗尿者，单用浸酒服或配人参、熟地、白术、山药、山萸肉、枸杞等各等量为丸服，如《中国药典》参茸固本片与参茸卫生丸等。治肝肾亏虚筋骨无力，单用或配炒杜仲、巴戟天、刺五加等各适量，为丸服。治小儿发育不良，单用或配熟地、山药、山萸肉等各适量，为丸服。治冲任虚寒、带脉不固，症见崩漏不止者，常配三七、当归、阿胶等各适量，水煎服；症见带下清稀者，常配狗脊、白蔹、乌贼骨等各适量，水煎服。治阴疽久溃不敛、脓清稀，常配麻黄、芥子、熟地黄等各适量，水煎服。

【用法用量】 内服研粉冲，1～2 g，或入丸散剂，或浸酒。小量可以提精神，大量可以增强性功能。

【使用注意】 因其温热峻烈，易伤阴助火，故阴虚阳亢、实热、痰火内盛、血热出血及外感热病者忌服。宜从小剂量开始，逐渐加量，以免伤阴动血。

鹿　胎

【歌诀】 鹿胎甘温，养血填精，温肾壮阳，止血调经。

【来源】 鹿科动物梅花鹿 *Cervus nippon* Temminck 或马鹿 *Cervus elaphus* Linnaeus 的胎兽或胎盘。后者习称马鹿胎。

【药性】 甘、咸，温。归肝、肾经。

【性能特点】 甘补温壮，咸可走血，入肝肾经。善温肾壮阳、养血填精、调经止血，治肾阳亏损、精血不足、腰膝酸软、劳瘵、月经不调、宫寒不孕、崩漏带下。药力较强，血肉有情，多药少食。

【功效应用】 温肾壮阳，养血填精，调经止血。治虚损劳瘵，《沈氏尊生书》鹿胎丸，以鹿胎（去秽煮烂）、熟地八两［250g，人乳、粉山药各一两（31g）拌蒸九次］、菟丝子十两（313g，酒煮）、枸杞子八两（250g，乳浸）、制过首乌十两（313g，乳浸，日晒夜露九次）、金石斛六两（187.5g，酒炒）、巴戟肉五两（156g，酒炒）、黄芪五两（156g，蜍制）、人参四两（125g），青蒿膏为丸服。今临床若治肾阳亏损、精血不足、腰膝酸软、劳瘵（结核病）等，可以沈氏鹿胎丸据情制成膏滋剂，每次口服适量。治老年阳虚、腰膝酸软、畏寒肢冷、肾虚尿频、妇女血亏、崩漏带下，《中国药品实用手册》（2002年版）全鹿丸，以其配锁阳、党参、枸杞子、巴戟天、补骨脂等各适量为丸服，每次6～9g，日2次。

【用法用量】 内服入丸散6～15g，鲜品可煮汁熬膏。

【使用注意】 因其甘温大补，易伤阴助火，故阴虚阳亢、实热、痰火者忌服。

鹿角胶

【歌诀】 鹿角胶甘，咸温助阳，养血益精，止血擅长。

【来源】 鹿科动物梅花鹿 *Cervus nippon* Temminck 或马鹿 *Cervus elaphus* Linnaeus 的角熬制而成的胶块。

【药性】 甘、咸，温。归肝、肾经。

【性能特点】 甘温补，咸入血，质黏腻，入肝肾经。既温补肝肾，又益精养血、止血。止血力尤佳，为治阳虚精血亏、虚寒出血之要药。

【功效应用】 温补肝肾，益精养血，止血。治肝肾不足、精血亏虚、虚劳羸瘦、腰膝酸软，常配熟地黄、枸杞、菟丝子等各适量，水煎服；偏于肾阳虚、命门火衰者，可再加附子、肉桂等各适量，水煎服；偏于肝肾阴虚、津液不足者，可再加龟甲胶、覆盆子等各适量，水煎服。治血虚萎黄，常配熟地、当归、黄芪、肉桂等各适量，水煎服。治虚寒出血，症见吐血、衄血者，可配生地炭、焦栀子等各适量，水煎服；症见尿血者，可配血余炭、小蓟、白茅根等各适量，水煎服；症见便血不止者，可配炮姜、乌贼骨、地榆炭等各适量，水煎服；症见崩漏者，可配阿胶、艾叶炭等各适量，水煎服；症见胎动胎漏者，可配桑寄生、苎麻根、黄芩炭等各适量，水煎服。治阴疽内陷，常配麻黄、熟地、芥子、肉桂等各适量，水煎服。

【用法用量】 内服5～10g，开水或黄酒化服，入汤剂应烊化服，或入丸散膏剂。外用适量，溶化涂敷。

【使用注意】 因性温黏腻，故阴虚火旺、湿滞中满者忌服。

黄狗肾

【歌诀】 黄狗肾温，专归于肾，滋补壮阳，可治阴冷。

【来源】 犬科动物黄狗 *Canis familiaris* L. 的干燥阴茎和睾丸。

【药性】 咸，温。归肾经。

【性能特点】 咸入肾而温补，专入肾经，善壮阳补精，为血肉有情之品。鲜品带血、低温焙干吃，或泡酒服，或干品研末服，壮阳力均较强。水煎则壮阳力减，但可补虚。羊肾子（睾丸）、公鸡殖（睾丸）与其功似可替代。

【功效应用】 壮阳补精。治肾阳不足、精亏虚冷之阳痿精冷、腰膝酸软、畏寒肢冷，单用鲜品，勿用水洗，带血焙干，或研末，或入丸剂、泡酒服；或配淫羊藿、枸杞、覆盆子等各适量，为丸服。治腹中冷痛，可配吴茱萸、高良姜、甘松等各适量，水煎服。

【用法用量】 内服：煎汤，3～9g；研末或装胶囊，每次1～2g；亦可泡酒。带血者焙干效佳，补虚可入汤剂，用治生殖机能障碍不入汤剂，研末装胶囊服。也可用鲜品，每次10g，切薄片，焙熟，口嚼服，早晚各一次。

【使用注意】 因其温热壮阳，易伤阴助火，故不可过量或长期连续服用，阴虚火旺、痰热咳喘者忌服。

海　参

【歌诀】 海参平温，补肾助阳，益精养血，润燥滑肠。

【来源】 刺参科动物刺参 *Achopus japonicas* (Selenka) 等的去内脏的干

燥体。

【药性】 甘、咸，平。归肾、心、肺经。

【性能特点】 甘能补，咸入血，平偏温，入肾心肺经。既补肾助阳，又益精养血而润燥，兼止血。食药兼用，血肉有情之品。益精养血润燥力强，助阳力缓兼止血，肾阳虚、精血虚皆宜，兼出血或肠燥者尤佳。

【功效应用】 补肾助阳，益精养血，润燥止血。治精血亏虚，单用或配熟地、枸杞等各适量，水煎服。治虚弱老怯，单用或配山药等各适量，水煎服。治阳痿梦遗，轻者单用，重者配牡蛎、枸杞、莲子心等各适量，水煎服。治小便频数，可配山药、益智仁、覆盆子等各适量，水煎服。治肠燥便秘，大量单用或配白木耳、决明子、当归等各适量，水煎服。治肺虚咳嗽咯血，可配阿胶珠、白及粉等各适量，水煎服。治肠风便血，可配防风炭、炒枳壳、藕节炭等各适量，水煎服。治外伤出血，单用研末或配三七粉等外敷。

【用法用量】 内服，煎汤15～30g，入丸散5～15g。外用，适量，研末敷。

【使用注意】 脾补虚不运，外邪未尽者禁服。

对　虾

【歌诀】 对虾甘温，兴阳补肾，味咸入血，滋阴息风。

【来源】 对虾科动物中国对虾 *Penaeus chinensis* (Osbeck)、长毛对虾 *Penaeus pencillatus* Alcock、墨吉对虾 *Penaeus merguiensis* de Man 及斑节对虾 *Penaeus mono don* Fabricius 等多种对虾的肉或全体。

【药性】 甘、咸，温。归肾、肝、肺经。

【性能特点】 甘温补，咸入血，入肾肝肺经，食药兼用，血肉有情之品。善补肾兴阳、滋阴息风，治肾虚阳痿、阴虚动风、手足搐搦、中风半身不遂、乳疮、溃疡日久不愈。阴阳双补，助阳而不燥热，益阴而不滋腻，肾虚阳痿兼风动抽搐者尤宜。

【功效应用】 补肾兴阳、滋阴息风。治肾虚阳痿，《泉州本草》以活海虾适量，浸酒中醉死，炒食；《青岛中草药手册》以活海虾肉120g、麻雀肉4只，黄酒炖服。治阴虚动风，可配鳖甲胶、天麻、龟甲胶等各适量，水煎服。治手足搐搦，《中国药用海洋生物》以鲜对虾 30 g、补骨脂 9 g，水煎服。治中风半身不遂，可配天麻、地龙、黄芪、全蝎等各适量，水煎服。治乳疮乳少，《山东药用动物》以对虾肉、蒲公英各 31 g，白芍 9 g，水煎服。治皮肤溃疡，《青岛中草药手册》以鲜海虾肉、牡蛎末等量，捣成膏状，外敷患处。

【用法用量】 内服煎汤 15～30 g，或煮食或浸酒。外用，适量，捣敷。

【使用注意】 对对虾过敏者禁服。

龙　虾

【歌诀】 龙虾咸温，壮阳补肾，味甘健胃，滋阴安神。

【来源】 龙虾科动物中国龙虾 *Panulirus stimpisoni* Holthuis、锦绣龙虾 *Panulirus orinatus* (Fabricius) 等多种龙虾的全体。

【药性】 甘、咸，温。归肾、肝、心经。

【性能特点】 甘温能补，咸能入血，入肾肝心经，食药兼用，血肉有情之品。善补肾壮阳、滋阴、健胃、安神，治肾虚阳痿、筋骨疼痛、手足搐搦、神经衰弱、皮肤瘙痒、头疮、疥癣。阴阳双补，助阳而不燥热，益阴而不滋腻，肾虚阳痿兼神经衰弱者尤宜。

【功效应用】 补肾壮阳，滋阴，健胃，安神。治肾虚阳痿，《中国动物药》以龙虾 50 g，胡桃肉、仙茅、淫羊藿各 5 g，水煎，日服 2 次，连续服用。治筋骨疼痛，可配巴戟天、炒杜仲、千年健等各适量，水煎服。治手足搐搦，可配天麻、全蝎、地龙等各适量，水煎服。治神经衰弱，可配刺五加、麦冬、首乌藤等各适量，水煎服。治皮肤瘙痒，可配浮萍、地肤子、首乌藤等各适量，水煎服。治扁桃体炎，《中国动物药》以龙虾壳（煅烧）为末，加冰片少许研匀，吹喉。

【用法用量】 内服煎汤 25～50 g，或酒烫食或炒食。外用适量，捣敷。

【使用注意】 对龙虾过敏者禁服。

紫河车

【歌诀】 紫河车温，善治虚损，阳痿不育，喘咳骨蒸。

【来源】 人科健康人的干燥或新鲜胎盘。

【药性】 甘、咸，温。归肺、肝、肾经。

【性能特点】 甘咸温补而不燥热，入肺肝肾经。既补阳填精、益气养血，又纳气平喘。平补气、血、精、阳，为血肉有情之品。药力较缓而不燥热，凡气血精阳虚皆可酌投。治肾虚久喘，在间歇期用之尤宜，可减少或预防发作。

【功效应用】 补阳填精，益气养血，纳气平喘。治肾虚不孕、阳痿，可配人参、枸杞等。治气血双亏，单用或配黄芪、当归、党参等各适量，水煎服。治癫痫久发气血亏，单用或配绿豆、生甘草、砒石，即《卫生宝鉴》温脾散。治肾虚喘息，单用或配核桃仁、杏仁、百合等炖服，如《养老奉亲书》炖胎盘方。治劳瘵虚损、骨蒸，常配山药、人参、茯苓、五味子等各适量为丸服，如《妇人良方》河车丸。

【用法用量】 内服1～3g，研末装入胶囊吞服，每日2～3次；或入丸散。也可用鲜品煨食，每次半个或1个，1周2～3次。现已制成片剂等，可供选用。治生殖机能障碍宜低温焙干研末服，补虚则水煎与研末服均可。

【使用注意】 因其温热，故阴虚火旺者不宜单独应用，风寒痰喘者忌服。须用健康产妇的胎盘，患有甲肝、乙肝、丙肝、梅毒、艾滋病产妇的胎盘忌用。

脐　带

【歌诀】 脐带咸温，纳气益肾，又兼敛汗，作用平稳。

【来源】 人科初生健康婴儿的干燥或新鲜脐带。

【药性】 甘、咸，温。归心、肺、肾经。

【性能特点】 甘咸温补，入心肺肾经，为血肉有情之品。善益肾补虚、纳气、敛汗，药力较缓，温补而不燥热，凡体虚气弱、肾不纳气、多汗者即可酌投。

【功效应用】 益肾补虚，纳气，敛汗。治虚劳羸弱、肾虚喘咳、体弱多汗，《医级》坎炁丹，以其配人参、枸杞、熟地、人乳粉各适量为丸服。治三阴久疟不已，《本草汇言》以其烧存性，并配白术、人参、附子（童便煮）等各适量，制成丸剂，每服三钱（9g）。

此外，治脐汁不干，《全幼心鉴》以绵裹落下脐带（烧研）一钱（3g）、当归头（研末）一钱（3g）、麝香一字（0.25g），混匀掺之。预解胎毒与免痘（天花）患，《保幼大全》以初生婴儿剪下之脐带烧灰，至出生第十三日，乳汁调服，或入朱砂少许。

【用法用量】 内服煎汤1～2条，入丸散1～3g。外用适量，烧灰研末敷。

【使用注意】 因其温热，故阴虚火旺者不宜单独应用，风寒痰喘者忌服。

冬虫夏草

【歌诀】 虫草甘平，补肺益肾，止血化痰，虚损常品。

【来源】 麦角菌科真菌冬虫夏草 *Cordyceps sinensis* (Berk.) Sacc. 寄生在蝙蝠蛾科昆虫幼虫上的子座及幼虫尸体的干燥复合体。简称虫草。

【药性】 甘，平。归肾、肺经。

【性能特点】 甘平补虚，入肾肺经。善补肾肺、化痰止血而定喘嗽，偏补肺阴，兼化痰止血，治肺虚咳嗽、肾虚作喘效良，治肺痨咳嗽、痰中带血效佳，病后体虚或自汗畏寒可用。药力缓，久服方效。

【功效应用】 益肾补肺，化痰止血。治肾虚精亏之阳痿遗精、腰膝酸软，单用或配淫羊藿、巴戟天、炒杜仲、刺五加等各适量，水煎服。治久咳虚喘属肺肾虚，单用炖食，或配蛤蚧、核桃仁等各适量，水煎服。治劳嗽咳痰带血，常配南沙参、川贝母、阿胶、白及等各适量，水煎服。治病后体虚自汗畏寒，单用适量与鸭、鸡、猪肉或素菜炖服。

【用法用量】 内服煎汤5～9g，或与鸡、鸭、猪肉等炖服。

【使用注意】 因其甘平补虚，故表邪未尽者慎服。

蛹　草

【歌诀】 蛹草平甘，止血化痰，补肺益肾，食品加添。

【来源】 麦角菌科真菌蛹虫夏 *Cordyceps militaris* (L. ex Fr.) Link. 的菌核及子座。习称蛹虫草、北虫草。

【药性】 甘，平。归肾、肺经。

【性能特点】 甘平补虚，入肾肺经。善补肺益肾，兼化痰止血，治肺痨久嗽、痰中带血、盗汗、贫血、肾虚腰痛。治肺痨久嗽、痰中带血效佳，疗病后体虚盗汗可用。法定的食品添加剂，药力缓，久服方效。

【功效应用】 补肺益肾。治肺痨久嗽、痰中带血，可配南沙参、川贝母、阿胶、白及、百部等各适量，水煎服。治病后体虚盗汗，可配知母、地骨皮、黄柏、浮小麦等各适量，水煎服。治久病虚羸，《吉林中草药》单用蛹虫草 15 g 研细末，分 10 次服，每日 1 次。治肾虚腰痛，《吉林中草药》以蛹虫草 9g、白酒 500g，浸泡饮酒，每次 1 酒盅，每晚服 1 次；或与鸡、鸭肉适量炖服。

【用法用量】 内服煎汤 5～10g，或泡酒，或与鸡、鸭肉等炖服。

【使用注意】 因其甘平补虚，故表邪未尽者慎服。

核桃仁

【歌诀】 核桃仁温，敛肺补阳，纳气定喘，滑润大肠。

【来源】 胡桃科植物胡桃 *Juglans regia* L. 的干燥成熟种仁。又名**胡桃肉**。

【药性】 甘，温。归肾、肺、大肠经。

【性能特点】 甘温补虚，多脂质润，香美可口。入肾肺经，能补肾益精、温肺定喘；入大肠经，滑润大肠而通便。药食兼用，偏于温肺，久咳虚喘有寒者宜用，兼肠燥便秘者尤佳。药力缓，久服方效。

【功效应用】 补肾益精，温肺定喘，润肠通便。治肾虚腰痛脚弱，常配炒杜仲、补骨脂等各适量，水煎服。治肾虚遗尿尿频，常配覆盆子、桑螵蛸、益智仁等各适量，水煎服。治肾虚耳鸣，常配五味子、蜂蜜各适量，口嚼服。治虚寒喘嗽，民间单用火焙后，口嚼服；或配人参、五味子等各适量，水煎服。治津枯肠燥便秘，轻者单用，重者常配肉苁蓉、当归等各适量，水煎服。

【用法用量】 内服煎汤10～30 g，或入丸散。定喘止咳连皮用，润肠通便去皮用。

【使用注意】 因其性温滑润，故阴虚火旺、痰热咳喘及大便稀溏者慎服。

蛤　蚧

【歌诀】 蛤蚧平咸，止咳平喘，肺肾两虚，功效颇善。

【来源】 壁虎科动物蛤蚧 *Gekko gecko* Linnaeus 除去内脏的干燥体。

【药性】 咸，平。归肺、肾经。

【性能特点】 咸平补虚偏温，入肺肾经。善补肺气、助肾阳、益精血、定喘嗽。为血肉有情之品，治肺虚咳嗽、肾虚作喘良药，肾不纳气者尤佳。药力缓，久服方效。

【功效应用】 补肺气，助肾阳，定喘嗽，益精血。治肺虚咳嗽，常配人参、苦杏仁、五味子、百部等各适量，水煎或为丸服。治肾虚作喘，常配人参、知母、川贝母等各适量，水煎或为丸服。治支气管哮喘缓解期属肺肾两虚，单用适量研末服或入复方。治阳虚精亏之阳痿遗、精腰膝酸软，常单用适量或配人参、鹿茸、淫羊藿、杜仲等各适量浸酒服。

【用法用量】 内服，煎汤6～9 g，研末每次1～2 g，浸酒每次1～2对。古人认为尾部力强，入药只用尾。当代研究证明，全体也有效。古人又认为眼有毒而使用时须去头足。临床研究表明，眼无毒。故今之临床多用全体而不去头足。

【使用注意】 因其滋补助阳，故风寒、实热及痰湿喘咳者忌服。

肉苁蓉

【歌诀】 肉苁蓉温，补肾壮阳，益精养血，润燥滑肠。

【来源】 列当科植物肉苁蓉 *Cistanche deserticola* Y. C. Ma 带鳞叶的干

燥肉质茎。

【药性】 甘、咸，温。归肾、大肠经。

【性能特点】 味咸入肾，甘温补润。入肾经，能补肾阳、益精血；入大肠经，润肠燥而通便。药力和缓从容不峻，与锁阳相比，助阳润肠而不燥热，但润肠而力较强，津枯肠燥便秘宜用，并治阴阳两虚之消渴。

【功效应用】 补肾阳，益精血，润肠通便。治肾阳亏虚、精血不足，若见腰膝冷痛，常配巴戟天、杜仲等各适量，水煎服；若见筋骨无力，常配杜仲、马钱子等各适量，水煎服；若见阳痿遗精，可配鹿茸、菟丝子、桑螵蛸等各适量，水煎服；若见宫冷不孕，常配鹿角胶、当归、紫河车、熟地等各适量，水煎服。治肾虚精滑、遗溺白浊，常配鹿茸、山药、茯苓各适量为丸服，如《世医得效方》四精丸。治津枯肠燥便秘，常配火麻仁、当归、柏子仁等各适量，水煎服。

【用法用量】 内服用量宜大，煎汤 10～20g，或入丸散。

【使用注意】 因其甘温助火滑肠，故阴虚火旺、热结便秘、便溏者忌服。

益智仁

【歌诀】 益智仁温，温补脾肾，开胃摄唾，缩尿固精。

【来源】 姜科植物益智 *Alpinia oxyphylla* Miq. 的干燥成熟果实。

【药性】 辛，温。归脾、肾经。

【性能特点】 辛温香燥，补涩相兼，温补固摄，入脾肾经。既温补脾肾之阳、固精缩尿，又温脾散寒开胃而止泻、摄唾。药力较强，作用偏于脾，善温脾散寒，多用于中焦虚寒之腹痛吐泻；又开胃摄唾，治食少多唾宜用。

【功效应用】 温脾开胃摄唾，温肾固精缩尿。治脾胃受寒，症见脘腹冷痛者，常配高良姜、香附、干姜等各适量，水煎服；症见呃逆呕吐者，常配生姜、姜半夏、陈皮等各适量，水煎服。治中寒泄泻，属初期者，常配茯苓、炒泽泻等各适量，水煎服；属中期者，常配干姜、炒白术、五味子等各适量，水煎服；属久不愈者，常配肉豆蔻、五味子、莲子肉等各适量，水煎服。治脾胃虚寒食少多唾，常配砂仁、党参、陈皮等各适量，水煎服。治阳衰遗滑，症见遗尿尿频者，常配山药、乌药等各适量为丸服，如《校注妇人良方》缩泉丸；症见阳痿遗精者，常配鹿茸、金樱子、沙苑子等；症见梦泄（睡梦中遗滑精液）者，常配乌药各适量，山药糊为丸，朱砂为衣，米饮送服，如《世医得效方》三仙丸；症见宫冷不孕者，常配淫羊藿、紫河车等各适量，水煎服；症见带下清稀者，常配白术、苍术、山药、鹿角霜等各适量，水煎服。

【用法用量】 内服煎汤5～10g，或入丸散。

【使用注意】 因其温燥，易助火伤阴，故热结便秘、阴虚火旺，以及因热所致的遗精、尿频者忌服。

补骨脂

【歌诀】 补骨脂温，补肾壮阳，温脾止泻，固精勿忘。

【来源】 豆科植物补骨脂 *Psoralea corylifolia* L. 的干燥成熟果实。

【药性】 苦、辛，温。归肾、脾经。

【性能特点】 苦辛温燥，补涩相兼，温补涩纳。入肾脾经，既补火壮阳、固精缩尿、温肾纳气，又温脾阳而止泻。作用偏于肾，善补肾阳，多用于肾阳虚衰、下元不固诸证；又兼纳气平喘，治肾阳不足喘息。

【功效应用】 补火壮阳，固精缩尿，温肾纳气，温脾止泻。治阳虚火衰、下元不固诸证，症见遗精阳痿者，常配鹿茸、人参等各适量，水煎服；症见宫冷不孕者，常配淫羊藿、紫河车等各适量，水煎服；症见带下清稀者，常配白术、苍术、山药、鹿角霜等各适量，水煎服；症见遗尿尿频，常配覆盆子、乌药、龙骨等各适量，水煎服。治阳虚喘息，常配五味子、核桃仁、蛤蚧等各适量为丸或水煎服。治阳虚泄泻，常配肉豆蔻、吴茱萸、五味子、生姜、大枣各适量煎服，即《校注妇人良方》四神丸。

此外，治白癜风，取30g入95%酒精100mL中，浸7日过滤，以棉球蘸擦，每日3次，并配合紫外线照射或晒太阳。

【用法用量】 内服煎汤5～10g，或入丸散。

【使用注意】 因其温燥助阳而易伤阴，故阴虚火旺、大便燥结及性欲亢进者忌服。

菟丝子

【歌诀】 菟丝子温，止泻固精，明目解渴，平补三阴。

【来源】 旋花科植物菟丝子 *Cuscuta chinensis* Lam. 的干燥成熟种子。

【药性】 辛、甘，平。归肝、肾、脾经。

【性能特点】 甘补辛润，平而偏温，并兼收涩，不燥不腻，平补固涩。入肾肝脾经，既补肾助阳、固精缩尿，又养肝明目，还补脾止泻、安胎。既补阳又补阴，为平补阴阳兼收涩之品，并兼明目、安胎与健脾止泻。治肾虚滑脱、目暗不明、脾虚虚泻、胎动宜用。

【功效应用】 补肾助阳，固精缩尿，养肝明目，补脾止泻，安胎。治阳虚下元不固，症见腰膝酸痛者，常配炒杜仲、枸杞、女贞子等各适量，水煎服；症见阳痿遗精者，常配五味子、金樱子、沙苑子等各适量，水煎服；症见遗尿尿频者，常配覆盆子、益智仁、乌药等各适量，水煎服。治肝肾亏虚目暗不明，常配枸杞、楮实、熟地等各适量为丸服，如《银海精微》驻景丸。治脾虚便溏或泄泻，常配炒山药、炒白术、炒薏苡仁等各适量，水煎服。治肝肾亏虚胎动不安，常配阿胶、续断、桑寄生等各适量煎服，如《医学衷中参西录》寿胎饮。

此外，能平补阴阳而生津止渴，治阴阳两虚之消渴，可配枸杞、覆盆子、女贞子等各适量，水煎服。

【用法用量】 内服煎汤 9～15 g，包煎，或入丸散、泡酒。外用适量，泡酒外涂。

【使用注意】 因其虽曰平补阴阳，但仍偏补阳，且带涩性，故阴虚火旺而见大便燥结、小便短赤者不宜服用。

沙苑子

【歌诀】 沙苑子温，补肾固精，养肝明目，并治尿频。

【来源】 豆科植物扁茎黄芪 *Astragalus complanatus* R. Br. 的干燥成熟种子。

【药性】 甘，温。归肝、肾经。

【性能特点】 甘温补涩，不燥不烈，温补固涩，入肝肾经。既补肾助阳、固精缩尿，又养肝明目。温补固涩力较强，善治肝肾亏虚下焦滑脱诸证。

【功效应用】 补肾助阳，固精缩尿，养肝明目，止带。治阳虚下元不固，症见阳痿遗精者，常配菟丝子、枸杞、淫羊藿等各适量，水煎服；症见腰膝酸痛者，单用或配炒杜仲、桑寄生、续断等各适量，水煎服；症见遗尿尿频者，常配菟丝子、桑螵蛸、益智仁等各适量，水煎服。治肝肾亏虚之目暗不明，常配枸杞、楮实、菟丝子等各适量，水煎服。治虚寒带下，常配山药、白术、益智仁、鹿角霜等各适量，水煎服。

【用法用量】 内服煎汤 9～20g，或入丸散。

【使用注意】 因其温补固涩，易伤阴助火涩敛，故阴虚火旺及小便不利者忌服。

胡芦巴

【歌诀】 胡芦巴温，温肾壮阳，散寒除湿，暖肝亦良。

【来源】 豆科植物胡芦巴 *Trigonella foenum-graecum* L. 的干燥成熟种子。

【药性】 苦，温。归肝、肾经。

【性能特点】 苦燥温补，入肝肾经。既温肾阳、暖肝，又逐寒湿。祛寒燥湿力较强，尤宜阳虚兼寒湿者，并能暖肝。

【功效应用】 温肾阳，除寒湿。治阳痿遗精，常配韭菜子、菟丝子、沙苑子、枸杞等各适量，水煎服。治宫冷不孕，常配淫羊藿、巴戟天、当归等各适量，水煎服。治肾寒虚冷之胁腹胀痛，常配附子、干姜、青皮等各适量，水煎服。治寒湿下注之脚气肿痛，常配蛇床子、木瓜、吴茱萸、槟榔等各适量，水煎服。治寒疝腹痛，常配木香、香附、青皮、延胡索等各适量，水煎服。

【用法用量】 内服煎汤 3～10g，或入丸散。

【使用注意】 因其苦温燥热，易伤阴助火，故阴虚火旺或有湿热者忌服。

淫羊藿

【歌诀】 淫羊藿温，阳痿肾虚，腰膝无力，风湿皆祛。

【来源】 小檗科植物淫羊藿 *Epimedium brevicornum* Maxim. 等的干燥地上部分。又名**仙灵脾**。

【药性】 辛、甘，温。归肝、肾经。

【性能特点】 辛散甘补温燥，入肝肾经。既补肾阳、强筋骨，又祛风除湿。补肾阳与祛风湿力均较强，既善治肝肾亏虚、阳气衰微诸证，又可治风寒湿痹兼肝肾虚或肾阳虚者。

【功效应用】 补肾阳，强筋骨，祛风湿。治肾虚阳衰，症见阳痿精冷者，单用或配金樱子、枸杞、沙苑子等各适量，水煎服；症见宫冷不孕者，单用或配仙茅、巴戟天、当归、小茴香等各适量，水煎服；症见遗尿尿频者，常配覆盆子、桑螵蛸、菟丝子、乌药等各适量，水煎服；症见筋骨无力者，常配巴戟天、桑寄生、刺五加等各适量，水煎服。治风寒湿痹兼阳虚，常配桂枝、独活、刺五加等各适量，水煎服。治偏枯不遂（小儿麻痹症），急性期制成注射液，能抑制脊髓灰质炎病毒；后遗症期能强筋骨，多配桑寄生、五加皮、萆薢、炒杜仲等各适量，水煎服。治月经不调、更年期高血压病或综合征，证属阴阳两虚，常配仙茅、当归、巴戟天、知母、黄柏各适量煎服，如上海《中医方剂临床手册》二仙汤。

此外，口服淫羊藿总黄酮苷片，治冠心病有效。

【用法用量】 内服煎汤 10～15 g，或浸酒，或熬膏，或入丸散。壮阳当用羊油炒。

【使用注意】 因其辛燥温热，能伤阴助火，故阴虚火旺、湿热火毒者忌服。

巴戟天

【歌诀】 巴戟微温，壮阳益精，兼祛风湿，健骨强筋。

【来源】 茜草科植物巴戟天 *Morinda officinalis* How 的干燥根。

【药性】 辛、甘，微温。归肾、肝经。

【性能特点】 辛散甘补，微温不烈，入肾肝经。既补肾阳，兼益精血而强筋骨，又祛风湿。燥热性较小，药力平和，且兼益精血。治肝肾亏虚、阳气衰微诸证及风寒湿痹兼肝肾虚常用，治宫冷不孕、月经不调及经寒痛经可投。

【功效应用】 补肾阳，益精血，强筋骨，祛风湿。治肾阳虚衰、精亏血虚有寒，症见阳痿精冷者，常配鹿茸、枸杞、沙苑子等各适量，水煎服；症见宫冷不孕者，常配仙茅、肉桂、当归、艾叶等各适量，水煎服；症见遗尿尿频者，常配覆盆子、桑螵蛸、益智仁、乌药等各适量，水煎服；症见月经不调者，常配当归、川芎、炒白芍、柴胡、香附等各适量，水煎服；症见经寒痛经者，常配当归、炮姜、川芎等各适量，水煎服。治肝肾亏虚腰膝酸软，常配炒杜仲、桑寄生、续断、刺五加等各适量，水煎服。治风寒湿痹兼肝肾虚，常配独活、桑寄生、淫羊藿、熟地等各适量，水煎服。

此外，治月经不调、更年期高血压病或综合征，证属阴阳两虚，常配仙茅、淫羊藿、当归、知母、黄柏各适量煎服，如上海《中医方剂临床手册》二仙汤。

【用法用量】 内服煎汤 10～15g，或入丸散。

【使用注意】 因其辛燥温热，有伤阴助火之弊，故阴虚火旺、湿热火毒者忌服。

杜　仲

【歌诀】 杜仲甘温，补益肝肾，强健筋骨，安胎力稳。

【来源】 杜仲科植物杜仲 *Eucommia ulmoides* Oliv. 的干燥树皮。

【药性】 甘，温。归肝、肾经。

【性能特点】 甘温补虚，入肝肾经。善补肝肾、强筋骨、降血压、安胎元。补力较强，并能安胎。既为治肝肾亏虚之腰痛、筋骨无力之佳品，又为治肝肾亏虚胎动不安或频惯堕胎之良药，还为治高血压属肝肾亏虚或肝阳上亢者所常用。炒用比生用好，煎剂比酊剂好。

【功效应用】 补肝肾，强腰膝，安胎，降血压。治肝肾亏虚诸证，症见肾虚腰痛者，常配补骨脂、核桃仁、续断等各适量，水煎服；症见筋骨无力者，可配鹿胎、肉苁蓉、萆薢等各适量，水煎服；症见麻痹后遗者，可配鹿胎、萆薢、马钱子等各适量，水煎服；症见胎动不安者，常配菟丝子、桑寄生、续断等各适量，水煎服；症见频惯堕胎者，常配桑寄生、菟丝子、续断、艾叶等各适量，水煎服。治高血压，属肝肾亏虚者，常配熟地、当归、磁石、牛膝、钩藤等各适量，水煎服；属肝阳上亢者，常配夏枯草、钩藤、天麻、白芍、牡蛎等各适量，水煎服。

【用法用量】 内服煎汤10～15g，或入丸散。炒用疗效较佳。

【使用注意】 因其甘温补虚，易伤阴助火，故阴虚火旺者慎服，不宜单用。

杜仲叶

【歌诀】 杜仲叶温，降压平稳，强健筋骨，补益肝肾。

【来源】 杜仲科植物杜仲 *Eucommia ulmoides* Oliv. 的干燥叶。

【药性】 微甘，温。归肝、肾经。

【性能特点】 微甘温补，入肝肾经。能补肝肾、强筋骨、降血压，补力较弱。治肝肾亏虚之腰痛、筋骨无力可用，治高血压属肝肾亏虚阳亢者可投。炒用比生用好，煎剂比酊剂好。

【功效应用】 补肝肾，强筋骨，降血压。治肝肾亏虚诸证，症见肾虚腰痛者，常配桑寄生、骨碎补、续断等各适量，水煎服；症见筋骨无力者，可配鹿胎、刺五加、萆薢等各适量，水煎服。治高血压，属肝肾亏虚者，常配熟地、当归、磁石、牛膝、钩藤等各适量，水煎服；属肝阳上亢者，常配夏枯草、钩藤、天麻、白芍、牡蛎等各适量，水煎服。

【用法用量】 内服煎汤15～30g，或入丸散。

【使用注意】 因其补虚而温，易伤阴助火，故阴虚火旺者慎服，不宜单用。

骨碎补

【歌诀】 骨碎补温，续伤止血，补肾行瘀，耳鸣久泻。

【来源】 水龙骨科植物槲蕨 *Drynaria fortunei*（Kunze）J. Sm. 的干燥

根茎。

【药性】 甘、苦，温。归肝、肾经。

【性能特点】 甘补苦泄温通，温补行散，入肝肾经。既补肾强骨，又活血、止痛、续伤（续筋接骨）、止血。为治肾虚腰痛与筋伤骨折之要药。

【功效应用】 补肾强骨止痛，活血止血续伤。治肾虚腰痛，常配杜仲、牛膝、桑寄生等各适量，水煎服。治肾虚耳鸣耳聋，以其煎汤送服六味地黄丸。治肾虚牙痛，单用适量水煎服，或配他药。治肾虚泄泻，可配炒白术、补骨脂、沙苑子等各适量，水煎服。治跌打损伤、筋伤骨折，常配续断、川芎、丹参、黄芪等各适量，水煎服。

此外，治链霉素所致耳聋耳鸣，可大量单用，或分别配生葛根或黄精等各适量煎服。治斑秃，可配闹羊花或配斑蝥、辣椒、松针等各适量，浸酒外涂。

【用法用量】 内服煎汤9～20g，或入丸散。外用适量，鲜品捣敷或干品研末调敷，也可浸酒外涂。

【使用注意】 因其苦温燥散，易伤阴助火，故阴虚内热及无瘀血者不宜服。

韭菜子

【歌诀】 韭菜子温，补益肝肾，固精缩尿，阳痿宫冷。

【来源】 百合科植物韭 *Allium tuberosum* Rottler 的干燥成熟种子。

【药性】 辛、甘，温。归肝、肾经。

【性能特点】 辛甘发散，温补兼涩，温补固涩，入肝肾经。既补益肝肾，又固精缩尿。善治肝肾亏虚、下元不固诸证。

【功效应用】 补肾壮阳，固精缩尿，兼养肝。治肾肝亏虚、下元不固，症见阳痿不举者，常配山萸肉、鹿茸、枸杞等各适量，水煎服；症见遗精早泄者，常配金樱子、覆盆子、补骨脂等各适量，水煎服；症见宫冷不孕者，常配淫羊藿、当归、巴戟天等各适量，水煎服；症见白带清稀者，常配芡实、乌贼骨、龙骨、鹿角霜等各适量，水煎服；症见遗尿尿频者，常配益智仁、乌药、山药等各适量，水煎服；症见腰膝冷痛者，常配炒杜仲、续断、狗脊等各适量，水煎服。

【用法用量】 内服煎汤5～15g，或入丸散。

【使用注意】 因其温燥，易伤阴助火，故阴虚火旺者忌服。

韭 菜

【歌诀】 韭菜辛温，补阳温中，行气解毒，散瘀消肿。

【来源】 百合科植物韭 *Allium tuberosum* Rottler 的叶。

【药性】 辛、甘，温。归肾、肝、肺、胃经。

【性能特点】 辛甘发散，温补行通，药食两兼。入肾肝肺胃经，善补阳、温中、行气、散瘀、解毒，既治肾虚阳痿、里寒腹痛，又治噎嗝反胃、胸痹疼痛、衄血吐血尿血、痢疾，以及痔疮、痈疮肿毒、漆疮、跌打损伤。

【功效应用】 补阳，温中，行气，散瘀，解毒。治肾虚阳痿，单用适量炒鸡蛋食；或配胡桃肉炒食。治里寒腹痛、胀满食少，可配生姜炒食；也可炒熟，布包热熨腹部。治噎嗝反胃，取适量捣烂绞汁，配生姜汁、牛乳各适量服；属痰瘀互结者，可配竹沥水、童便各适量服。治胸痹疼痛，可单用绞汁服，或炒熟常食。治衄血、吐血、尿血兼瘀血者，单用适量捣烂绞汁服；或以汁与生地黄末为丸服。治痢疾，单用绞汁服；热毒重者，可配马齿苋各适量，浓煎服。治痔疮，可煎汤熏洗患处。治痈疮肿毒，鲜品捣烂外敷，或取汁搽涂。治漆疮，鲜韭菜叶适量，盐少许，柔软擦患处。治跌打损伤之瘀血不散，鲜韭菜捣烂绞汁，缓缓服下，坚持数日。

此外，治误食铁钉异物，可以鲜韭菜切长段，煮熟吞服。

【用法用量】 内服捣汁60～120g；或煮粥、炒食、做羹。外用适量，捣敷或煎水洗，或热熨。

【使用注意】 因其辛甘温散，易伤阴助火，故阴虚火旺、热毒疮肿、目赤肿痛者忌服。

葱 实

【歌诀】 葱实辛温，助阳温肾，明目益肝，疗疮亦神。

【来源】 百合科植物葱 *Allium fistulosum* L. 的种子。又名**葱子**。

【药性】 辛，温。归肾、肝经。

【性能特点】 辛散温助，入肾肝经，亦药亦食。既温肾助阳，治肾虚阳痿、遗精；又益肝明目，治肝肾亏虚目暗不明；还解毒消疮，治疮肿。内服外用皆宜，价廉易得。

【功效应用】 温肾助阳，益肝明目，解毒。治肾虚阳痿，单用配小米煮粥食；或配韭菜子、菟丝子等各适量，水煎服。治遗精滑精，可配韭菜子、覆盆子、五味子等各适量，水煎服。治疔疮，《本草原始》以葱子配蜂蜜各适量，熬膏外敷患处。

【用法用量】 内服煎汤6～12g，或入丸散、煮粥。外用适量，熬膏敷贴，或煎汤洗。

【使用注意】 因其辛温发散，故内热者慎服。

羊　肉

【歌诀】 羊肉甘热，食药两可，温中壮阳，益气养血。

【来源】 牛科动物山羊 *Capra hircus* Linnaeus 或绵羊 *Ovis aries* Linnaeus 的肉。

【药性】 甘，热。归脾、胃、肾经。

【性能特点】 甘热温补，食药兼用，味美可口，既入脾胃经，又入肾经。既善温中健脾，治脾胃虚寒、食少反胃、泻痢，又善补肾壮阳、益气养血，治肾阳不足、气血亏虚、虚劳羸瘦、腰膝酸软、阳痿、寒疝、产后虚羸少气、缺乳等。集温中、壮阳、益气、养血于一体，气阳两虚或气血两虚有寒者最宜。

【功效应用】 温中健脾，补肾壮阳，益气养血。治脾胃久虚、不思饮食，《御药院方》代谷丸，以精羊肉（去筋膜，薄批切）三斤（1500g）、陈皮三分（1g）、小椒二分（0.6g）、葱十根，先加水高二指，煮至水尽，去陈皮等，只取肉熳火焙干；次入人参（去芦头）、炒神曲、炒大麦芽各二两（各60g），共为细末，用生姜面糊为丸，如梧子大，每服五七十丸，不拘时，温酒或米饮送下。治脾胃气冷、食入口即吐出，《食医心境》以羊肉半斤（250g），去脂膜，切作生，以蒜齑、五辣、酱、醋空腹食之。益肾气、强阳道，《食医心境》以白羊肉半斤（250g），去脂膜，切作生，食之，三日一度。治下焦虚冷、小便频数，《寿世青编》羊肉羹，以羊肉四两（125g）、羊肺一具，细切，入盐、豉，煮做羹，空心食。治消渴、利水道，《饮膳正要》瓠子汤，以羊肉一脚子（卸成事件）、草果五个，同熬成汤，滤净；瓠子六个，去瓤、皮，切掠；熟羊肉切片，生姜汁半合，白面二两（60g），作面丝同炒，葱、盐、醋调和食之。治产后腹中痛，及腹中寒疝、虚劳不足，《金匮要略》当归生姜羊肉汤，以当归三两（90g）、生姜五两（150g）、羊肉半斤（250g），加水八升，煮取三升，温服七合，日三服。治产后缺乳，属气血亏虚者，可配当归、黄芪、通草、王不留行等各适量，水煎服；属肝失疏泄者，可配柴胡、当归、路路通等各适量水煎服。

此外，治寒冻肿痒，《圣济总录》以羊肉、葱各半斤（各250g），细切，加水五升，煎至三升，去滓温洗，日三度。

【用法用量】 内服煮食125～250g，或煎汤，或入丸剂。

【使用注意】 因其甘热温补，故外感时邪、内有湿热火毒及阴虚火旺及血热妄行者忌服，孕妇不宜多食。

山羊肉

【歌诀】 山羊肉热，温肾助阳，补益虚损，骨壮筋强。

【来源】 牛科动物青羊 *Naemorhedus goral* Hardwicke、北山羊 *Ovis ibekx* Linnaeus、盘羊 *Ovis ammon* Linnaeus 的肉。

【药性】 甘，热。归脾、肝、肾经。

【性能特点】 甘热温补，食药兼用，味美可口，入脾肝肾经。既善补虚损、助肾阳、壮筋骨，治虚劳内伤、筋骨痹弱、腰脊酸软、阳痿精寒、赤白带下、宫冷不孕。集补虚、助阳、壮筋骨于一体，脾虚、阳衰、筋骨软弱者宜用。

【功效应用】 补虚损，助肾阳，壮筋骨。治虚劳内伤、筋骨痹弱、腰脊酸软、阳痿精寒、赤白带下、宫冷不孕，《本草汇言》以山羊肉适量，用酒煮烂，和椒、盐作脯食。

【用法用量】 内服适量，煮食、煎汤或入丸剂。

【使用注意】 因其甘热温补，故热病时疫者禁服，孕妇慎服。

第三节　补血类

当　归

【歌诀】 当归性温，补血活血，行气散寒，润肠莫缺。

【来源】 伞形科植物当归 *Angelica sinensis* (Oliv.) Diels 的干燥根。

【药性】 甘、辛，温。归肝、心、脾经。

【性能特点】 甘能润补，辛温行散，入肝心脾经，温补行散而润。既善补血、活血、行气而止痛、调经，又润肠燥而通大便。凡血虚、血瘀、气滞、有寒、肠燥者宜用，为妇、内科之良药。

【功效应用】 补血活血，调经止痛，润肠通便。治月经不调，常配川芎、芍药等各适量煎服，如《太平惠民和剂局方》四物汤。治痛经经闭，常配桃仁、红花、川芎等各适量煎服，如《医宗金鉴》桃红四物汤。治宫外孕，常配三棱、莪术、丹参等各适量煎服，如《经验方》宫外孕方。治磕碰伤胎，常配川芎、续断等各适量煎服，如《太平惠民和剂局方》佛手散。治产后瘀痛，常配川芎、桃仁、炮姜等各适量煎服，如《傅青主女科》生化汤。治血虚萎黄，常配黄芪、熟地、制何首乌等各适量煎服，如《兰室秘藏》当归补血汤。治虚寒腹痛，常配桂枝、白芍、饴糖等，如《千金翼方》当归建中汤。治血痹痛麻，常配鸡血藤、木瓜、白芍等各适量，水煎服。治风湿久痹，常配桑寄生、独活、威灵仙、秦艽等各适量煎服，如《千金要方》独活寄生汤。治痈疽疮疡，属久溃不敛者，常配黄芪、桂枝等各适量煎服，如《太平惠民和剂局方》十全大补汤；属脓成日久不溃者，常配黄芪、皂角刺等各适量煎服，如《外科正宗》透脓散；属初起未脓者，常配金银花、天花粉等各适量煎服，如《校注妇人良方》仙方活命饮。治跌打瘀肿，常配穿山甲、大黄、天花粉等各适量煎服，如《医学发明》复元活血汤。治肠燥便秘，常配肉苁蓉、枳壳、牛膝等各适量，水煎服。

此外，还能止咳平喘，治肾虚水泛之久咳虚喘夹痰，可配熟地、陈皮、半夏、茯苓等各适量煎服，如《景岳全书》金水六君煎；治夜咳久不愈者，可在辨证组方的基础上加入当归。能升高白细胞，治放疗、化疗白细胞减少证属气血双亏者，常配黄芪、党参、川芎等各适量，水煎服。

【用法用量】 内服煎汤5～15g，或浸酒、熬膏、入丸散。外用适量，多入药膏中用。当归身补血，当归尾破血，全当归和血。一般生用，酒炒增强活血作用，血瘀有寒宜用。

【使用注意】 因其主甘补温润，故湿盛中满、大便泄泻者忌服。

熟地黄

【歌诀】 熟地微温，滋补肝肾，益精养血，能固根本。

【来源】 玄参科植物地黄 *Rehmannia glutinosa* Libosch. 根的炮制加工品。

【药性】 甘，微温。归肝、肾经。

【性能特点】 质润黏腻，甘补微温，入肝肾经，微温滋养。既善养血填精而固本、生髓，又善滋阴而促生津液。滋腻性强，凡血虚有寒、阴血两虚或阴虚热不盛及阴阳两虚者均宜，脾胃虚弱者当配健脾胃药。

【功效应用】 养血滋阴，填精补髓。治血虚萎黄眩晕，常配当归，如《普济本事方》内补圆。治血虚心悸气短，常配人参，如《景岳全书》两仪膏。治月经不调，常配当归、川芎等，如《太平惠民和剂局方》四物汤。治崩漏，常配当归、党参、乌贼骨等各适量，水煎服。治肾阴虚，症见腰酸盗汗，常配山药、丹皮等各适量煎服，如《小儿药证直诀》六味地黄丸；症见火旺潮热，常配知母、黄柏等各适量煎服，如《医方考》知柏地黄丸。治精血虚，症见头晕眼花，常配当归、枸杞、楮实等各适量煎服；症见耳鸣耳聋，常配菖蒲、磁石等各适量，水煎服；症见须发早白，常配制何首乌、女贞子、墨旱莲等各适量，水煎服。治阴虚津亏消渴，常配生山药、山茱萸、麦冬等各适量，水煎服。

此外，治肾虚水泛咳喘，常配当归、陈皮、半夏、茯苓等各适量煎服，如《景岳全书》金水六君煎。

【用法用量】 内服煎汤10～30g，或入丸、散、膏剂。为防其滋腻，宜与健脾胃的砂仁、陈皮等同用。

【使用注意】 因其滋腻恋邪，易碍消化，故脾胃气滞、痰湿内阻之脘腹胀满、食少便溏者忌服。

何首乌

【歌诀】 制首乌甘，补肝肾虚，涩精健骨，黑发乌须。
生首乌苦，截疟解毒，补弱行散，通肠可服。

【来源】 蓼科植物何首乌 *Polygonum multiforum* Thunb. 的干燥块根。

【药性】 苦、甘、涩，微温。归肝、肾经。

【性能特点】 生、制用性效有别，入肝肾经。制用微温甘补兼涩，不燥热不滋腻，补虚兼涩敛，善补肝肾、益精血而乌须发、强筋骨，为滋补良药。生用平偏凉，多苦泄，少甘补，略补润，清解行散兼补润，既解毒、截疟，又润肠而缓通便。

【功效应用】 制用补肝肾，益精血，乌须发，强筋骨，敛精气；生用解毒，截疟，润肠通便。治精血亏虚诸证，症见萎黄苍白者，常以制首乌配熟地黄、当归、党参等各适量，水煎服；症见腰膝酸软、头晕眼花、须发早白、遗精不育者，常以制首乌配枸杞、菟丝子、当归、牛膝等各适量为丸或水煎服，如《太平惠民和剂局方》七宝美髯丹。治崩漏带下，常以制首乌配当归、茯苓、白术、乌贼骨等各适量，水煎服。治月经不调，常以制首乌配当归、川芎、芍药等各适量煎服。治疮肿日久兼正虚，可以生首乌配蒲公英、金银花、黄芪等各适量，水煎服。治瘰疬日久兼证虚，可以生首乌配夏枯草、浙贝母、猫爪草等各适量，水煎服。治体虚久疟，可以生首乌配常山、青蒿等各适量，水煎服。治血虚肠燥便秘，可以生首乌配炒枳壳、当归、决明子等各适量，水煎服。

此外，尚可降血脂，治高血脂、脂肪肝，可以生首乌在 15 g 至 20 g 配炒决明子、茵陈、丹参、炒枳壳、郁金等各适量，水煎服。

【用法用量】 内服煎汤 10～30 g，或熬膏，或浸酒，或入丸散。外用适量，煎汤洗，研末撒或调敷。补益精血当用制首乌，截疟、解毒、润肠通便宜用生首乌，鲜首乌的解毒润肠作用较干生首乌更佳。

【使用注意】 因其制用微温甘补兼涩，故湿滞痰壅者不宜服。生用缓通大便，故脾虚便溏者慎服。

滨海白首乌

【歌诀】 白首乌平，强健筋骨，健脾消食，通便解毒。

【来源】 萝藦科植物牛皮消 *Cynanchum auricutatum* Rayle ex wight 的干燥块根。

【药性】 甘、苦，平。归肝、肾、脾、胃经。

【性能特点】 甘补苦泄，平而不偏，既入肝肾经，善补肝肾、益精血、强筋骨，治肝肾不足、精血亏虚诸病证；又入脾胃经，善健脾消食、下乳、肠燥便秘，治脾虚食欲不振、消化不良、小儿疳积、产后乳少及肠燥便秘；还能解毒疗疮，治痈肿疮毒、毒蛇咬伤等。

【功效应用】 补肝肾，益精血，强筋骨，健脾消食，下乳，润肠通便，解毒疗疮。治肝肾亏虚、精血不足诸病证，单用适量水煎久服即效，也可配伍他药以增效，如症见腰膝酸痛、关节不利者，可配炒杜仲、川续断、怀牛膝等各适量煎服；症见阳痿精冷、精滑不固者，可配淫羊藿、菟丝子、金樱子等各适量煎服；症见头晕耳鸣、心悸失眠者，可配炒枣仁、远志、夜交藤等各适量煎服。治脾虚食欲不振、消化不良，症轻者单用适量煎服即可；症重者可配党参、山药、炒麦芽等各适量煎服。治脾虚兼食积饱胀者，可配炒枳壳、炒莱菔子、炒神曲等各适量煎服。治小儿疳积，可配使君子、鸡内金、鸡矢藤等各适量煎服。治产后血虚乳汁少，《湖北中草药志》以白首乌 30g、母鸡 1 只（去内脏），将药放入鸡腹内，炖熟，去药渣，肉汤同服，不放盐；或配当归、黑芝麻、漏芦等各适量煎服。治肠燥便秘，常配当归、肉苁蓉、炒枳壳等各适量煎服。治无名肿毒，《湖北中草药志》单用鲜品（去皮）适量，捣烂，对酒或醋少许，敷患处。治毒蛇咬伤，《江西草药》以白首乌、青木香根、杜衡各 30g，研末内服，每服 3～9g，每日 3 次；另取鲜白首乌、鲜竹叶椒根、鲜射干根各适量，捣烂外敷伤口。

【用量用法】 内服煎汤，6～15g，鲜品加倍，或浸酒；研末服，每次 1～3g。外用适量，鲜品捣敷或磨汁涂。

【使用注意】 过量服用可引起中毒，故内服不宜过量使用。本品服用过量可引起呕吐、痉挛、抽搐、心跳缓慢等不良反应。若见此，应立即进行催吐、洗胃和导泻等救治，并口服蛋清、牛奶或活性炭辅助解毒，以及镇静剂等预防痉挛。

【附注】 据国卫办食品函〔2014〕427号，被批准作食品的仅限产江苏滨海的此种，故而名滨海白首乌。

龙眼肉

【歌诀】 龙眼肉温，甘润养心，益脾增智，补血安神。

【来源】 无患子科植物龙眼 *Dimocarpus longan* Lour. 的干燥假种皮。

【药性】 甘，温。归心、脾经。

【性能特点】 甘润温补，入心脾经。善补心脾、益气血而安心神。药食兼用，甘甜温补，且不滋腻，为滋补心脾之良药。

【功效应用】 补心脾，益气血，安心神。治心脾两虚之惊悸失眠健忘，常配酸枣仁等，如《校注妇人良方》归脾汤。治体虚羸瘦，常配制何首乌、当归、熟地等各适量，水煎服。治气血双亏，常配党参、大枣等各适量，水煎服。

【用法用量】 内服煎汤 10～15 g，大剂量 30 g，或熬膏、浸酒、入丸剂。

【使用注意】 因其甘温，易生湿助火，故湿阻中满或内有停饮、停痰、郁火者忌服。虽可食用，但不能无节制过量服食，最多不超过 60 g，多则口鼻出血。

荔　枝

【歌诀】 荔枝甘温，养血健脾，亦食亦药，消肿行气。

【来源】 无患子科植物荔枝 *Litchi chinensis* Sonn. 的假种皮或果实。

【药性】 甘、酸，温。归肝、脾经。

【性能特点】 甘酸补益，温而行散，入肝脾经，食药兼用。善养血健脾、行气消肿，既治病后体虚、津伤口渴、脾虚泄泻、呃逆、食少，又治瘰疬、疔肿、外伤出血等，体虚有寒者宜用。

【功效应用】 养血健脾，行气消肿。治病后体虚，可单用鲜品或干品适量水煎服；或配伍粳米、蕨麻、大枣等各适量，水煎服。治津伤口渴，症轻者单用适量，水煎服；症重者常配梨、荸荠、藕等各适量，水煎服。治老人五更泄泻，以荔枝干、粳米各适量熬粥食，若再配山药、莲子肉各适量煮粥食更佳。治脾虚久泻，以荔枝干配大枣各适量，煮粥食。治呃逆不止，以荔枝七个，连皮核烧存性，研末服即可。治脾虚食少，可配粟米、焦神曲、焦麦芽等各适量，水煎服。治瘰疬溃烂，《泉州本草》单用荔枝肉外敷。治疔肿恶肿，《济生秘览》以荔枝肉、乌梅各三个，捣做饼子，贴于疮上。治外伤出血，《泉州本草》以荔枝晒干研末外敷，能促进伤口愈合并防止感染。

【用法用量】 内服煎汤 5～10 枚，或烧存性研末，或浸酒。外用适量，捣烂外敷，或烧存性研末调敷。

【使用注意】 因其甘酸补益，温而行散，故阴虚火旺者慎服，不宜过量服，糖尿病患者忌服。

阿　胶

【歌诀】 阿胶甘平，补血止血，润燥滋阴，清肺除热。

【来源】 马科动物驴 *Equus asinus* Linnaeus 的皮，经漂泡去毛后熬制而成的胶块。

【药性】 甘，平。归肝、肾经。

【性能特点】 甘能补，质黏腻，平偏凉，入肝肾经，平补滋润。既善补血、止血，又滋阴而润燥（肠燥、肺燥）、抑阳退热。滋补力强，能促进红细胞和血红蛋白生长，为血肉有情之品，凡血虚、阴亏、阴血双亏皆宜，兼出血者尤佳。

【功效应用】 补血，滋阴，止血，润燥。治血虚萎黄、眩晕惊悸，单用或配当归、地黄等各适量煎服，如《杂病源流犀烛》阿胶四物汤。治阴虚心烦不眠，常配麦冬、生地、丹参等各适量煎服。治阴虚风动、惊惕肉瞤，常配白芍、生龟甲、生地等各适量煎服，如《温病条辨》大定风珠。治阴血亏虚之出血，常配墨旱莲、龟甲、生地炭等各适量煎服。治脾气虚寒之便血、吐血、衄血、崩漏，常配灶心土、地黄、附子等各适量煎服，如《金匮要略》黄土汤。治血虚有寒崩漏经多，常配艾叶等各适量煎服，如《金匮要略》胶艾汤。治肺燥咳嗽，属凉燥者，常配杏仁、百部、紫菀等各适量，水煎服；属温燥者，常配桑叶、川贝母、南沙参等各适量，水煎服。治虚劳咳嗽痰中带血，常配知母、川贝母、白及等各适量，水煎服。治肠燥便秘，常配炒枳壳、蜂蜜、葱白、决明子等各适量煎服，如《太平惠民和剂局方》阿胶枳壳丸、《仁斋直指方》胶蜜汤。

此外，治阴虚小便不利、水肿，常配猪苓、茯苓、滑石等各适量煎服，如《伤寒论》猪苓汤；治久痢血虚，可配木香、黄连、当归等各适量，水煎服。

【用法用量】 内服5～10g，用开水或黄酒化开，入汤剂应烊化冲服，亦可入丸服。阿胶虽不入煎，而阿胶珠则可以入煎。止血宜蒲黄炒，润肺宜蛤粉炒。

【使用注意】 因其滋腻黏滞，故脾胃不健、纳食不佳、消化不良及大便溏泻者忌服。

黄明胶

【歌诀】 黄明胶平，滋阴润燥，养血止血，毒解肿消。

【来源】 牛科动物黄牛 *Bos taurus domesticus* Gmelin 的皮制成的胶。又名**牛皮胶**。

【药性】 甘，平。归肺、大肠经。

【性能特点】 甘补益，质黏腻，平不偏，食药兼用，入肺与大肠经。善滋阴润燥、养血止血、活血消肿、解毒，治虚劳肺痿、咳嗽咯血、吐衄、崩漏、下痢便血、跌打损伤、痈疽疮毒、烧烫伤。

【功效应用】 滋阴润燥，养血止血，活血消肿，解毒。治肺痿劳伤吐血，《圣济总录》补肺散，以黄明胶（炙燥）、花桑叶（阴干）各二两（各60g），共研细末，每服三钱匕（3g），生地汁或米饮汁调下。治肺阴虚咳嗽，《中国药用动物》以黄明胶15g、杏仁10g、糯米15g，水煎服。治吐血、衄血、咯血、唾血、呕血、崩血、淋血、痢疾下血，《本草汇言》以牛皮胶（切碎，麦面拌炒成珠）一两（30g），研细末，配蒲黄炭、炮姜炭各五钱（各15g），共研极细末，每服三钱（9g），温米汤调下。治孕妇胎漏下血、手足厥冷欲死，《同寿录》以生艾汁二盏、牛皮胶、白蜜各二两（各60g），煎一盏半，稍热服之，无生艾干艾浓煎。治跌打损伤，《本草纲目》引蔺氏方，以真牛皮胶、干冬瓜皮（锉），同炒存性，研末，每服五钱（15g），热酒一盅调服，仍饮酒二三盅，暖卧微汗。治一切痈疽疖肿，《外科精要》以牛皮胶（蛤粉炒珠）、粉甘草各一两（30g），橘红五钱（15g）上分三剂，水煎服。

此外，治汤火伤，《本草纲目》引《斗门方》方，以水煎胶，令稀稠得当，待冷涂伤处。

【用法用量】 内服水酒烊化服，3～9g，或入丸散。外用适量，烊化涂患处。

【使用注意】 因其滋腻黏滞，故脾胃不健、纳食不佳、消化不良及大便溏泻者忌服。

白　芍

【歌诀】 白芍微寒，养血平肝，柔肝止痛，敛阴止汗。

【来源】 毛茛科植物芍药 *Paeonia lactiflora* Pall. 的干燥根。

【药性】 酸、甘、苦，微寒。归肝、脾经。

【性能特点】 甘补酸敛，苦微寒兼清泄，入肝脾经，养血敛阴。善平肝、柔肝而调经、止痛、止汗，又略兼清热。治血虚阴亏、肝阳亢、虚风内动、肝急诸痛皆宜，兼内热或便秘者宜生用，兼里寒或便溏者宜炒用。治体虚多汗无论盗汗自汗还是风寒表虚汗出不止者皆可。治肝急诸痛要药，无论兼寒兼热、属虚属实抑或虚实夹杂，也无论是平滑肌痉挛还是横纹肌痉挛皆可酌选，并常配甘草。

【功效应用】 养血调经，敛阴止汗，平抑肝阳，柔肝止痛。治血虚萎黄，常配熟地黄、制首乌、当归等各适量，水煎服。治妇科血虚诸证，症见月经不调、痛经、崩漏、妊产诸疾，常配川芎、地黄、当归各适量煎服，如《太平惠民和剂局方》四物汤；若偏热再配黄芩、栀子、丹皮等各适量煎服；若偏寒再配官桂、艾叶、小茴香等各适量煎服；若兼肝郁再配柴胡、香附、蒺藜等各适量煎服。治体虚多汗，属盗汗者，常配五味子、黄柏、知母等各适量煎服；属自汗者，常用炒白芍配桂枝、黄芪、煅龙骨等各适量煎服；属外感风寒表虚自汗者，常配桂枝、生姜、大枣等各适量煎服，如《伤寒论》桂枝汤。治虚风内动惊惕肉瞤，常配龟甲、地黄、生牡蛎等各适量煎服。治肝阳上亢，常配生地黄、生牛膝、生赭石等各适量煎服，如《医学衷中参西录》镇肝息风汤。治肝急诸痛常配甘草，属肝郁胁痛，再配柴胡、香附、当归等各适量煎服；属脘腹挛急痛，若为肝气乘脾者再配防风等各适量煎服，若为中寒肝乘脾者再配饴糖等点各适量煎服，若为热痢里急后重者再配黄连等各适量煎服，若为术后肠粘连者再配木香等各适量煎服；属四肢挛急痛，若为血虚不养筋者再配木瓜、鸡血藤等各适量煎服，若为久痹血虚兼瘀者再配鸡血藤、独活等各适量煎服。

此外，治习惯性便秘，可用大量生白芍配甘草、枳壳各适量煎服。治糖尿病证属阴血亏虚而热盛者，以生白芍配天花粉、黄连各适量煎服。

【用法用量】 内服煎汤5～10g，大剂量15～30g，或入丸散。炒用偏温，故养血调经多炒用，平肝敛阴多生用。杭白芍效最佳。

【使用注意】 因其微寒有伤阳之虞，故阳衰虚寒者不宜单用。反藜芦，故内服忌与藜芦同用。

牛　乳

【歌诀】 牛乳微寒，养血益气，生津润燥，补虚强体。

【来源】 牛科动物黄牛 *Bos taurus domesticus* Gmelin 母牛乳腺分泌的乳汁。现食用的牛乳系普通牛种经高度选育而成的专门化乳用品种如黑白花牛等产的乳汁。

【药性】 甘，微寒。归心、肺、胃经。

【性能特点】 甘补多汁，微寒兼清，香美可口，食药兼用，入心肺胃经。善养血益气、补虚强体、生津润燥、解毒，治虚弱劳损、血亏气虚、反胃噎嗝、消渴、血虚便秘、气虚下痢、黄疸。

【功效应用】 养血益气，补虚强体，生津润燥，解毒。延年益寿，《鲁府禁方》神仙不老丹，以牛乳一瓶、干山药末四两（125g）、无灰好黄酒一大盅、童子小便去头尾一大盅，共和一处，入盅，重汤煮，以浮沫出为度，取出，每用一小盅温服，每日服三次。老人补益，《调燮类编》以真生牛乳一盅、白米适量，先将白米煮粥，至半熟，去少汤，入牛乳，待熟盛碗，再加一匙稣服之。治大病后不足、万病虚劳，《千金要方》以黄牛乳一升，水四升，煎服一升，如人饥饿、稍稍饮之，不得过多。治噎嗝反胃，《丹溪心法》以生牛乳一盏、韭菜汁二两（60 g）、生姜汁半两（15g），和匀服。治消渴，心脾中热、下焦虚冷、小便多、渐羸瘦，《广利方》生牛、羊乳各适量，渴即饮三四合。治小儿烦热、哕，《圣惠方》以牛乳二合、生姜汁一合，合于银器中，慢火煎五六沸，一岁儿饮半合，量作大小加减服之。治血虚便秘，症轻者可单用适量，晨起空腹煮服；症重者可在服用牛乳的同时，再取当归、熟地、炒决明子、炒枳壳等各适量煎服。治体虚湿热黄疸，可在服用茵陈、虎杖等清利湿热退黄的同时，辅用牛乳，以扶正而助退黄。治气痢泻如蟹渤，《世医得效方》以荜茇二钱（6g）、牛乳半升，同煎减半，空腹服。

此外，治蚰蜒入耳，《圣济总录》灌耳牛乳方，以生牛乳一盏，少少灌入耳内，稍时即出。

【用法用量】 内服适量，煮饮或消毒后饮。外用适量滴耳

【使用注意】 因其甘补微寒，故脾胃虚寒作泻、中有冷痰积饮者慎服。

猪　肝

【歌诀】 猪肝甘苦，养肝明目，健脾益气，夜盲功著。

【来源】 猪科动物猪 *Sus scrofa domestica* Brisson 的肝脏。

【药性】 甘、苦，温。归脾、胃、肝经。

【性能特点】 甘能补，苦能泄，温而不燥，食药兼用。入肝经，善养肝血而明目，治肝虚目昏、夜盲、疳眼；入脾胃经，善健脾补气，治脾胃虚弱、小儿疳积、脚气浮肿、水肿、久痢脱肛、带下。为血肉有情之品，凡肝血亏虚、脾胃气虚皆宜，兼寒者尤佳。

【功效应用】 养肝明目，健脾益气。治肝脏虚弱、远视无力，《圣惠方》猪肝羹，以猪肝 1 具（切碎去筋膜）、葱白一握（去须切）、鸡子三枚，以豉汁煮做羹，临熟打破鸡子，投在内食之。治雀目、夜不能视，《直指方》雀盲散，以雄猪肝 1 叶（竹刀破开）、蚌粉（如无夜明砂代）三钱（9g），蚌粉纳猪肝中，麻线帮扎，米泔煮七分熟，又别蘸蚌粉细嚼，

以汁送下。治内外翳障，《证治准绳》猪肝散，以猪肝二两（60g）披开，再取夜明砂二钱匕（1.2g）掺入肝内，麻绳缚定；用水一盏，煮令肝转白色，取出嚼烂，用煮肝汤送下。治疳眼，《鲟溪单方选》以海螵蛸、牡蛎等分为末，每取三钱（9g）同猪肝1两（30g），泔水煮食。治脾胃气虚、食即汗出，《食医心鉴》猪肝丸，以猪肝一斤（500g），薄起于瓦上，曝令熟干，捣为细末，煮白粥，绞取汁，和之，手丸如梧子大，空心饮下五十丸。治脚气浮肿、从足始转入腹，《食医心镜》以猪肝1具，洗，细切，布绞，更以醋洗，蒜齑食之，或分作两次食之。治卒肿满、身面皆洪大，《肘后方》以生猪肝1具，细切蘸醋食之，忌盐。治冷泄久痢，《本草图经》以猪肝1叶薄批之，揾着煨诃子粉中，微火炙，又揾炙，尽半两（15g）末止，空心细嚼，陈米汤送下。治产后乳汁不下，《食医心境》猪肝羹，以猪肝1具、红米一合，葱白、盐、豉等各适量，如常法作羹或作粥食。

此外，还治跌打瘀肿等，多外用。

【用法用量】 内服煎汤60～150g，或煮食，或入丸散。外用适量，敷贴。

【使用注意】 胆固醇高者慎服。

羊　肝

【歌诀】 羊肝甘凉，血虚萎黄，肝虚目暗，雀目青盲。

【来源】 牛科动物山羊 *Capra hircus* Linnaeus 或绵羊 *Ovis aries* Linnaeus 的肝。

【药性】 甘、苦，凉。归肝经。

【性能特点】 甘补苦泄凉清，食药兼用，味美可口，专入肝经。善养血补肝明目，治血虚萎黄、羸瘦乏力、肝虚目暗、雀目、青盲、翳障，为治肝血亏虚目暗不明兼热者之要品。

【功效应用】 养血，补肝，明目。治血虚萎黄、羸瘦乏力，单用羊肝适量煮熟食。治虚劳，《奇效良方》以白羊肝1具，去肥腻，于柳木砧上，用竹刀细切后，放砂盆内以柳木锤研，倾于净瓷器中，以冷熟水浸，经一日一夜，取其汁，渴即渐渐饮之。治诸眼目疾及障翳、青盲，《传信方》

羊肝丸，黄连末1大两，白羊子肝1具（去膜），同于盆内研极细，手拈为丸，为梧子大，每食以暖浆水吞2枚，禁食猪肉与凉水。治视物模糊、障翳、迎风流泪，《中国动物药》羊肝丸，以鲜羊肝120g，蝉蜕、木贼、当归、夜明砂各30g，除羊肝外，余药粉碎，再将羊肝煮烂，捣和，加糊为丸10g重，每次1丸，日2次。治不能远视，《多能鄙事》以羊肝1具（去膜细切）、葱实一勺（炒为末），以水煮熟，去滓，入米煮粥食。治小儿雀目，《圣惠方》以羊子肝1具（薄切作片子），郓州蛤粉一钱（3g）匀掺在肝内系定，以水煮熟服之，五岁以下分减与吃。治目赤肿痛，《青岛中草药手册》以鲜羊肝12g，枸杞、菊花、玄参各15g，生地30g，决明子9g，水煎服。

此外，治久咳，《东北动物药》以羊肝60g、香油30g，共炒熟，加盐少许内服。

【用法用量】 内服煮食30～60g，或入丸散。

【使用注意】 胆固醇高者慎服。

马　乳

【歌诀】 马乳凉甘，血虚烦热，虚劳骨蒸，牙疳消渴。

【来源】 马科动物马 *Equus caballus orientalis* Noack 的乳汁。

【药性】 甘，凉。归心、胃经。

【性能特点】 甘补凉清，食药兼用，味美可口，入心胃经。功似牛乳，性凉不腻。善养血润燥、清热止渴，治血虚烦热、虚劳骨蒸、消渴、牙疳。

【功效应用】 养血润燥，清热止渴。治血虚烦热、虚劳骨蒸、消渴、牙疳，单用马乳适量煮熟食；或在用他药治疗同时将其作为食品，以辅助增效。

【用法用量】 内服125～250g，煮沸食。

驴　肉

【歌诀】 驴肉甘酸，平而不偏，养血益气，并能除烦。

【来源】 马科动物驴 *Equus asinus* Linnaeus 的肉。

【药性】 甘、酸，平。归心、脾经。

【性能特点】 甘酸补益，平而不偏，食药兼用，味美可口，入心脾经。善养血益气、除烦。治劳损、风眩、心烦。

【功效应用】 养血益气，除烦。治劳损体弱，可单用驴肉适量，视情加作料煮熟吃肉喝汤，或炒食。安心气，治风狂、忧愁不乐，《饮膳正要》驴肉汤，以乌驴肉（切碎）、干豆豉各适量，煮熟烂，入五味，空腹服之。

此外，《内蒙古药用动物》云“饮驴肉汤有驱蛔虫作用”。

【用法用量】 内服煎汤适量，或煮食。

【使用注意】 病死驴之肉不宜食。

鸡　肝

【歌诀】 鸡肝甘温，补肝益肾，明目消疳，杀虫用生。

【来源】 雉科动物家鸡 *Gallus gallus domesticus* Brisson 的肝脏。

【药性】 甘，温。归肝、肾、脾经。

【性能特点】 甘补质润，温而不燥，美味可口，药食兼用，入肝肾脾经。既善补肝肾、明目，又消疳、杀虫。治肝虚目暗、目翳、夜盲、小儿疳积、妊娠胎漏、小儿遗尿、妇人阴蚀。

【功效应用】 补肝肾，明目，消疳，杀虫。治老人肝虚目暗，《寿亲养老新书》乌鸡肝粥，以乌雄鸡肝 1 具，切碎，加豉和米作粥食之。治夜盲症或视物模糊，《山东药用动物》以鸡肝 10 个、苍术 6g，用苍术煎汤煮鸡肝食，日 2 次；或以鸡肝 1 个、密蒙花 9g，加水半碗同炖服，连服 3 日。治鸡盲、夜盲、小儿疳眼（角膜软化症），《食物中药与便方》每日取鲜鸡肝 1～2 个，在沸水中汤 20 分钟，蘸盐或酱油食，连吃 3～5 天为一疗程。治小儿疳积、虫气上攻、至晚不能视物、目生翳障，《良朋汇集》鸡肝散，以鸡肝一个（不着水，竹刀切片）、牡蛎粉七分（2.2g）、朱砂少许（水飞），拌匀掺入肝上，饭锅上蒸熟食，如此十次，并忌食余汤油腻。治妊娠胎漏，《卫生宝鉴》以鸡肝 2 个、酒一升煮食之；《丹台玉案》奇圣散，以雄鸡肝 3 个、地榆二钱（6g）、酒一碗，煮熟食之即止。治睡梦中遗尿，《本草纲目》以雄鸡肝、桂心等分，捣丸小豆大，每服一丸，米饮下，日三服，遗精加白龙骨适量。治阴痿，《千金要方》以雄鸡肝二具

（阴干百日）、菟丝子一升，各为末，雀卵为丸如小豆，每服一丸，日三服。治妇人阴蚀瘙痒（滴虫性阴道炎），《吉林中草药》以鲜猪肝切片纳入阴道，每日换 2 次。

【用法用量】 内服适量，煮食、炒食、煎汤，或入丸散。外用适量，鲜品切片用。

【使用注意】 因其甘补，多食则滞，故不宜多食。

鸭　血

【歌诀】 鸭血咸凉，贫血萎黄，劳伤吐血，中毒效良。

【来源】 雉科动物家鸭 *Anas domestica* Linnaeus 的血液。

【药性】 咸、甘，凉，归肝经。

【性能特点】 咸能入血，甘补质润，凉清不燥，美味可口，食药兼用，入肝经，善补血、解毒，治贫血虚弱、劳伤吐血、药物中毒。

【功效应用】 补血，解毒。治贫血虚弱，《中华治疗大全》以 1 只鸭的血，加清水适量食盐少许，隔水蒸熟，再加好酒（最好是首乌酒）1～2 汤匙，并蒸片刻后服食，每日一次，连服 4～5 次为一疗程。治经来潮热、胃气不开、不思饮食，《秘传内府经验女科》鸭血酒，以头上取白鸭血，酒调饮之。治劳伤吐血，《本经逢原》以热酒适量冲鸭血适量饮之。治中风，《动植物民间药》以白鸭血每天 2 杯，晚食前一小时饮用。

此外，治中诸药毒已昏迷者，《太平御览》引《博物志》方，取活鸭断头，将其断颈对准患者口，滴 2～3 滴入喉即苏醒。解百蛊毒，《本草纲目》引《广记》方，以白鸭血，热饮之。

【用法用量】 内服乘热生饮 100～200 mL，或隔水蒸熟食。外用适量，涂敷。

【使用注意】 病鸭之血忌用。

乌贼肉

【歌诀】 乌贼肉平，养血滋阴，柔润偏凉，铭刻于心。

【来源】 乌鲗科动物无针乌贼 *Sepiella maindroni* de Rochebrune 等

的肉。

【药性】 咸，平。归肝、肾经。

【性能特点】 咸入血，质柔润，平偏凉，食药兼用，入肝肾经，善养血滋阴，治血虚经闭、崩漏、腰膝酸痛。

【功效应用】 养血滋阴。治血虚经闭，可配当归、续断、川芎等各适量，水煎服。治腰肌劳损，《海味营养与药用指南》以乌贼干1～2条、炒杜仲30g，炖熟，吃肉及喝汤。治血虚崩漏，可配仙鹤草、墨旱莲等各适量，水煎服。治食欲不振，《海味营养与药用指南》以乌贼干1～2条，用童便浸透，清水洗净，加入龙牙草、夏枯草、蜈蚣草各10g，文火煎透，去渣取汁及肉内服。

【用法用量】 内服煎汤1～2条，或煮食。

【使用注意】 对乌贼肉过敏者忌服。

干　贝

【歌诀】 干贝甘平，肾虚尿频，消渴可治，食欲可增。

【来源】 扇贝科动物木节孔扇贝 *Chlamys frreri* (Jones et Preston) Reeve、华贵木节孔扇贝 *Chlamys nobilis* (Reeve)、花鹊木节孔扇贝 *Chlamys pica* (Reeve) 的闭壳肌。

【药性】 甘、咸，平。归肾、肝、胃经。

【性能特点】 甘补益，咸入肾，平不偏，食药兼用，味美可口，为血肉有情之品。入肾肝胃经，善滋阴、养血、补肾、调中，治消渴、肾虚尿频、食欲不振，阴血亏虚者尤宜。

【功效应用】 滋阴，养血，补肾，调中。治消渴、肾虚尿频、食欲不振，《中国本草图录》以干贝适量，常炖久食；也可配相应的食药品，炖食。

【用法用量】 内服煎汤10～25g，或煮食。

【使用注意】 对其过敏者忌服。

淡　菜

【歌诀】 淡菜甘温，善补肝肾，益精养血，消瘿亦神。

【来源】 贻贝科动物厚壳贻贝 *Mytilus coruscus* Gould、贻贝 *Mytilus edulis* Linnaeus、翡翠贻贝 *Mytilus viridiis* (Linnaeus) 及其他贻贝类的肉。

【药性】 甘、咸，温。归肝、肾经。

【性能特点】 甘补温助，咸软入肾，食药兼用，味美可口，为血肉有情之品。入肝肾经，善补肝肾、益精血、消瘿瘤，治虚劳羸瘦、眩晕、盗汗、阳痿、腰痛、吐血、崩漏、带下、瘿瘤，精血亏虚者尤宜。

【功效应用】 补肝肾，益精血，消瘿瘤。治头晕及睡中盗汗，《现代实用中药》以淡菜（焙燥研细粉）100g，陈皮（研细粉）60g，研和蜂蜜为丸，每服5g，日3次。治高血压病，《中国药用海洋生物》以淡菜30g、松花蛋1个，共煮服。治贫血，《中国动物药》以淡菜50g、熟地黄40g、生黄芪50g、当归10g，水煎服，日服2次。治阳痿、肾虚腰痛，《山东药用动物》以淡菜30g、狗肾1具，煎煮至烂熟，饮汁吃肉，此为一天量。治经血多，《中国药用海洋生物》以淡菜30～60g与猪肉适量共煮，行经前服。治带下，可配山药、芡实、薏苡仁等各适量，水煎服。治瘿气（地方性甲状腺肿），《山东药用动物》以淡菜30g、昆布15g，煎煮烂熟，连药带汁1次服，日服2次，七天为一疗程，间隔一星期再服。

【用法用量】 内服煎汤15～30g，或入丸散。

【使用注意】《食疗本草》云“时常频烧食即苦，不宜人”，故不宜长期大量服，对其过敏者忌服。

第四节　补阴类

北沙参

【歌诀】 北沙参甘，清养微寒，益胃生津，养阴尤善。

【来源】 伞形科植物珊瑚菜 *Glehnia littoralis* Fr. Schmidt ex Miq. 的干燥

根。

【药性】 甘，微寒。归肺、胃经。

【性能特点】 甘补微寒清泄，清养而入肺胃经。善清肺胃热、养肺胃阴而生津。与南沙参一样，均能清热养阴生津，肺胃阴伤有热宜用。然因其质较瓷实、味唯甘而滋阴力强，故肺胃阴伤较重兼热者，如燥热咳嗽无痰或阴虚劳嗽等多用。

【功效应用】 清肺养阴，益胃生津。治阴虚劳嗽，常配天冬、麦冬、知母、川贝母等各适量，水煎服。治燥热咳嗽，常配桑叶、苦杏仁、麦冬等各适量，水煎服。治肺热咳嗽，常配桑白皮、浙贝母、黄芩等各适量，水煎服。治胃阴虚，属热病伤阴者，可配鲜生地、鲜石斛等各适量煎服；属久病伤阴津亏者，常配石斛、玉竹等各适量煎服，如《温病条辨》益胃汤。

此外，治肝肾阴虚、血燥气郁，可配生地、枸杞、川楝子等各适量煎服，如《续名医类案》一贯煎。

【用法用量】 内服煎汤10～15g，鲜品20～30g，或入丸散，或熬膏。

【使用注意】 因其甘补微寒，故风寒作嗽、脾胃虚寒及寒饮喘咳者忌服。

石　斛

【歌诀】 石斛微寒，益胃生津，滋阴解渴，虚热能清。

【来源】 环草石斛 *Dendrobium loddigesii* Rolfe.、铁皮石斛 *Dendrobium candidum* Wall. ex Lindl. 或金钗石斛 *Dendrobium nobile* Lindl. 等的新鲜或干燥茎。

【药性】 甘，微寒。归胃、肾经。

【性能特点】 甘能滋养，微寒清凉，甘腻清养。入肾经，滋肾阴、清虚火，以强腰、明目；入胃经，养阴清热，以益胃生津、止渴。既滋阴又清热，既退虚热又除实热，凡阴亏津伤有热者即可投用，兼虚热者径用，兼实热火毒者当配清热泻火之品。

【功效应用】 养胃生津，滋阴清热，明目，强腰。治热病津伤（气、营、血分），常配生地、麦冬、玄参等各适量，水煎服。治胃阴亏虚、口干舌燥，常配沙参、玉竹、麦冬等各适量，水煎服。治阴虚发热，常配生地、青蒿、白薇、地骨皮等各适量，水煎服。治内热消渴，症轻者可单用适量沸水泡代茶饮；症重者常配天花粉、玉竹、麦冬、知母等各适量，水煎服。治阴亏视力减退，常配枸杞、石决明等各适量为丸服，如《原机启微》石斛夜光丸。治阴虚腰膝酸软，常配熟地、牛膝、木瓜、桑寄生等各适量，水煎服。

【用法用量】 内服煎汤，6～15 g，鲜品 15～30 g，或熬膏或入丸散。鲜石斛清热生津力强，热病伤津者多用；一般阴虚口干可用干石斛。干品入汤剂宜先煎。霍山石斛（简称霍石斛），效佳而性不太寒，宜老人，体虚津亏不宜大寒者。川石斛，宜用于胃阴不足者。金钗石斛，作用较差而价廉，症轻者可用。耳环石斛（又名**枫斗**），价贵而生津力最强，不甚寒凉，可代茶用。

【使用注意】 因其甘补恋邪助湿，故温热病不宜早用，湿温尚未化燥者忌服。

天　冬

【歌诀】 天冬大寒，滋阴清热，润肺清燥，润肠除结。

【来源】 百合科植物天冬 *Asparagus cochinchinensis* (Lour.) Merr. 的干燥块根。

【药性】 甘、苦，大寒。归肺、肾经。

【性能特点】 甘润滋养，苦寒清降，清养滋润，入肺肾经。善清肺降火滋阴，以生津润燥而止咳、通便、止渴。善清养肺肾之阴，清润滋腻性较强，凡肺肾阴虚火旺者每用。此外，治乳结可用。

【功效应用】 清肺养阴，润肠通便。治燥热咳嗽，常配麦冬、知母、川贝母等各适量煎服。治劳嗽咳血，常配麦冬、川贝母、百部、白及等各适量煎服。治久咳伤阴，常配麦冬、紫菀、百部等各适量煎服。治肺火咳喘痰黄，常配桑白皮、地骨皮、黄芩、生石膏等各适量煎服。治热病伤阴口干，若无气虚者，单用或配麦冬各适量为膏服；若兼气虚者，常配人参、地黄等各适量煎服。治内热消渴，常配麦冬、天花粉、生葛根、知母等各适量煎服。治咽喉肿痛，属肾阴虚虚火上炎者，常配熟地、玄参、麦冬等各适量煎服；属肺火炽盛者，常配黄芩、桔梗、生甘草、射干等各适量煎服。治阴虚肠燥便秘，常配麦冬、知母、玄参等各适量煎服。

此外，治乳腺增生及乳腺癌，单用鲜品削皮隔水蒸服，或配柴胡、夏枯草、猫爪草、漏芦等各适量煎服。

【用法用量】 内服煎汤6～15g，或熬膏、隔水蒸，或入丸、散。

【使用注意】 因其甘润滋养，苦寒清降，故虚寒泄泻、风寒或痰饮咳嗽者忌服。

麦　冬

【歌诀】 麦冬微寒，润肺养阴，生津益胃，除烦清心。

【来源】 百合科植物麦冬 *Ophiopogon japonicus* (Thunb.) Ker-Gawl. 的干燥块根。

【药性】 甘、微苦，微寒。归肺、心、胃经。

【性能特点】 甘能补润，微苦微寒清泄，清养滋润。入肺胃经，善清养肺胃，以养阴生津、润肺益胃润肠而止渴、通便。入心经，善清心养阴而除烦。善清养肺胃心之阴，凡肺胃心阴伤有热者每用。与天冬相比，虽均能清热养阴润肠，但清热润燥力与滋腻性均弱于天冬，并能清心除烦。治肺燥咳嗽常用，尤宜温燥或燥邪化火者。

【功效应用】 清肺养阴，养胃生津，清心除烦，润肠通便。治燥热咳嗽，属外感温燥者，常配桑叶、阿胶等各适量煎服，如《医门法律》清燥救肺汤；属燥邪化火，常配天冬、知母、川贝母等各适量煎服。治劳嗽咳血，常配天冬、川贝母、百部、白及等各适量，水煎服。治胃阴亏虚，无兼证者，常配石斛、玉竹、南沙参等各适量煎服，如《温病条辨》益胃汤；兼气逆呕呃，可配姜半夏、粳米、甘草等各适量煎服，如《金匮要略》麦门冬汤；兼气虚者，可配党参、五味子等各适量煎服，如《医学启源》生脉散。治内热消渴，常配天冬、天花粉、生葛根、知母等各适量，水煎服。治心烦不眠，属阴虚火旺，可配知母、炒枣仁、黄柏等各适量，水煎服；属热病邪入营血，可配生地、丹参、赤芍等各适量煎服，如《温病条辨》清营汤。治气阴两虚自汗，常配人参、五味子、南沙参等各适量，水煎服。治阴虚肠燥便秘，常与玄参、干地黄等各适量煎服，如《温病条辨》增液汤。

【用法用量】 内服煎汤10～15g，或熬膏，或入丸散。清养肺胃之阴多去心用，滋阴清心多连心用。

【使用注意】 因其微寒润养，故风寒或痰饮咳嗽、脾虚便溏者忌服。

百 合

【歌诀】 百合微寒，润肺清心，劳嗽吐血，惊悸不宁。

【来源】 百合科植物卷丹 *Lilium lancifolium* Thunb.、百合 *Lilium brownii* F. E. Brown var. *viridulum* Baker 等的干燥肉质鳞叶。

【药性】 甘，微寒。归肺、心经。

【性能特点】 甘能补润，微寒清泄。入肺经，善清肺热、养肺阴，以润肺止咳；入心经，善清心热、养心阴，以除烦安神。药食兼用，力较缓，凡肺心阴虚有热即可酌选。

【功效应用】 滋阴润肺，清心除烦。治肺虚久咳，常配款冬花、生熟地等各适量，水煎服。治劳嗽咳血，常配天冬、麦冬、川贝母、白及等各适量，水煎服。治虚烦惊悸，常配麦冬、生地、炒枣仁、磁石等各适量，水煎服。治失眠多梦，常配茯神、酸枣仁、柏子仁等各适量，水煎服。治精神恍惚心神不安，常配生地、知母等各适量煎服，如《金匮要略》百合地黄汤、百合知母汤。

此外，治疮肿不溃，单用鲜品适量，洗净捣烂外敷。

【用法用量】 内服煎汤10～30g，或蒸食，或煮粥食。外用适量，鲜品捣敷。

【使用注意】 因其寒润，故风寒咳嗽或中寒便溏者忌服。

玉 竹

【歌诀】 玉竹甘平，补虚养阴，润燥止咳，解渴生津。

【来源】 百合科植物玉竹 *Polygonatum odoratum* (Mill.) Druce 的干燥根茎。

【药性】 甘，平。归肺、胃经。

【性能特点】 柔润甘补，平而不偏。入肺经，养阴润肺而止咳；入胃经，养阴生津而止渴。长于养阴，短于清热。力平和，不腻不恋邪，凡阴虚无论兼否表证皆宜。功似北沙参而清热力不及。

【功效应用】 养阴润肺，益胃生津。治燥咳，属温燥者，常配桑叶、杏仁、川贝母等各适量，水煎服；属凉燥者，常配百部、款冬花、紫菀等各适量，水煎服。治劳嗽，常配麦冬、天冬、川贝母、百部等各适量，水煎服。治阴虚外感，常配白薇等各适量，水煎服。治胃阴亏虚，常配南沙参、石斛等各适量，水煎服。

此外，能降糖，治消渴属热不盛者，常配天花粉、百合、麦冬、生葛根等各适量，水煎服。能大量用强心，治心衰属阴虚者，常配麦冬、人参、五味子等各适量，水煎服。

【用法用量】 内服煎汤10～15g，或熬膏或入丸散。阴虚热盛者宜生用，而热不甚者宜蒸制用。

【使用注意】 因其柔润甘补，故脾虚有痰湿者不宜服。

黄　精

【歌诀】 黄精甘平，润肺生津，补脾益气，滋肾强阴。

【来源】 百合科植物黄精滇 *Polygonatum kingianum* Coll et Hemsl.、黄精 *Polygonatum sibiricum* Red. 或囊丝黄精 *Polygonatum cyrtonema* Hua. 的干燥根茎。

【药性】 甘，平。归脾、肺、肾经。

【性能特点】 质润甘补，平而不偏。入脾肺肾经。既滋阴，以润肺、填精、润肠；又补气，以健脾。平补气阴（或平补三阴经），兼润肠，气阴虚兼便秘者宜用。

【功效应用】 滋阴润肺，补脾益气。治肺燥咳嗽，属温燥者，常配紫苏、杏仁、紫菀等各适量，水煎服；属凉燥者，常配桑叶、贝母、南沙参等各适量，水煎服。治劳嗽久咳，常可配北沙参、百部、川贝母等各适量，水煎服。治肾虚精亏，常配枸杞各适量为丸服，即《奇效良方》二精丸。治精血双亏，常配当归，如《全国中成药处方集》九转黄精丹。治消渴证，属热盛者，常配生石膏、知母、黄连等各适量，水煎服；属阴伤重者，常配生地、熟地、知母等各适量，水煎服；属阴阳两虚，常配枸杞、熟地、菟丝子等各适量，水煎服；属气阴两虚，常配西洋参、山药、太子参等各适量，水煎服。治脾胃虚弱，属气虚者，常配人参、白术、甘草等各适量，水煎服；属阴虚者，常配玉竹、麦冬、石斛等各适量，水煎服；属气阴两虚，常配山药、太子参、南沙参等各适量，水煎服。

此外，治足癣，可单用泡酒外涂。治链霉素中毒性耳聋耳鸣，可配骨碎补各15g，水煎服。

【用法用量】 内服煎汤10～15g，鲜者30～60g，或熬膏或入丸散，干品入汤剂宜先煎。外用适量，煎水洗，或以酒、醋泡涂。

【使用注意】 因其滋腻，易助湿邪，故脾虚有湿、咳嗽痰多及中寒便溏者忌服。

枸　杞

【歌诀】 杞子甘平，阴虚宜服，滋肾补肝，生精明目。

【来源】 茄科植物宁夏枸杞 *Lycium barbarum* L. 的干燥成熟果实。

【药性】 甘，平。归肝、肾、肺经。

【性能特点】 质润甘补，平而偏温。入肝肾经，补肝肾阴而明目，益肾阳而治肾阳虚；入肺经，滋润肺脏而止嗽。药食兼用，补虚而不燥热，药力较强，为平补阴阳之品，凡肾虚或肝肾亏虚者皆宜。

【功效应用】 滋肝补肾明目，兼润肺止嗽。治肝肾阴虚，若为视物昏花者，常配黄精等各适量为丸服，即《奇效良方》二精丸；若为头晕目眩者，常配菊花、熟地等各适量为丸服；若为腰膝酸软，常配炒杜仲、川续断、桑寄生等各适量为丸服。治阴血亏虚，若为面色萎黄者，常与鸡蛋同煮食；若为须发早白者，常配制何首乌、熟地、墨旱莲等各适量煎服；若为失眠多梦者，常配柏子仁、炒枣仁、夜交藤等各适量煎服。治阴阳精血俱虚，若为全身羸瘦，单用口嚼服或配入食品；若为阳痿遗精，常配鹿茸、龟甲胶等各适量为丸服；若为宫虚不孕，常配菟丝子、覆盆子、紫河车等各适量为丸服。治阴阳俱虚消渴，单用口嚼服或配地黄、山药、菟丝子等各适量，水煎服。治阴虚劳嗽，常配天冬、百部、百合等各适量，水煎服。

此外，治疖肿、烫伤，单用焙脆，研粉，凡士林调匀外涂。

【用法用量】 内服煎汤5～15g，或熬膏、浸酒，或口嚼，或入丸散。外用适量，鲜品捣敷。

【使用注意】 因其滋阴润燥，易生湿滑肠，故脾虚有湿及泄泻者忌服。

桑　椹

【歌诀】 桑椹甘寒，止渴生津，润肠通便，补血滋阴。

【来源】 桑科植物桑 *Morus alba* L. 的新鲜或干燥成熟果穗。

【药性】 甘，寒。归心、肝、肾经。

【性能特点】 甘寒质润滋补，入心肝肾经。善滋补阴血，以生津止渴、润燥通便。药食兼用，为平和的滋补肝肾之品。与黑芝麻相比，甘甜可口而性寒，功偏补血，润肠力较缓。

【功效应用】 滋阴补血，生津止渴，润肠通便。治阴血亏虚，症见失眠多梦者，常配炒枣仁、夜交藤、龙骨等各适量，水煎服；症见头晕眼花者，单用熬膏或配枸杞、熟地等各适量，水煎服；症见须发早白者，常配制首乌、熟地、墨旱莲等各适量，水煎服。治津伤口渴，常配天冬、麦冬、生地黄等各适量，水煎服。治内热消渴，常配天花粉、黄连、生白芍等各适量，水煎服。治肠燥便秘，常配炒决明子、郁李仁、瓜蒌仁等各适量，水煎服。

【用法用量】 内服煎汤10～15g，熬膏，浸酒，入丸散，或生啖。桑椹膏15～30g，温开水送服。

【使用注意】 因其甘寒滋润滑肠，故脾虚溏泻或湿滞者忌服。

黑芝麻

【歌诀】 芝麻甘平，益肾补肝，须发早白，眩晕便难。

【来源】 脂麻科植物脂麻 *Sesamum indicum* L. 的干燥成熟种子。

【药性】 甘，平。归肝、肾经。

【性能特点】 甘平滋补，油润多脂，平补滑润，入肝肾经。善滋补阴血，又润滑肠道而通便。药食兼用，为平和的滋补肝肾之品。与桑椹相比，香甜可口而性平，且润肠力较强。

【功效应用】 补益精血，润肠通便。治精血亏虚，症见头晕眼花，常配桑叶、枸杞等各适量，为丸服；症见须发早白，常配桑椹、制首乌、墨旱莲等各适量，水煎服。治肠燥便秘，单用大量口嚼服，或配炒决明子、瓜蒌仁等各适量，水煎服。

【用法用量】 内服煎汤 10～30 g，或入丸散（宜炒熟）。外用适量，煎汤洗浴，或捣敷。

【使用注意】 因其甘香滋润，故大便溏泻者不宜服。

银　耳

【歌诀】 银耳甘平，润肺滋阴，煮烂润肠，益气生津。

【来源】 银耳科植物银耳 *Tremella fuciformis* Berk. 的干燥子实体。

【药性】 甘，平。归肺、胃经。

【性能特点】 甘补虚，平偏凉，入肺胃经。能滋阴、润肺、益气，以止咳、生津。药力平和，药食兼用。

【功效应用】 滋阴润肺，益气生津。治虚劳久咳，常配冰糖或川贝母、南沙参等各适量，水煎服。治燥咳痰少带血，可配川贝母、白及、紫珠等各适量，水煎服。治热病气津两伤口渴，常配南沙参、太子参、天冬等各适量，水煎服。治病后体虚属气津两伤，常配太子参、扁豆、山药等各适量，水煎服。

此外，治肠燥便秘，单用煮烂食，或配他药各适量，水煎服。

【用法用量】 内服煎汤 3～10g，或与冰糖或肉类炖服，用于肠燥便秘宜煮烂服。

【使用注意】 因其甘平偏凉，故风寒咳嗽及痰湿咳嗽者忌服。

石　耳

【歌诀】 石耳甘凉，肺虚劳咳，体虚脱肛，吐血衄血。

【来源】 石耳科植物石耳 *Umbilicaria esculenta*（Miyoshi）Minks 的地衣体。

【药性】 甘，凉。归肺、心、胃经。

【性能特点】 甘补质润，凉能清解，入肺心胃经。善滋阴润肺、凉血止血、清热解毒，治肺虚劳咳、吐血、衄血、崩漏、肠风下血、痔漏、脱肛、淋浊、带下、毒蛇咬伤、烫伤、刀伤。药力平和，药食兼用。

【功效应用】 养阴润肺，凉血止血，清热解毒。治慢性气管炎属肺虚劳咳，《江西省防治慢性气管炎资料汇编》以石耳 25g（首剂 50g）、瘦猪肉 150g，加盐少许，隔水蒸服。治鼻出血，江西《草药手册》以石耳 15g、鸭蛋 2 个，煮食连服 3 剂。治吐血红崩，江西《草药手册》以石耳、红茶花、杜鹃花各适量，研成粉，兑水或煮酒糟服。治痢疾，江西《草药手册》以鲜石耳洗净，嚼食 15～30g。治急性肠炎，江西《草药手册》以石耳 9g、沙参 15g，水煎服。治脾胃虚弱，《湖南药物志》以石耳 30g，热水洗净，炖鸡或猪瘦肉食。治小便不通、胀痛，《湖南药物志》以石耳 30g 冷水洗净，水煎服。治脱肛泻血不止，以石耳配枯矾、儿茶各适量为丸服。治荨麻疹，《福建药物志》以石耳 30g、糯米粉 120g、冰糖适量，水煎服。治带下，可配生薏苡仁、土茯苓、山药等各适量煎服。治蛇咬伤，江西《草药手册》以石耳粉适量，用龙胆草浓煎汁做成丸子，用时冷开水化开敷伤口。治刀伤，石耳粉外敷伤处。

此外，用于避孕，江西《草药手册》以石耳 15g，月经净后 3 天，冰糖为引，水煎服，连服 3 天，共用 3 个经期；或以石耳、车前草各 6g，积雪草 12g，与月经后 3 天水煎服，早晚各服一剂，连服 3 天。

【用法用量】 内服煎汤 9～15g，或入丸散。外用适量，研末调敷。

【使用注意】 因其甘凉，故风寒或痰湿咳嗽者忌服。

地　蚕

【歌诀】 地蚕平甘，痨嗽虚喘，吐血血虚，疳积盗汗。

【来源】 唇形科植物地蚕 *Stachys geobombycis* C. Y. Wu 的根茎。

【药性】 甘，平。归肺、肾经。

【性能特点】 甘补质润，平而偏凉，入肺肾经。善滋肾润肺、补血消疳，治肺痨咳嗽、吐血、盗汗、肺虚气喘、血虚体弱、小儿疳积。药力平和，药食兼用。

【功效应用】 滋肾润肺，补血消疳。治虚劳久嗽，《全国中草药汇编》以地蚕、冰糖各 30 g，水煎服。治肺结核，《全国中草药汇编》以地蚕、小蓟各 30 g，水煎服，3 天服一剂；《香港中草药》以鲜地蚕 15～30 g 水煎服，或煲瘦猪肉服。治哮喘，《全国中草药汇编》以地蚕 30 g、辣椒根 15 g，水煎服，每日一剂。治肺虚气喘，可配五味子、山药、白果等各适量煎服。治吐血，可配小蓟、藕、白及等各适量，水煎服。治盗汗，症轻者单用适量煎服；症重者可配浮小麦、知母、黄柏等各适量，水煎服。治血虚体弱，症轻者单用适量煎服；症重者可配淡菜、当归、熟地等各适量煎服。治小儿疳积，单用适量煎服。

此外，治烫伤，《香港中草药》以干地蚕叶适量研粉，茶油调涂患处。

【用法用量】 内服煎汤 9～15 g，或入丸散。外用适量，研末调敷。

【使用注意】 因其甘平偏凉，故风寒或痰湿咳嗽者慎服。

女贞子

【歌诀】 女贞子凉，阴虚可服，滋肾补肝，清热明目。

【来源】 木犀科植物女贞 *Ligustrum lucidum* Ait. 的干燥成熟果实。

【药性】 甘、苦，凉。归肝、肾经。

【性能特点】 甘补凉清，苦泄不腻，入肝肾经。善滋补肝肾之阴，以退虚热、明眼目。补而不腻，药力平和，缓补久服者宜用。与墨旱莲相比，长于滋阴、退虚热与明目。

【功效应用】 滋肾补肝明目，退虚热。治肝肾阴虚之腰膝酸软、头目昏花、须发早白，常配墨旱莲等各适量为丸服，如《医方集解》二至丸。治肝肾亏虚之目暗不明，常配菟丝子、沙苑子、枸杞等各适量，水煎服。治阴虚发热，常配生地、青蒿、白薇等各适量，水煎服。

此外，能升高白细胞，治放疗之白细胞减少属阴虚者，单用或入复方。

【用法用量】 内服煎汤10～15 g，或熬膏，或入丸剂。外用适量，熬膏点眼。

【使用注意】 因其性凉，故脾胃虚寒泻泄及肾阳虚者忌服。

墨旱莲

【歌诀】 墨旱莲寒，滋阴补虚，凉血止血，固齿乌须。

【来源】 菊科植物鳢肠 *Eclipta prostrata* L. 的干燥或新鲜地上部分。

【药性】 甘、酸，寒。归肝、肾经。

【性能特点】 甘酸滋补，寒能清泄，清补凉血，入肝肾经。既滋补肝肾之阴，又凉血止血，阴虚热盛或阴虚血热出血者用之为佳。与女贞子相比，长于清热、凉血止血。

【功效应用】 滋阴益肾补肝，清热凉血止血。治肝肾阴虚之腰膝酸软、头目昏花、须发早白，常配女贞子各适量为丸服，如《医方集解》二至丸。治阴虚血热出血，症轻者单用鲜品捣汁或干品煎服；症重者常配生地、白茅根、侧柏叶等各适量煎服。治外伤出血，单用鲜品捣烂敷或干品研粉调敷。

此外，治白喉，单用鲜品适量，洗净捣汁服。治痢疾，单用干品适量或配马齿苋、野苋菜各适量，水煎服。

【用法用量】 内服煎汤10～30 g，或熬膏、捣汁，或入丸、散。外用适量，鲜品捣敷，干品研末撒，或捣绒塞鼻。

【使用注意】 因其滋补清泄，故肾阳虚或脾胃虚寒、大便泄泻者不宜服。

黑　豆

【歌诀】 黑豆甘平，补脾肝肾，利水解毒，活血祛风。

【来源】 豆科植物大豆 *Glycne mrax* (L.) Merr. 的干燥黑色种子。

【药性】 甘，平。归脾、肾、肝经。

【性能特点】 甘补渗利，平而不偏，生用平偏凉，炒用平偏温。主入脾肾经，善补脾气、益肾阴、利水湿。兼入肝经，善活血、祛风、解毒。主扶正兼祛邪，体虚兼水停、风挛、疮毒者尤佳。补而不腻，药力平和，欲缓补久服者宜投。其有大小两种，入药以小者为佳。

【功效应用】 健脾益肾，活血利水，祛风解毒。治水肿胀满，《肘后方》以单用大量，水煎频服；今配茯苓、猪苓、冬瓜皮等。治黄胖浮肿，可单用或配生黄芪、当归等各适量，水煎服。治急慢性肾炎水肿，以黑大豆 60g、鲫鱼 125g，或再加鱼腥草 30g，水煎服。治妊娠水肿，以黑大豆 90g，大蒜 1 粒，水煎加红糖适量服。治风毒脚气，单用或配木瓜、土茯苓、生薏苡仁、牛膝等各适量，水煎服。治肾虚消渴，《普济方》以其配天花粉各等分为末，面糊为丸，服时再以黑豆百粒煎汤送下。治肾虚腰痛，可以适量入猪小肚内炖服。治肾虚体弱，可以其配制何首乌、菟丝子、枸杞子各等分烘干研细，每服 6g。治风痹筋挛，可配防风、独活、伸筋草、木瓜等各适量，水煎服。治产后风痉口禁，可配荆芥穗、防风、天麻等各适量，水煎服。治小儿丹毒，单用浓煎取汁，待凉涂患处。治痈肿疮毒，单用生品研末调敷，或配蒲公英、金银花等煎汤外敷。治药物、食物中毒，单用或配生甘草各适量，煎汤服。

【用法用量】 内服煎汤 10～15g，或熬膏，或入丸剂。外用生品适量，煮汁涂，或研末调敷。内服体虚有寒者多炒用，体虚有热者多生用。

【使用注意】 因其性凉，故生者不宜过量服，以免利下。

哈蟆油

【歌诀】 哈蟆油平，润肺养阴，劳嗽咯血，补肾填精。

【来源】 蛙科动物中国林蛙 *Rana tenporaria chinsinensis* David 或黑龙江

林蛙 *Rana amurensis* Boulenger 雌蛙的干燥输卵管。

【药性】 甘、咸，平。归肾、肺经。

【性能特点】 甘补虚，咸入肾，平不偏。入肾经，补肾填精；入肺经，养阴润肺。药食兼用，养阴益精而力平和，阴虚精亏者可用。

【功效应用】 补肾填精，养阴润肺。治肾虚精亏、体虚羸瘦，单用炖汤服或配它药。治潮热盗汗，单用或配知母、黄柏等各适量煎服。治劳嗽咯血无痰者，常配银耳、冰糖各适量炖服。

【用法用量】 内服炖汤 5～15 g，或入丸散。

【使用注意】 因其甘咸滋腻，有恋邪之弊，故外有表邪、内有痰湿者忌服。

鸡子黄

【歌诀】 鸡子黄平，滋阴安神，疗疮熬制，养血息风。

【来源】 雉科动物家鸡 *Gallus gallus domesticus* Brisson 的蛋黄。

【药性】 甘，平。归心、肝、肾经。

【性能特点】 甘能补，平偏凉，入心肝肾经。生用善滋养，能滋阴养血，以安神、润燥、息风。美味可口，药食兼用，虚劳属阴血亏虚者最宜。煮熟取出，经熬制后即蛋黄油，甘解收敛，能消肿解毒、敛疮生肌，促进创面愈合，治疮疡、烧烫伤、湿疹创面溃烂者最佳，多作外用，亦可灌肠。

【功效应用】 滋阴润燥，养血息风。治热病伤阴、心烦失眠，常配黄连、阿胶、芍药等各适量，水煎服。治阴虚内热、风动痉厥，常配阿胶、龟甲、钩藤等各适量，水煎服。治虚劳吐血、血痢，常配阿胶、仙鹤草、墨旱莲等各适量，水煎服。治崩漏下血，可配阿胶、藕节炭、荆芥炭等各适量，水煎服。治脓肿，可配桔梗、赤芍、枳实等各适量，水煎服。治疮疡溃烂、烧烫伤、湿疹，单取蛋黄油外涂。治溃疡性结肠炎，以蛋黄油适量灌肠。

【用法用量】 内服煮食 1～3 枚，或生服，或药汁冲服。外用适量，调涂或熬油涂敷或灌肠。

【使用注意】 因其甘补，多食则滞，故高血压、冠心病、动脉粥样硬化及胆结石患者慎服。

鸡 子

【歌诀】 鸡子甘平，滋阴润燥，养血安胎，佳食良药。

【来源】 雉科动物家鸡 *Gallus gallus domesticus* Brisson 的卵。又名**鸡蛋**。

【药性】 甘，平。归肺、脾、胃经。

【性能特点】 甘补质润，生平偏凉，熟平偏温，美味可口，药食兼用，入肺脾胃经。善滋阴润燥、养血安胎，治热病烦闷、燥咳声哑、目赤咽痛、胎动不安、产后口渴、小儿疳痢、疟疾、烫伤、皮炎、虚损羸瘦。

【功效应用】 滋阴润燥，养血安胎。治热病烦闷、狂言欲走，《肘后方》以鸡子3枚、芒硝方寸匕（约2g）、酒三合，合搅散消，尽饮之。治燥咳声哑，单用鸡子取黄白搅匀，加冰糖适量，沸水冲，饮服。治急性结膜炎，《广西药用动物》以鸡蛋1只、枸杞叶60g，稍加调味，每日1剂煎汤服。治目赤咽痛，轻者单用鸡子冲水饮，或以金银花适量煎汤冲鸡子服。治胎动不安，《圣济总录》鸡子羹以鸡子1枚、阿胶（炒令燥）一两（30g），先以清酒一升，微火煎胶令消后，入鸡子、盐一钱（3g），和之分作三服。治产后口干、舌缩、渴不止，《经验后方》打鸡子，1个，沸水冲之，盖少时服之。治水痢腹痛，《圣济总录》鸡子饼，以鸡子三枚，打去壳，醋炒熟，入面少许，和做饼子炙熟，空腹服之。治小儿疳痢腹胀，《经验方》用鸡子1个开孔，入巴豆一粒（去皮）、轻粉一钱（3g）、麝香少许，三蒸后为丸服。治咳嗽不止，《食物中药与便方》以鸡蛋1只，打碎去壳取白黄搅和，另用白糖1～2匙，水半碗，煮沸，趁热冲入，随即加姜汁少许服。治疟疾，据《江苏中医》1960年第十期报道，宿迁县卫生防疫站以盐卤适量（成人12～15mL，并按年龄酌减）置铁勺内，煮沸后随即打入鸡蛋2个（症轻者1个），反复搅拌，使盐卤与鸡蛋充分混和，直至鸡蛋成饼，疟发前5～6小时服下，待当日发作时间过后方可进食。治烫伤，单用鲜鸡蛋清和黄调匀外敷伤处。治神经性皮炎，《食物中药与便方》以新鲜鸡蛋3～5个，放入大口瓶内，好浓醋浸泡，密封瓶口，静置10～14天后，取出蛋打开，将蛋黄与蛋清搅和，涂于患处皮肤上，经3～5分钟稍干，再涂一次，每日二次。治虚损羸瘦，《圣惠方》鸡子索饼，以白面、鸡子、羊肉（炒作臛）各四两（各125g），鸡子清、溲作索饼，于豉汁中煮令熟，加五味和臛，空腹食之。

此外，据报道，治急、慢性肾炎，以蜈蚣1条（去头足焙干为末），生鸡蛋1个，先将鸡蛋开一个小孔，再将蜈蚣末塞入蛋内搅匀，再用湿纸或黄土泥糊住，放灶内煨熟，去壳吃蛋，每日1个，七天为一疗程，三日后可再服。

【用法用量】 内服煮食1～3枚，或炒食、生服，沸水或药汁冲服。外用适量，取黄、白涂敷或调涂。

【使用注意】 因其甘补，多食则滞，故不宜多食。

鸭　蛋

【歌诀】 鸭蛋甘寒，止泻平肝，滋阴清肺，三品各擅。

【来源】 雉科动物家鸭 *Anas domestica* Linnaeus 的卵。盐腌者名咸鸭蛋，经特殊加工者名变蛋或皮蛋。

【药性】 鸭蛋：甘，凉；归肺、脾、肝、肾经。咸鸭蛋：咸、甘、涩，寒；归肺、肾、大肠经。变蛋：辛、涩、甘，寒；归肺、肝、大肠经。

【性能特点】 鸭蛋：甘补质润，凉清不燥，美味可口，食药兼用，入肺脾肝肾经，善滋阴、清肺、平肝，治胸膈热结、肝火头痛、咽痛、咳嗽。咸鸭蛋：甘补涩敛寒清，美味可口，食药兼用，入肺肾大肠经，善滋阴、清肺、止泻，治胸膈热结、咽痛、咳嗽、泻痢。变蛋：辛散涩敛，甘利寒清，食药兼用，入肺与大肠经，善滋阴、清肺、平肝，实肠而止泻，治肺热伤阴之咳嗽、肝热目赤、肠热泻痢。

【功效应用】 鸭蛋：滋阴，清肺，平肝；咸鸭蛋：滋阴、清肺、止泻；变蛋：滋阴，清肺，平肝，止泻。治肝肺有热之鼻衄、头痛头胀，《食物中药与便方》以青壳鸭蛋10个、马兰头250g，同煮，待熟后将壳敲碎，再煮蛋壳至青乌色，每日适量，吃蛋喝汤。治高血压病属肝阳上亢者，《食物中药与便方》建议每日吃皮蛋（即变蛋）2～3个，不用咸味，淡吃，或蘸糖醋吃。治妇人胎前产后赤白痢，《医钞类编》鸭蛋汤，取生姜汁适量，鸭蛋1个，打碎入生姜汁内搅匀，共煎至八分，再入蒲黄三钱（9g），煎五七沸，空腹温服。治肠炎腹泻，《广西药用动物》以鸭蛋1～2个，酸醋250g，共煮熟，吃蛋饮醋。治黄疸初时便溏不爽，《鲟溪单方选》以青壳鸭蛋1个，敲一个小孔，纳朴硝适量，纸封炖熟，日二服可效。治妇人无子，《鲟溪单方选》在其月经净后，每日取青壳鸭蛋1个，针刺七孔，再取蕲艾五分（1.5g），水一碗，将刺孔之蛋，与艾置盛水碗内，饭锅蒸熟食之，每月食5～6个。治淋巴结结核或肺结核，《中华食物疗法大全》大蒜鸭蛋汤，以鸭蛋2只，大蒜90g（去皮），放锅内同煮，待鸭蛋熟后，去壳再煮片刻，稍加调味后，饮汤吃蛋和大蒜。

【用法用量】 内服煮食1～2个，或沸水冲服，宜盐腌煮食。临证时应据情酌选鸭蛋、咸鸭蛋、皮蛋。

【使用注意】 因其性寒，故脾阳不足、寒湿泻痢及食后痞闷气滞者忌服。高血压患者不宜大量服用咸鸭蛋。

猪　肤

【歌诀】 猪肤凉甘，清热利咽，养阴止血，补血亦善。

【来源】 猪科动物猪 *Sus scrofa domestica* Brisson 的去毛皮肤。

【药性】 甘，凉。归肾经。

【性能特点】 甘能补，凉能清，食药兼用，入肾经。善清热养阴、利咽、止血，治少阴客热下痢、咽痛、吐血、衄血、月经不调、崩漏。为血肉有情之品，集清热、养阴、利咽、止血于一体，凡邪热伤阴者皆宜，兼咽痛出血者尤佳。

【功效应用】 清热养阴，利咽，止血。治少阴病，下痢、咽痛、胸满、心烦，《伤寒论》猪肤汤，以猪肤一斤，水一斗，煮取五升，加白蜜一升，白粉五合，熬香，和令相得，温分六服。治血友病、鼻衄、齿衄、紫癜，《山东药用动物》以猪皮一块，红枣10～15个，同煮至稀烂食，每日一剂。治失血性贫血、痔血、便血、妇女崩漏，猪皮62～93 g，加水及黄酒少许，文火煮至极稀烂，红糖适量调服。治疲劳过度之耳聋耳鸣，《山东药用动物》以猪皮、香葱各62～93g，同剁烂，稍加食盐，蒸熟后一次吃完，连吃3日。

此外，治体虚羸弱，以猪肠适量，加葱、姜、茴香、盐等调料炖食。

【用法用量】 内服适量，煮食或入丸散。

【使用注意】 患外感表证者不宜服。

猪　肉

【歌诀】 猪肉微寒，滋阴甘咸，益气养血，虚肿可痊。

【来源】 猪科动物猪 *Sus scrofa domestica* Brisson 的肉。

【药性】 甘、咸，微寒。归脾、胃、肾经。

【性能特点】 甘能补，咸入肾，微寒能清，食药兼用，入脾胃肾经。善滋阴补肾、养血润燥、益气消肿，治肾虚羸瘦，血燥津枯，燥咳、消渴、便秘、虚肿。为血肉有情之品，集滋阴、养血、益气于一体，凡阴血气虚者皆宜，兼热而有不甚者尤佳。

【功效应用】 滋阴补肾，养血润燥，益气消肿。治疫证邪火已衰、津不能回者，《温热经纬》以鲜猪肉数斤，切大块，急火煮清汤，吹净浮油，恣意凉饮。治津枯血夺、火灼燥渴、干嗽便秘，《随息居饮食谱》以猪肉煮汤吹去浮油饮。治上气咳嗽，《普济方》以猪肉半斤（250 g），连骨煮，炙末，酒和三合服之，日两次。治十种水病不瘥，《食医心境》以猪肉半斤（250 g）、米半升，于豉汁中煮作粥，酌加姜、椒、葱白，空腹食之。治乳汁少，《卫生易简方》以精猪肉或猪蹄煮清汤，和美味调益元散五七钱（15～21 g），服后连服三五剂，更用木梳疏乳周回，乳汁自下。

此外，治体虚羸弱，以猪肠肉适量，加葱、姜、茴香、盐等调料煮、炖、炒、蒸食。治小儿火丹，《本草纲目》以鲜猪肉切片贴之。

【用法用量】 内服煮食30～60 g，或煎汤。外用适量，贴敷。

【使用注意】 患外感表证湿热、痰滞内壅者忌服。

鳖　肉

【歌诀】 鳖肉甘平，滋阴补肾，清退虚热，可助消癥。

【来源】 鳖科动物中华鳖 *Trionyx sinensis* (Wiegmann) 或山瑞鳖 *Trionyx steindachnenr* Siebenrpck 的肉。习称团鱼。

【药性】 甘，平。归肝、肾经。

【功效应用】 甘补益，平偏凉，食药兼用，入肝肾经，为血肉有情之品。善滋阴补肾、清退虚热，治虚劳羸瘦、骨蒸痨热、久疟、崩漏、带下、癥瘕、瘰疬。集滋阴、退虚热于一体，凡阴虚、潮热宜投。

【功效应用】 滋阴补肾，清退虚热。治虚劳羸瘦，单用鳖肉或加作料炖汤服。治骨蒸痨热，《广西药用动物》以鳖1个（去内脏），配地骨皮、生地各15g，牡丹皮9g，炖汤服。治阴虚，《广西药用动物》以鳖肉250g、枸杞子、熟地黄各9g，炖汤服。治骨蒸劳嗽，《妇人良方》团鱼丸，以鳖2个，配川贝母、前胡、知母、柴胡各等分。上药与鱼同煮熟，取鱼连汁食之。将药焙干为末，用骨煮一盏，和药丸梧子大。每服二十丸，煎黄芪六一汤，空心送下。病既安，仍服黄芪六一汤调理。治妇女干病，《彝医动物药》以团鱼1只，配鸽子1只，加魔芋适量炖服。治全身浮肿，《广西药用动物》以重500g鳖1个，去内脏，加水煲烂，用老柠檬代替盐蘸吃，连汤服。治久疟不愈，《贵州中医验方》以鳖1只，去肝、肠，用猪油炖，加盐少许服。治崩漏，可配仙鹤草、藕节等各适量煎汤服。治带下，可配茯苓、莲子肉、山药、芡实、车前子等各适量，炖汤服。治癥瘕瘰疬，可在选用适合中药组方治疗的同时，再取鳖肉适量炖服，以增强疗效。

【用法用量】 内服250～500g，煮食、煎汤或入丸剂。

【使用注意】 因其甘补平凉，故脾肾阳虚便溏者慎服。

鳖　甲

【歌诀】 鳖甲咸寒，滋阴退热，潜阳软坚，消癥散结。

【来源】 鳖科动物鳖 *Trionyx sinensis* Wiegmann 的背甲。

【药性】 咸，寒。归肝、肾经。

【功效应用】　咸软寒清，质重镇潜，入肝肾经，为血肉有情之品。既滋肝肾阴、平肝潜阳，又清热、软坚散结，阴虚、阳亢、虚热、癥瘕宜投。

【功效应用】　滋阴清热，潜阳，软坚散结。治阴虚发热，常配青蒿、知母、生地黄、丹皮等各适量煎服，如《温病条辨》青蒿鳖甲汤。治骨蒸劳热，常配青蒿、胡黄连、银柴胡等各适量煎服，如《证治准绳》清骨散。治风劳骨蒸，常配秦艽、知母、地骨皮等各适量煎服，如《卫生宝鉴》秦艽鳖甲汤。治热病伤阴虚风内动，常配生龟甲、生牡蛎、生白芍等各适量煎服，如《温病条辨》三甲复脉汤。治久疟疟母，常配射干、土鳖虫、丹参等各适量煎服。治肝脾肿大，单用大量煎服，或配郁金、丹参、三棱、土鳖虫等各适量煎服。治经闭癥瘕，常配桃仁、红花、大黄、土鳖虫等各适量煎服。

【用法用量】　内服煎汤10～30g，或熬膏，或入丸、散，入汤剂宜打碎先煎。外用适量，烧灰研末敷。滋阴潜阳宜生用，软坚散结宜醋炙用。

【使用注意】　因其咸寒质重，故孕妇及脾胃虚寒之食少便溏者慎服。

鳖甲胶

【歌诀】　鳖甲胶咸，性属微寒，滋阴退热，散结软坚。

【来源】　鳖科动物中华鳖 *Trionyx sinensis*（Wiegmann）或山瑞鳖 *Trionyx steindachnenr* Siebenrpck 的背甲煎熬而成的胶块。

【药性】　咸，微寒。归肝、肾经。

【功效应用】　咸软入肾，平而偏凉，药食兼用，入肝肾经，为血肉有情之品。善滋阴退热、软坚散结，治阴虚潮热、虚劳咳血、久疟疟母、痔核肿痛、血虚经闭。凡阴虚、潮热宜投，兼肿结者尤宜。

【功效应用】　滋阴补肾，清退虚热。治阴虚潮热，可配熟地黄、知母、丹皮、地骨皮等各适量，水煎服。治虚劳咳血，可配生地、白茅根、等各适量，水煎服。治久疟疟母，可配青蒿、银柴胡等各适量，水煎服。治痔核肿痛，可配槐角、地榆、虎杖等各适量，水煎服。治血虚经闭，可配熟地、丹皮、丹参等各适量，水煎服。

【用法用量】　内服3～9g，开水或黄酒化服；或入丸剂。

【使用注意】 因其甘补微寒，故脾虚食少便溏及孕妇慎服。

龟 肉

【歌诀】 龟肉甘咸，平而偏凉，滋阴补血，止血效良。

【来源】 龟科动物乌龟 *Chinemys reevesii* (Gray) 的肉。

【药性】 甘、咸，平。归肝、肾、心经。

【性能特点】 甘滋补，咸入血，平偏凉，食药兼用，为血肉有情之品。入肝肾心经，善滋阴补血，兼凉血止血。治劳热骨蒸、久嗽咯血、久疟、血痢、肠风下血、筋骨疼痛、老人尿急尿频。阴亏血虚有热宜用，兼出血者尤佳。

【功效应用】 滋阴补血，兼凉血止血。治劳热骨蒸，取乌龟1只，治如食法，少加作料炖汤食；症重者可再青蒿、知母、黄柏、地骨皮等，水煎服。治虚劳咯血、咳嗽寒热，《便民食疗》以乌龟1只，煮取肉，加葱、姜、酱油各适量煮食。治咳嗽上气，《补缺肘后方》以生龟3枚，治如食法，加水五升，煮取三升，再加滋曲酿秫米四升，煮熟，每饮1升，令净。治痢及泻血，《普济方》以乌龟肉，沙糖水拌，椒和，炙煮食之。治痔漏便血，《医学入门》活龟丸，以江湖大乌龟1只，先用柴火烧热地，以罩盖龟，地热逼出臭屁；待屁尽，以秆绳都身包缚，外用黄泥封固，灰火中煨熟捞起，剥净取肉，研如泥，其壳用牛骨髓涂炙五七次，沁透酥，干为末；又用黄连一两（30g），九蒸九晒，归尾三钱三分（10g），为末，和前龟肉捣丸梧子大；每服四五十丸，白汤下。治筋骨疼痛，可配川芎、防己、秦艽、徐长卿等各适量，水煎服，或为丸服。治老人尿多，《广西药用动物》以龟肉500g、地骨皮1.5g、小公鸡肉酌量，共炖熟食。治慢性肾炎尿蛋白经久不消，《广西药用动物》以活乌龟3只，先在净水中放2天，让它吐出泥土，然后剁成小块，和猪肝1个（洗净切块），加水用文火炖成糊状，不放或放少许盐，早晚分服；并配服壮腰健肾丸，每日2次，每次1丸。

【用法用量】 内服煮食0.5～1只，或入丸、散。

【使用注意】 因古云其能治难产，故孕妇慎服。

龟　甲

【歌诀】 龟甲性寒，滋阴清热，健骨潜阳，凉血补血。

【来源】 龟科动物乌龟 *Chinemys reevesii* (Gray) 的背甲及腹甲。

【药性】 甘、咸，寒。归肝、肾、心经。

【性能特点】 甘滋补，咸入血，寒清泄，质重镇潜，为血肉有情之品。入肝肾经，善滋肝肾阴、平肝潜阳，以益肾强骨、清退虚热。入心经，善养阴血、镇心神，以补心安神；清血分热，以凉血止血。滋阴与镇潜力均较强，阴虚、阳亢、虚热、血热宜用。

【功效应用】 滋阴清热，平肝潜阳，益肾强骨，补心安神，凉血止血。治阴虚发热，常配熟地、知母、黄柏、猪脊髓等各适量为丸服或煎服，如《丹溪心法》大补阴丸。治骨蒸潮热，常配知母、黄柏、地骨皮等各适量煎服。治热病伤阴、虚风内动，常配生鳖甲、生牡蛎、生白芍等各适量煎服，如《温病条辨》三甲复脉汤。治肝阳上亢眩晕，常配生赭石、生白芍、生牛膝等各适量煎服，如《医学衷中参西录》镇肝息风汤。治肾虚精亏腰膝酸软，常配鹿角、人参、枸杞等各适量为丸服或煎服。治小儿囟门不合，常配熟地、赛隆骨（代虎骨）等各适量煎服或为丸服。治心虚惊悸失眠健忘，常配龙骨、远志、石菖蒲等各适量煎服。治阴虚血热出血，常配生地、阿胶、墨旱莲、白茅根等各适量煎服。

此外，烧灰性收敛，治疮疡不敛，外用即可。

【用法用量】 内服煎汤 10～30 g，或熬膏，或入丸、散，入汤剂宜打碎先煎。外用适量，烧灰研末敷。

【使用注意】 因其甘寒清补，故脾胃虚寒者忌服。古云其能治难产，故孕妇慎服。

龟甲胶

【歌诀】 龟甲胶平，与肉同功，滋阴补血，止血宜用。

【来源】 龟科动物乌龟 *Chinemys reevesii* (Gray) 等的甲壳熬成的固体胶块。

【药性】 甘、咸，平。归肝、肾经。

【性能特点】 甘滋补，咸入血，平偏凉，质滋腻，药食兼用，为血肉有情之品。入肝肾经，善滋阴补血，兼凉血止血。治阴亏血虚、劳热骨蒸、盗汗、心悸、肾虚腰痛、腰膝痿弱、吐血、衄血、崩漏、带下。阴亏血虚有热，或兼出血者尤宜。

【功效应用】 滋阴补血，凉血止血。治阴亏血虚，《景岳全书》左归丸，以其配熟地黄、鹿角胶、山药等各适量，制成丸剂服。治劳热骨蒸，可配生地黄、知母、青蒿、牡丹皮等各适量，水煎服。治阴虚盗汗心悸，可配麦冬、生地、丹参、地骨皮等各适量，水煎服。治肾虚腰痛、腰膝痿弱，可配熟地、枸杞子、山药等各适量为丸服，如上述左归丸。治妇人赤白带下，《本草汇言》单用三钱（9g），酒溶化，每日清晨调服。治阴虚血热之吐血、衄血，可以其配生地、地骨皮、白茅根等各适量，水煎服。治阴虚血热月经过多或崩漏，《常见药用动物》以龟甲胶、黄柏、黄芩、生白芍、制香附各15g，水煎服，日服2次。治久疟寒热不止，《本草汇言》以龟甲胶一两（30g）、肉桂五钱（15g）、土炒白术二两（60g），分作五贴，水煎服。治早期肝硬化，《中国动物志》以龟甲胶30g，加红糖适量，均2次早晚分服。

【用法用量】 内服3～15g，烊化。

【使用注意】 因其甘补质黏平偏凉，故脾胃虚寒、精冷者忌用；又，云龟甲能治难产，故孕妇慎服。

蛏　肉

【歌诀】 蛏肉咸寒，清滋两兼，补阴清热，又可除烦。

【来源】 竹蛏科动物缢蛏 *Sinomovacula constricta* (Lamarck) 的肉。

【药性】 咸，寒。归心、肝、肾经。

【性能特点】 咸入血，寒能清，质润补，食药食兼用，为血肉有情之品。入心肝肾经，善补阴、清热、除烦，治产后虚损、烦热口渴、盗汗。阴虚有热尤宜。

【功效应用】 补阴，清热，除烦。治产后虚损、乳少，《中国药用海洋生物》以蛏肉半斤（250g）黄酒蒸，煮汤服。治病后体虚，《海味营养与药味指南》以蛏干30g、白糖10g，开水炖，常服。治盗汗，《海味营养与药味指南》以蛏干30g、大米60g，加开水炖服。治五心烦热，《海味营养与药味指南》以蛏干30g、白糖10g，开水炖服。治腓肠肌痉挛，《海味营养与药味指南》以蛏干30g，加红酒适量炖服。治肝硬化食欲不振，《海味营养与药味指南》以蛏干250g，炖熟，分三餐佐饭，常食。

此外，治湿热水肿，《泉州本草》以蛏干60g，炖蒜头梗服。

【用法用量】 内服煮食50～100g，鲜品可用至250g，或煎汤。

【使用注意】 因其性寒，故不宜生食，脾胃虚寒者慎服，对其过敏者忌服。

蛤蜊肉

【歌诀】 蛤蜊肉寒，滋阴软坚，利水有功，化痰功善。

【来源】 蛤蜊科动物四角蛤蜊 *Mactra venerifomis* Reeve 的肉。

【药性】 咸，寒。归肝、胃、膀胱经。

【性能特点】 咸软寒清质润，食药兼用，为血肉有情之品。既入肝胃经，又入膀胱经，善滋阴、利水、化痰、软坚，治消渴、水肿、痰积、癖块、瘿瘤、崩漏、痔疮。阴虚有热或痰水者尤宜。

【功效应用】 滋阴，利水，化痰，软坚。治肺结核、阴虚内热，《海味营养与药用指南》以蛤蜊肉、百合、玉竹、山药各适量，共煮汤服食；或蛤蜊肉同韭菜各适量煮食。治糖尿病，《海味营养与药用指南》以蛤蜊肉适量，常炖常食。治水肿兼阴虚，可配冬瓜皮、芦根等各适量，水煎服。治甲状腺肿瘤，《海味营养与药用指南》云以蛤蜊肉煮熟，常食有效。治痰疾癖块，《嘉祐本草》以蛤蜊肉适量煮熟食。治崩漏日久，可配仙鹤草、龟甲胶、阿胶等各适量，煎服。治痔疮，可配炒枳壳、生地榆、槐角等各适量，水煎服。

此外，用于解酒，《本草经集注》以其适量煮食。

【用法用量】 内服煎汤50～100g，或煮食。

【使用注意】 因其性寒，故不宜生食，脾胃虚寒者慎服，对其过敏者忌服。

燕　窝

【歌诀】 燕窝甘平，润燥滋阴，化痰止咳，益气补中。

【来源】 雨燕科动物金丝燕 *Collo calia esculenta* Linnaeus 的唾液与羽绒等混合凝结筑成的巢窝。

【药性】 甘，平。归肺、胃、肾经。

【性能特点】 甘补质润，平而偏凉，食药兼用。入肺胃肾经，善滋阴润燥、益气补中、化痰止咳、略兼清热，治久病虚损、肺痨咳嗽、痰喘、咯血、吐血、久痢、久疟、噎嗝反胃、体弱遗精、小便频数。阴虚气弱有热或痰者尤宜。

【功效应用】 滋阴润燥，益气补中，化痰止咳。治体虚自汗，《中国药用动物》以黄芪20g、燕窝5g，煎服，日服2次。治体虚乏力，《彝医动物药》以土燕窝适量，炖鸡肉吃。治虚劳咳嗽，《不知医必要》以沙参6g、燕窝9g、百合15g，共炖烂食。治肺结核咳血，《中国动物药》以土燕窝10g、百合20g、冰糖适量，蒸熟1次食之，日服2次。治老年痰喘，《文堂集验方》以秋白梨（去心）1个，入燕窝3g，先用滚水泡，再加冰糖3g蒸熟，每日早晨服下。治噤口痢，《救生苦海》以白燕窝二钱（6g）、人参四分（1.2g）、水七分，隔汤炖熟，徐徐食之。治老年疟疾及久疟、小儿虚疟、胎热，《内经类编试效方》以燕窝三钱（9g）、冰糖半钱（1.5g），炖食数次。治体虚遗精，《中国动物药》以土燕窝、莲子肉、芡实各10g，熟地黄、黄精各15g，将土燕窝蒸熟，以后四味煎汤送服。治小便频数，《中国动物药》以土燕窝10g，益智仁、桑螵蛸各5g，后两味研末，与燕窝同蒸熟食。

【用法用量】 内服煎汤5～10g，绢包，或蒸服，或入膏剂。应除去羽绒等杂质。

【使用注意】 因其甘补质润，故湿痰停滞或表证未解者慎服。

第十七章　收涩类食疗药

收涩类食疗药即以收敛固涩为主要功效的食疗中药。

本类药味多酸涩，性温、平、寒、凉，归肺、脾、肾、大肠、膀胱等经。主能收敛固涩（敛汗、敛肺止咳、涩肠止泻、固精止遗、缩尿、止带、止血），兼能清热、生津、补虚、杀虫等。主治正虚无邪滑脱不禁证（体虚多汗、自汗盗汗、肺虚久咳、虚喘、久泻久痢、肾虚遗精、滑精早泄、遗尿尿频、尿失禁、带下日久不愈、崩漏经多、大出血），兼治津伤口渴、疥癣等。

本类药多于治标少于治本，故使用时常配补虚品，以扶正固本；有敛邪之弊，邪气未尽时不宜使用。

五味子

【歌诀】 五味酸温，敛肺生津，收汗滋肾，止泻涩精。

【来源】 木兰科植物五味子 *Schisandra chinensis* (Turcz.) Baill. 的干燥成熟果实。

【药性】 酸，温。归肺、肾、心经。

【性能特点】 酸敛质润温补。入肺肾经，善敛肺气、滋肾阴，以定咳喘、生津液、止汗；固下元，以固精、止遗、止泻。入心经，善养心阴、益心气，以宁心安神。五味俱备，唯酸独胜；虽曰性温，但质滋润；敛补相兼，节流增源。药食兼用，药力较强，为补虚强壮收涩之要药。有南北两种，北者效果较好。

【功效应用】 敛肺滋肾，生津止汗，固精止泻，宁心安神。治肺虚久咳，可配当归、饴糖等煎膏服。治肾虚喘息，偏阴虚者，常配熟地、山药等各适量煎服，如《医宗已任编》都气丸；偏阳虚者，可配补骨脂、沉香等各适量煎服。治痰饮咳喘日久不愈，常配干姜、细辛、麻黄等各适量煎服，如《伤寒论》小青龙汤。治气阴虚津伤口渴，常配麦冬、人参各适量煎服，如《医学启源》生脉散。治消渴证属气阴虚，常配麦冬、西洋参、天花粉等各适量，水煎服。治自汗，常配黄芪、白术、麻黄根、煅龙骨等各适量，水煎服。治盗汗，常配黄柏、知母、青蒿、鳖甲等各适量，水煎服。治肾虚遗精，常配沙苑子、菟丝子、枸杞、山萸肉等各适量，水煎服。治肾虚久泻，常配吴茱萸、补骨脂、肉豆蔻等各适量煎服，如《校注妇人良方》四神丸。治虚烦心悸、失眠多梦，属气阴两虚，常配人参、麦冬、炒枣仁等各适量，水煎服；属气血亏虚，常配人参、龙眼肉、酸枣仁等各适量，水煎服；属阴血亏虚，常配丹参、麦冬、柏子仁等各适量煎服，如《摄生秘剖》天王补心丹。

此外，能降血清丙氨酸氨基转移酶，在辨证组方时适量加入适量，对减低血清丙氨酸氨基转移酶有帮助。

【用法用量】 内服，煎汤 2～6 g，研末每次 1～3 g，也可入丸散、熬膏。

【使用注意】 因其酸温补涩敛，故表邪未解、内有实热、咳嗽初起及麻疹初发均忌服。

山萸肉

【歌诀】 山萸肉温，缩尿秘精，补益肝肾，固脱良品。

【来源】 山茱萸科植物山茱萸 *Cornus officinalis* Sieb. et Zucc. 的成熟果肉。

【药性】 酸、甘，微温。归肝、肾经。

【性能特点】 酸能固涩，甘温补虚，药食兼用，入肝肾经。善补肝肾、固精气，以固表、固脱、涩肠。温补固涩力均较强，凡肝肾亏虚或滑脱不禁有寒者宜用。

【功效应用】 补益肝肾，收敛固脱。治肝肾亏虚、精气不固，属肾阳虚，常配肉桂、附子等各适量煎服，如《金匮要略》桂附八味丸；属肾阴虚，常配知母、黄柏等各适量煎服，如《医方考》知柏地黄丸。治冲任带脉不固，症见崩漏经多者，常配黄芪、棕炭等各适量煎服，如《医学衷中参西录》固冲汤；症见带下日久者，常配白术、乌贼骨、山药等各适量，水煎服。治大汗虚脱，单用大量或配黄芪、附子等各适量，水煎服。治体虚欲脱，单用煎汤或配人参、附子等各适量，水煎服。

此外，治放化疗后白细胞下降，证属肝肾亏虚有寒者，单用或配鸡血藤等各适量煎服。

【用法用量】 内服煎汤，6～12g，可重用至30g，或入丸散。

【使用注意】 因其温补固涩，故命门火炽、素有湿热及小便不利者慎服。

莲子肉

【歌诀】 莲子肉平，安神养心，补脾止泻，益肾固精。

【来源】 睡莲科植物莲 *Nelumbo nucifera* Gaertn. 的干燥成熟种子。

【药性】 甘、涩，平。归脾、肾、心经。

【性能特点】 甘补涩敛，平而不偏。入脾经，能补脾止泻；入肾经，能益肾固精；入心经，能养心安神。药食兼用，药力平和。与芡实相比，偏于补脾止泻，补力较强，多用于脾虚，素有“脾果”之称。交通心肾而养心安神，治心虚或心肾不交之失眠多梦宜用。

【功效应用】 补脾止泻，益肾固精，养心安神（交通心肾）。治脾虚泄泻，常配人参、茯苓、白术等各适量煎服，如《太平惠民和剂局方》参苓白术散。治肾虚遗精尿不禁，常配芡实、菟丝子、莲须等各适量，水煎服。治脾肾虚带下不止，属寒者，常配白果、金樱子、芡实、鹿角霜等各适量，水煎服；属热者，常配苍术、黄柏、车前子等各适量，水煎服。治虚烦失眠多梦健忘，兼遗滑者，常配炒枣仁、龙骨、夜交藤等各适量，水煎服；属心肾不交者，常配远志、石菖蒲、炒枣仁、地黄等各适量，水煎服；属心脾两虚者，常配五味子、茯苓、党参、炒枣仁等各适量，水煎服。

【用法用量】 内服用量6～15g，煎汤，或入丸散。

【使用注意】 因其甘涩止泻，故大便秘结者不宜服。

芡　实

【歌诀】 芡实甘平，益肾补脾，涩精止泻，止带祛湿。

【来源】 睡莲科植物芡 *Euryale ferox* Salisb. 的干燥成熟种仁。

【药性】 甘、涩，平。归脾、肾经。

【性能特点】 甘补涩敛，平而不偏，入脾肾经。既补脾止泻、益肾固精，又利湿止带。药食兼用，药力平和。与莲子肉相比，偏于补肾固精，补力稍弱，兼祛湿，不燥不腻，不敛邪，为补虚收敛祛湿之品，多用于肾虚或脾肾两虚之滑脱。兼湿者尤佳。

【功效应用】 补脾止泻，益肾固精，祛湿止带。治脾虚泄泻，常配莲子肉、人参、茯苓、白术等各适量，水煎服。治肾虚遗精、尿不禁，常配芡实、山药、益智仁、覆盆子等各适量，水煎服。治脾肾虚带下不止，兼寒者，常配金樱子等各适量煎服，如《洪氏集验方》水陆二仙丹；兼热者，常配山药、黄柏等各适量煎服，如《傅青主女科》易黄汤。治膏淋白浊，常配山药、乌药、萆薢、龙骨等各适量，水煎服。

【用法用量】 内服煎汤 6～15g，或入丸散。

【使用注意】 因其甘涩止泻，故大便秘结者不宜服。

覆盆子

【歌诀】 覆盆子温，补肾固精，乌须明目，缩尿立应。

【来源】 蔷薇科植物华东覆盆子 *Rubus chingii* Hu 的干燥果实。

【药性】 甘、酸，微温。归肝、肾经。

【性能特点】 甘补酸敛，微温质润，药食两兼，入肝肾经。既补阳，又补阴，还固涩、明目，为平补肝肾（或平补阴阳）兼固涩之良药，凡肝肾亏虚、下焦滑脱不禁咸宜，尤以遗尿尿频用之为佳。

【功效应用】 补肝益肾，固精缩，助阳明目。治肾虚不固，症见遗尿尿频者，单用或配乌药、益智仁、山药等各适量，水煎服；症见遗精滑精者，常配桑螵蛸、沙苑子、菟丝子等各适量，水煎服；症见阳痿不举者，常配淫羊藿、枸杞子、黄狗肾等各适量，水煎服。治宫冷不孕，常配桑螵蛸、肉桂、当归、艾叶等各适量，水煎服。治带下清稀不止，常配桑螵蛸、鹿角霜、乌贼骨等各适量，水煎服。治肝肾亏虚，症见腰膝酸软者，常配熟地、枸杞子、炒杜仲等各适量，水煎服；症见目暗不明者，常配枸杞、女贞子、楮实等各适量，水煎服。治须发早白，常配制首乌、女贞子、墨旱莲等各适量，水煎服。

【用法用量】 内服煎汤 3～10 g，或入丸散。

【使用注意】 因其微温补虚固涩，故膀胱湿热者忌服，阴虚火旺者不宜服。

高 粱

【歌诀】 高粱甘涩，温补止泻，化痰安神，扶正祛邪。

【来源】 禾本科植物粱 *Sarghum vulgare* Pers. 等的种仁。

【药性】 甘、涩，温。归脾、胃、肺经。

【性能特点】 甘补涩敛温散，入脾胃肺经，食药两兼，扶正祛邪。既健脾止泻，治脾虚泄泻、消化不良、霍乱；又化痰安神，治痰湿咳嗽、失眠多梦，力缓用量宜大。

【功效应用】 健脾止泻，化痰安神。治脾虚泄泻，轻者单用即可，重者常配莲子肉、芡实等各适量，水煎服；兼湿者，常配茯苓、炒薏苡仁等各适量，水煎服。治小儿消化不良，红高粱 30 g 炒黄，大枣 10 个去核炒焦，共研细末，2 岁以内每服 6 g，3～5 岁每服 9 g，每日 2 次。治痰湿咳嗽，可配苦杏仁、厚朴、化橘红等各适量，水煎服。治胃不和之卧不安，常取黏高粱米配半夏各适量，水煎服。治失眠多梦，可配清半夏、茯神、炒枣仁、龙眼肉等各适量，水煎服。

【用法用量】 内服煎汤 30～60 g，布包；或研末服。安神多用黏高粱米。

酸枣肉

【歌诀】 酸枣肉酸，平而不偏，止泻生津，出血可痊。

【来源】 鼠李科植物酸枣 *Ziziphus jujuba* Mill. var. *spinosa* (Bunge) Hu ex H. F. Chou 的干燥果肉。

【药性】 甘、酸，平。归肝、大肠经。

【性能特点】 甘补酸敛，平而不偏，食药兼用，入肝大肠经。既养肝益胆补心而安神、生津，又收敛津液而止汗。滋养性安神良药，无寒热之偏，善治虚烦不眠，兼虚汗不止或津亏者尤佳。自汗、盗汗亦治，兼失眠者尤宜。

【功效应用】 生津开胃，止血止泻。治胃津亏虚，可配麦冬、北沙参、石斛、知母等各适量，水煎服。治消化不良，属食积者，可配焦山楂、焦麦芽、焦神曲、炒莱菔子等各适量，水煎服；属脾虚兼食积者，可配太子参、白术、炒枳壳、鸡内金等各适量，水煎服。治出血，轻者单用，重者可配仙鹤草、藕节炭、蒲黄等各适量，水煎服。治腹泻，可配椿皮、炒白术、炒山药、车前子、黄连等各适量，水煎服。

【用法用量】 内服，煎汤9～15g，或入丸散。

【使用注意】 因其兼收敛之性，故内有实邪郁火者慎服。因鲜果肉生食能滑肠，故脾虚便溏者不宜食。

浮小麦

【歌诀】 浮麦凉甘，善止虚汗，除热益气，劳热亦蠲。

【来源】 禾本科植物小麦 *Triticum aestivum* L. 的干燥未成熟颖果。

【药性】 甘，凉。归心经。

【性能特点】 甘凉清敛，略兼补益，专入心经。能除热益气，以止虚汗、退劳热。盗汗、自汗均宜，力缓而用量宜大。

【功效应用】 止虚汗，退劳热。治自汗，常配桂枝、炒白芍、煅牡蛎、麻黄根等。治盗汗，常配黄柏、知母、糯稻根须、桑叶等各适量，水煎服。治虚劳发热，常配地骨皮、银柴胡、黄柏、黄芪等各适量，水煎服。

【用法用量】 内服煎汤15～30g，或炒焦研末。

诃　子

【歌诀】 诃子性平，苦重酸轻，涩肠敛肺，下气开音。

【来源】 使君子科植物诃子 *Terminalia chebula* Retz. 等的干燥成熟果实。

【药性】 苦、酸、涩，平。归肺、大肠经。

【性能特点】 苦能泄降，酸涩收敛，苦多于酸，生、煨用性能有别。生用平偏凉，入肺经，善敛肺下气降火而止咳逆、利咽、开音，咳逆兼咽痛喑哑者宜用。煨用平偏温，入大肠经，善涩肠下气而消胀止泻，久泻久痢有寒兼腹胀者宜用。与乌梅相比，虽均敛肺涩肠，但生用平偏凉，善苦降而降火下气、利咽开音。

【功效应用】 生用敛肺降火，下气利咽；煨用涩肠止泻。治肺虚咳喘，常配人参、五味子、蛤蚧等各适量煎服。治久咳失音，单用生诃子口含咽汁，或配桔梗、生甘草等各适量煎服。治久泻久痢，单用煨诃子或配罂粟壳、炮姜等各适量煎服；若湿热未尽者，常配黄连、木香、甘草等各适量煎服。

此外，煨用还可用治崩漏、带下、遗精、尿频等，常配相应药各适量煎服。

【用法用量】 内服煎汤3～10g，或入丸散。用时去核取肉，涩肠止泻宜煨用，清肺开音宜生用。

【使用注意】 因其收涩，故外有表邪、内有湿热积滞者忌服。

乌　梅

【歌诀】 乌梅酸平，敛肺涩肠，生津止渴，安蛔甚良。

【来源】 蔷薇科植物梅 *Prunus mume* (Sieb.) Sieb. et Zucc. 的干燥近成熟果实经熏焙加工而成者。

【药性】 酸，平。归肝、脾、肺、大肠经。

【性能特点】 酸涩收敛，平而不偏，入肝脾肺大肠经。药食兼用，为酸涩安蛔生津开胃之品；生用、炒炭，性效有别。生用酸多涩少，既善安蛔而止痛，又敛肺气而止咳，还生津开胃而止渴、助消化，为治蛔厥腹痛（即胆道蛔虫症、蛔虫性肠梗阻）之要药。炒炭涩多酸少，内服涩肠而止泻、收敛而止血，外用涩敛消散而敛疮消胬肉。

【功效应用】 敛肺止咳，涩肠止泻，安蛔，生津止渴，收敛止血。治肺虚久咳，常配罂粟壳、苦杏仁等各适量煎服，如《杂病源流犀烛》一服散。治久泻久痢，炒炭并配罂粟壳、诃子、肉豆蔻等各适量煎服，如《证治准绳》固肠丸。治天行下痢、不能食，常配黄连等各适量煎服，如《太平圣惠方》乌梅丸。治蛔厥腹痛，常配黄连、黄柏、花椒、附子等各适量煎服，如《伤寒论》乌梅丸。治津伤口渴，单用或配天花粉、麦冬、生葛根等各适量煎服。治胃阴虚消化不良，常配北沙参、石斛、山楂、炒枳壳各适量煎服等。治便血，常配地榆炭、黄芩、炒枳壳、棕榈炭等各适量煎服。治崩漏，单用或配乌贼骨、地榆炭、当归炭、荆芥炭、仙鹤草等各适量煎服。

此外，治疮疡、胬肉攀睛、烧伤烫伤之疤痕，炒炭研末外敷。

【用法用量】 内服煎汤10～30 g，或入丸散。外用适量，研末敷。止泻止血宜炒炭，生津安蛔当生用。

【使用注意】 因其酸涩收敛，故表邪未解及实热积滞者不宜服。

青　梅

【歌诀】 青梅平凉，止泻涩肠，生津利咽，筋脉舒畅。

【来源】 蔷薇科植物梅 *Prunus mume* (Sieb.) Sieb. et Zucc. 的未成熟果实。

【药性】 酸，平。归肺、胃、大肠经。

【性能特点】 酸敛益津，平偏凉兼清，亦药亦食，入肺胃大肠经。既生津、利咽、利筋骨，又涩肠止泻，兼清热，治咽喉肿痛、喉痹、津伤口渴、筋骨疼痛、泄泻、痢疾，兼热或热毒者用之为佳。多药少食，为酸涩生津利咽利筋脉之品，唯生用不炒炭。

【功效应用】 涩肠止泻，生津利咽，利筋脉。治胃肠炎泄泻，《福建药物志》以鲜梅适量，去核捣烂取汁，文火煎至胶状，每次3 g，日3次，饭前服。治夏季痧气、腹痛呕吐、泻痢（包括肠炎、食物中毒性胃肠病），

《食物中药与便方》青梅酒，以未成熟青梅若干，放入瓶中，用高粱酒浸泡，浸没青梅，高出3～6 cm为度，密封一个月后即可食用，此酒以越陈久越好，每次饮用适量，或吃酒浸青梅1个即可。治痢疾，《串雅外编》药梅，以木香、木通、黄芩、紫苏、砂仁、薄荷各一斤（500 g），青梅十斤（5kg），火酒十斤（5kg）；端午日入瓶内，封固一个月，即可食用，每次只吃2个即愈。治喉痹，《喉科金钥》蚰蜒丹，以生梅子百个，蚰蜒（蜈蚣）百条；同入瓦罐内，蚰蜒化为水，浸透梅子，每取梅子晒而又浸，浸而又晒，以汁干为度；喉患者每取梅子1枚，噙咽吐涎，病多自减。治津伤口渴，可取鲜梅口含，或水煎加冰糖适量，呷服。治风湿筋骨疼痛、坐骨神经痛、腰肌劳损、腰痛、扭挫伤痛，《食物中药与便方》以青梅酒涂擦患处。

【用法用量】 内服煎汤，6～9 g，或噙咽津液，或入丸散。外用适量，浸酒擦，或熬膏点眼。

【使用注意】 因其酸涩收敛，故表邪未解、胃酸过多、实热积滞及患龋齿者不宜服食。

白　梅

【歌诀】 白梅性平，利咽生津，涩肠止血，除痰开噤。

【来源】 蔷薇科植物梅 *Prunus mume* (Sieb.) Sieb. et Zucc. 的果实经盐渍而成者。

【药性】 酸、涩、咸，平。归肺、胃、肝、大肠经。

【性能特点】 酸益涩敛咸软，平而偏凉，亦药亦食，入肺胃肝大肠经。功能利咽、生津、除痰开噤、涩肠止泻、消疮、止血，治咽喉肿痛、烦渴呕恶、久泻久痢、便血、崩漏、中风惊痫、痰厥口噤、梅核气、痈疽肿毒、外伤出血。兼热或热毒者用之为佳。多药少食，为酸涩生津利咽利筋脉之品，唯生用不炒炭。

【功效应用】 利咽生津，除痰开噤，涩肠止泻，消疮止血。治喉痹肿痛，《卫生易简方》以盐梅肉1个，硼砂少许研匀，捻如枣大，放口中噙化。治咽喉内生疮，鼻子孔内俱烂，《外科活人定本》以白霜梅一个（存性)、枯矾一钱（3g)、炒穿山甲五分（1.5g)、雄黄五分（1.5g)，共为细末，吹入喉中。治中热之五心烦躁、霍乱呕吐、口干烦渴、津液不通，《太平惠民和剂局方》白梅汤以白梅（研破）二十九斤（14.5 kg)、檀香十四两（434.5g)、甘草十三斤半（6.75 kg)、盐（炒）十五斤（7.5 kg)，共为细末，每服一钱（3g)，擦生姜，新汲水送下。治新久痢疾，《古今医统》神效散用白梅三个，以黄泥包，于慢火内煨干，研为细末，用米汤调下。治中风或吐泻之牙关紧噤，《圣济总录》白神散以白梅末不拘多少，揩牙即开。治梅核膈气，《龚氏经验方》以半青半黄梅子，每个用盐一两(30g)，腌一日夜，晒干，又浸又晒，至水尽乃止；再用青钱三枚，夹二梅，麻线缚定，通装瓷罐内，封埋地下，百日取出；每用一枚，含之咽汁，入喉即消。治痈疽已溃未溃，《易简方》以盐白梅烧存性为末，加轻粉少许，香油调涂四周。治妇人血崩，《经验良方》梅饮子以盐白梅七个，烧灰为末，米饮作一服，空心下。

【用法用量】 内服煎汤6～9 g，或噙咽津液，或入丸散。外用适量，擦牙；或捣敷，或煅存性研末调敷。

【使用注意】 因其酸涩收敛，故表邪未解、胃酸过多、实热积滞及患龋齿者不宜服食，不宜过量服用。

肉豆蔻

【歌诀】 肉豆蔻温，行气止痛，止泻涩肠，虚寒宜用。

【来源】 肉豆蔻科植物肉豆蔻 *Myristica fragrans* Houtt. 的干燥成熟种仁。

【药性】 辛，温。芳香。归脾、胃、大肠经。

【性能特点】 温而涩敛，辛香燥散，入脾胃大肠经。既善涩肠止泻，又能温脾开胃、行气宽中。虚寒久泻兼寒湿气滞者宜用，并治中焦寒湿气滞之证。

【功效应用】 涩肠止泻，温脾开胃，行气宽中。治虚寒久泻，常配补骨脂、五味子、吴茱萸、五味子等各适量煎服，如《校注妇人良方》四神丸。治久痢脱肛，单用或配煨诃子、罂粟壳、人参等各适量，水煎服。治中焦寒湿气滞之脘腹胀痛、食少呕吐，常配木香、陈皮、半夏等各适量，水煎服。

【用法用量】 内服，煎汤3～10g，入丸散1～3g。生用能滑泻，故温中止泻宜煨用。

【使用注意】 因其温中固涩，过量服用可致中毒，产生昏睡、谵妄，乃至死亡，故湿热泻痢者忌服，不宜超大量服。

金樱子

【歌诀】 金樱子平，收敛固精，涩肠止泻，缩尿佳品。

【来源】 蔷薇科植物金樱子 *Rosa laevigata* Michx. 的成熟果实。

【药性】 酸、涩，平。归肾、膀胱、大肠经。

【性能特点】 酸涩固敛，性平不偏。既入肾膀胱经，善固精缩尿；又入大肠经，能涩肠止泻。专固涩而无补虚之功，善固涩下焦滑脱，无论偏寒偏热咸宜。

【功效应用】 固精缩尿，涩肠止泻。治遗精滑精，单用熬膏或配补骨脂、菟丝子、沙苑子等各适量，水煎服。治遗尿尿频，单用或配芡实、益智仁、山药等各适量，水煎服。治崩漏下血，常配乌贼骨、山萸肉、仙鹤草等各适量，水煎服。治带下清稀，常配桑螵蛸、乌贼骨、芡实等各适量，水煎服。治久泻久痢，常配乌梅炭、煨肉豆蔻、莲子肉等各适量，水煎服。

此外，治子宫脱垂，单用制成100%水煎液，每服40mL，日3次。

【用法用量】 内服煎汤6～18g，或熬膏，或制成丸剂。

【使用注意】 因其酸涩收敛，故内有实火、湿邪者忌服。

第十八章　涌吐类食疗药

涌吐类食疗药即以促使呕吐为主要功效的食疗中药，又称催吐药。

本类药仅一种，除涌吐外还具他功，临证与日常生活中可据情择用。

本类药易伤胃气，脾胃虚弱者不宜服，孕妇、素患血证、高血压患者不宜用；吐后不能马上进食，待胃肠功能恢复正常后再进食。

食　盐

【歌诀】 咸寒食盐，走肾软坚，凉血解毒，涌吐通便。

【来源】 海水或盐井、盐池、盐泉中的盐水经煎晒而成的结晶。主含氯化钠。

【药性】 咸，寒。归胃、肾、大肠、小肠经。

【性能特点】 咸软入肾，寒能清泄，入胃肾大肠小肠经。既涌吐宿食与胸中痰积，又能清热、凉血、润燥、解毒。价廉易得，使用方便。

【功效应用】 涌吐，清热，凉血，润燥，解毒。治宿食停滞、脘腹胀满，或胸中痰积，炒黄后每取适量，开水冲服。治慢性便秘，淡盐汤饮服。治齿龈出血、风热牙痛，取细末适量刷牙。治虚火上炎之咽痛，淡盐汤内服或含嗽。治目赤，淡盐水点或洗眼。治痈疽初起，浓盐水调敷围药。

此外，外用还可治皮肤瘙痒、毒虫螫伤等。

【用法用量】 内服0.3～0.6 g，沸汤溶化；催吐须炒黄，9～18 g。外用适量，煎汤洗或水调敷。

【使用注意】 因其咸寒，故水肿、消渴及咳嗽患者忌服。

第十九章　其他食疗药

凡归类有困难的食疗中药皆列入本章。

大　蒜

【歌诀】 大蒜辛温，解毒消肿，可服可敷，杀虫有功。

【来源】 百合科植物大蒜 *Allium sativum* L. 的鳞茎。

【性能特点】 辛、甘，温。归脾、胃、肺、大肠经。

【性能特点】 生辛熟甘，辛温行散，甘能补虚，入脾胃肺大肠经。生用味多辛主行散，温中行滞、解毒杀虫消肿；熟用味甘专温补，温中补脾而健体。药食兼用，使用方便，天灸常用。

【功效应用】 解毒消肿，杀虫止泻，温中行滞，补虚健体。治痈肿疮毒、癣痒，单用捣烂外涂、切片外擦。治痨嗽（肺结核），与粳米煮粥，送服白及粉。治顿咳（百日咳），蒜汁和白糖各适量调服。治痢疾、泄泻，单用或配马齿苋等内服，也可灌肠。治钩虫病，若预防常在下田时用蒜汁涂抹四肢，若治疗常配槟榔、雷丸等各适量煎服。治蛲虫病，捣烂取汁，加菜油少许涂于肛门周围，日数次。治脘腹冷痛，单用醋浸服，或配乳香等各适量，水煎服。治体虚，常配肉品等食物各适量炖吃。

此外，抗癌（含硒、锗），防治癌症，单用或配其他食物。降血脂，防治高脂血症与动脉粥样硬化，单用或配其他食物。防治流感、流脑，单用生吃。天灸常用药，捣烂或切片，辨证循经取穴敷，防治多种疾病。

【用法用量】 外用适量，捣敷，切片擦或隔蒜灸。内服 3～5 瓣，生食、煮食、煎汤或制成糖浆服。亦可取汁制成大蒜液灌肠。

【使用注意】 因其辛辣性温，外敷能引赤发泡，故不可久敷，阴虚火旺及有目、口、齿疾者不宜服。又能兴奋子宫，故孕妇忌用其汁灌肠。吃后口有蒜臭味者，可口嚼茶叶或当归饮片。

玉米油

【歌诀】 玉米油平，香美油润，降压降脂，食药两用。

【来源】 禾本科植物玉蜀黍 *Zea mays* L. 的种子经榨取而得的脂肪油。

【药性】 甘、淡，平。归胃、大肠经。

【性能特点】 甘益润，淡渗利，平不偏，食药两兼。善降血压、降血脂，辅助治高血压病、高血脂、动脉硬化及冠心病等。

【功效应用】 降血压，降血脂。治高血压病、高血脂、动脉硬化、冠心病，可配餐，作降压、降脂的辅助品。

【用法用量】 内服 6～15 g，配餐或单食。

【使用注意】 因其油润滑肠，故大便稀溏者慎服。

豆腐渣

【歌诀】 豆腐渣平，肿毒无名，肠风便血，愈疮效灵。

【来源】 为制豆腐时滤去浆汁后剩下的渣滓。又名**雪花菜**。

【药性】 甘、微苦，平。归脾、肝、大肠经。

【性能特点】 甘益解，微苦泄，平偏凉，食药两兼。入脾肝与大肠经，既善凉血、解毒，又兼补虚、通便，治肠风便血、无名肿毒、疮疡湿烂、臁疮等，兼体虚与大便不爽者尤宜。

【功效应用】 凉血，解毒。治肠风便血，《慈航活人书》用豆腐渣未滤出浆者，带水锅内炒燥为末，每服 9 g；紫血块者，白糖调下；红血块者，红糖调下，日 2 次。治一切恶疮、无名肿毒，《本草纲目拾遗》以豆腐渣锅内焙热，看红肿大小，量作饼贴上，冷即更换，以愈为度。治臁疮、裙边疮烂臭起沿，《养素园传信方》以生豆腐渣捏成饼，如疮大小，先用清茶洗净创面，绢帛拭干，然后贴上，以帛缠之，一日一换，其疮渐小、肉渐平。治脚上皮蛀，生水孔而皮湿烂者，《不药良方》以豆腐渣贴 3 日即愈，不要落生水。

【用法用量】 内服炒黄，清茶调服，9～15 g，或配餐食。外用适量，

涂敷

【使用注意】 因其缓通便，故大便稀溏者慎服。

猪　骨

【歌诀】 猪骨甘涩，解毒止渴，杀虫止痢，平而效特。

【来源】 猪科动物猪 *Sus scrofa domestica* Brisson 的骨骼。

【药性】 甘、涩，平。归肺、胃、肾经。

【性能特点】 甘益解，涩能敛，平偏凉，药食兼用。入肺胃肾经，血肉有情，效用独特。善止渴、解毒、杀虫、止痢，略兼益阴，治消渴、肺结核、下痢、疮疡、顽癣。血肉有情。

【功效应用】 止渴，解毒，杀虫，止痢。治三消渴疾，《三因方》以大枣四十九枚（去皮核）、莲子四十九粒（去心）、西木香一钱半（4.5g）、炙甘草二两（60g）、雄猪脊骨一尺二寸，用水五碗，于银石器内同煮，去骨肉，滤渣，取汁一碗，空腹任意呷服；以渣减去甘草一半，焙干为末，米汤调服，不以时，忌生冷、盐、脏等物。治下痢红白，《本草纲目》以腊月猪骨烧存性，研末，温酒调服三钱（9g）。治牛皮癣，辽宁《中草药新医疗法资料选》以新鲜猪骨晒干，砸开骨髓腔，装入干馏器内，加热，收集馏液，待冷后即得；将患部洗净后，涂骨馏油，用绷带包裹，每日一次。治肺结核，《广西药用动物》以猪骨 20g、鲜石油菜 60g，加水 600mL，煎至 400mL，每日一剂，分 2 次服。治渗出性胸膜炎，《广西药用动物》以猪骨 60g、水指甲 30g，每日一剂，水煎分 2 次服。治小儿单纯性消化不良，《广西药用动物》以煅猪骨适量研细末，每日 3 次，开水冲服，周岁以内每次 1.5g，2 周岁每次 3g，3 周岁每次 4.5g，以此类推。催乳，《广西药用动物》以猪骨 150g、红旱莲（湖南连翘）60g，每日一剂，水煎分 2 次服。

此外，《金匮要略》云其内服能解诸果毒。《本草纲目拾遗》云其烧灰麻油调敷，可治一切头项痈疽毒。

【用法用量】 内服煎汤 60～180g；或烧灰研末，每次 6～9g。外用适量，烧灰调敷，或馏油涂。

蜂 胶

【歌诀】 蜂胶甘平，消炎止痛，润肤生肌，多作外用。

【来源】 蜜蜂科昆虫中华蜜蜂 *Apis cerana* Fabricius 等用于修补蜂巢所分泌的黄褐色或黑褐色的黏性物质。

【药性】 微甘，平。归脾、肺、心经。

【性能特点】 微甘益润，平而不偏，入脾肺心经。善润肤生肌、消炎止痛，治胃溃疡、口腔溃疡、宫颈糜烂、带状疱疹、牛皮屑、银屑病、皮肤裂痛、鸡眼、烧烫伤。多药用，少食用；多外用，亦内服。

【功效应用】 润肤生肌，消炎止痛。据临床报道：治胃溃疡，以 20%蜂胶乙醇浸出液 10mL 加温水稀释至 100mL，于餐前 15 分钟服药，每日 3 次，2 星期为一疗程，收效较好。治口腔溃疡，用消毒的棉签蘸 30%蜂胶乙醇浸出液直接涂于溃疡面，或将蘸药的棉签压患处 2 分钟，每日 2 次，直至痊愈。治口腔黏膜白斑，取提纯后蜂胶制成 50%蜂胶复合药膜，用时将药膜剪成白斑大小，贴于病变黏膜上，厚的白斑每日贴 2～3 次，薄的白斑每日贴 1～2 次，2 星期为一疗程，疗效以平滑型最佳。治带状疱疹，以蜂胶 15g，加入 95%乙醇 100mL 内浸泡 7 天，制成蜂胶酊，用棉签蘸涂患处，每日 1 次，并注意保护患处干燥，直至痊愈。治烧伤，将蜂胶溶于 95%乙醇中，滤去不溶物质，以溶解部分重量计算，制成 10%或 5%的蜂胶乙醇溶液，涂抹或喷洒创面，直至痊愈。治鸡眼，先将患部用水浸泡，削去表层病变组织；然后，取比病灶稍大的蜂胶小饼，紧贴患处，外用胶布固定，避免水洗或水浸，以防脱落，隔 6～7 天换药一次；新鲜蜂胶一般贴药 6～7 天鸡眼即可脱落（陈旧蜂胶见效较慢）；此后还需再贴 6～7 天，待患处皮肤长好后为止；此法也可用治胼胝、跖疣及寻常疣，但效果一般。

此外，还可用于宫颈糜烂、牛皮屑、银屑病、皮肤裂痛等。

【用法用量】 外用适量，制成酊剂或软膏剂涂敷。内服制成片剂或醇浸液，1～2g。

【使用注意】 对蜂胶过敏者忌用。

附录　遴选食疗中药所依据的国家法规性文件

一、《卫生部关于进一步规范保健食品原料管理的通知》（卫法监发〔2002〕51号）附件规定

（一）既是食品又是药品的物品名单

丁香、八角茴香、刀豆、山药、山楂、小茴香、小蓟、马齿苋、木瓜、乌梢蛇、乌梅、火麻仁、玉竹、甘草、龙眼肉（桂圆）、代代花、白芷、白果、白扁豆、白扁豆花、百合、肉豆蔻、肉桂、决明子、麦芽、赤小豆、花椒、芡实、杏仁（甜、苦）、牡蛎、佛手、余甘子、沙棘、阿胶、鸡内金、青果、枣（大枣、酸枣、黑枣）、郁李仁、昆布、罗汉果、金银花、鱼腥草、茯苓、枳椇子、栀子、枸杞子、砂仁、香橼、香薷、胖大海、姜（生姜、干姜）、莱菔子、莲子、荷叶、桔梗、桔（橘）红、桃仁、高良姜、益智仁、桑叶、桑椹、黄芥子、黄精、菊苣、菊花、淡竹叶、淡豆豉、葛根、紫苏、紫苏子、黑芝麻、黑胡椒、蒲公英、槐米、槐花、蜂蜜、榧子、酸枣仁、鲜白茅根、鲜芦根、蝮蛇（蕲蛇）、薤白、薏苡仁、薄荷、橘皮、覆盆子、藿香。

（二）可用于保健食品的物品名单

人参、人参叶、人参果、三七、土茯苓、大蓟、山茱萸、川贝母、川牛膝、川芎、女贞子、马鹿茸、马鹿骨、马鹿胎、天门冬、天麻、木香、木贼、五加皮、五味子、太子参、车前子、车前草、牛蒡子、牛蒡根、升麻、丹参、巴戟天、石决明、石斛（需提供可使用证明）、平贝母、北沙参、生地黄、生何首乌、白及、白术、白芍、白豆蔻、玄参、地骨皮、西洋参、当归、竹茹、红花、红景天、麦门冬、远志、赤芍、苍术、芦荟、杜仲、杜仲叶、吴茱萸、牡丹皮、龟甲、怀牛膝、沙苑子、诃子、补骨脂、青皮、玫瑰花、玫瑰茄、苦丁茶、刺五加、刺玫果、罗布麻、制大黄、制何首乌、知母、侧柏叶、佩兰、金荞麦、金樱子、泽兰、泽泻、珍珠、茜草、荜茇、枳壳、枳实、柏子仁、厚朴、厚朴花、韭菜子、骨碎补、香附、姜黄、首乌藤、绞股蓝、党参、积雪草、益母草、浙贝母、桑白皮、桑枝、黄芪、菟丝子、野菊花、银杏叶、淫羊藿、越橘、葫芦巴、蛤蚧、番泻叶、湖北贝母、蒺藜、蒲黄、槐实、蜂胶、酸角、墨旱莲、熟大黄、熟地黄、鳖甲。

（三）保健食品禁用的物品名单

八角莲、八厘麻、土青木香、山莨菪、千金子、川乌、广防己、马钱子、马桑叶、天仙子、长春花、六角莲、巴豆、水银、石蒜、生天南星、生白附子、生半夏、生狼毒、白降丹、夹竹桃、朱砂、羊角拗、羊踯躅、关木通、农吉利、红升丹、红豆杉、红茴香、红粉、丽江山慈菇、青娘虫、昆明山海棠、鱼藤、京大戟、闹羊花、河豚、草乌、砒石（白砒、红砒、砒霜）、牵牛子、香加皮、鬼臼、洋地黄、洋金花、骆驼蓬、莽草、铁棒锤、铃兰、黄花夹竹桃、雪上一枝蒿、斑蝥、硫黄、雷公藤、罂粟壳、颠茄、藜芦、蟾酥。

二、《按照传统既是食品又是中药材物质目录管理办法（征）》（国卫办食品函〔2014〕975号）中拟新增的物品名单

人参、山银花、芫荽（果实、种子）、玫瑰花、松花粉、粉葛（根）、布渣叶、夏枯草、当归、山柰、西红花、草果、姜黄、荜茇。

三、《关于征求将党参等9种物质作为按照传统既是食品又是中药材物质管理意见的函》（国卫办食品函〔2018〕278号）中拟新增的物品名单

党参、肉苁蓉（荒漠）、铁皮石斛、西洋参、黄芪、灵芝、山茱萸、天麻、杜仲叶。

四、《关于当归等6种新增按照传统既是食品又是中药材的物质公告》（国家卫生健康委员会与国家市场监督管理总局2019年第8号）2019年新增6种按照传统既是食品又是中药材的物品目录

当归、山柰、西红花、草果、姜黄、荜茇。

五、其他

今考，除上述公布的可作食品的中药外，近年来被先后批准并公布可作为新食品原料的有黑果腺肋花楸果 *Aronia melanocarpa*（Michx.）Ell.、球状念珠藻（葛仙米）（*Nostoc sphaeroides*）、番茄籽油、垂序商陆果、枇杷叶、水飞蓟籽油、柳叶蜡梅、杜仲雄花、湖北海棠叶、显齿蛇葡萄叶、狭基线纹香茶菜、青钱柳叶、金花茶、显脉旋覆花（小黑药）等；被批准为普通食品的有苦丁茶（*Ilex kudingcha* C. J. Tseng）、滨海白首乌、黄明胶、平卧菊三七［蛇接骨 *Gynura procumbens*（Lour.）Merr.］、大麦苗（*Barley leaves*）等；被批准为新食品添加剂的有金箔等。其中，属中药且已查及文献资料的有葛仙米、枇杷叶、水飞蓟、湖北海棠、显齿葡萄叶、狭基线纹香茶菜（熊胆草）、青钱柳叶、平卧菊三七（蛇接骨）、大麦苗、苦丁茶、滨海白首乌、黄明胶、金箔等。

药名索引

五　画

六　画

七　画

八　画

九　画

十　画

十一画

十二画

十三画

十四画

十五画

十六画

十七画

十八画

十九画

二十画

主要参考书目

[1] （唐）孟诜，张鼎著．谢海洲，马继兴，翁维健，郑金生辑．食疗本草．北京：人民卫生出版社，1994.

[2] （宋）唐慎微原著，艾晟刊订．尚志钧点校．大观本草．合肥：安徽科学技术出版社，2002.

[3] （明）李时珍著．刘衡如，刘永山校注．新校注本《本草纲目》（上册、下册）．北京：华夏出版社，1998.

[4] 刘继林．食疗本草学．成都：四川科学技术出版社，1987.

[5] 宋立人．中华本草．上海：上海科学技术出版社，1999.

[6] 颜正华．中药学．第2版．北京：人民卫生出版社，2006.

[7] 中国药材公司．中国中药资源志要．北京：科学出版社，1994.

[8] 江苏新医学院．中药大辞典（上、下册）．上海人民出版社，1977.

[9] 常章富．颜正华中药歌诀500首白话解读本．北京：中国中医药出版社，2019.

[10] 常章富．临床中药学备要．北京：中国医药科技出版社，2018.